P. de Vernejoul
D. Ducassou
R. Guiraud
J. Robert
J.-P. Nouel
H. Witz

Atlas pratique de scintigraphie cardiaque

Practical atlas of cardiac scintigraphy

Kluwer Harrap Handbooks
London 1977

ISBN-13: 978-94-010-1054-2   e-ISBN-13: 978-94-010-1052-8
DOI: 10.1007/978-94-010-1052-8

Conception et dessins		Design and drawings
	ALAIN LETERRIER	

Auteurs		Contributors
	ALAIN BERTRAND	maître de conférences agrégé de biophysique, biologiste des hôpitaux Nancy
	ANDRÉ BRENDEL	assistant de faculté, assistant des hôpitaux Bordeaux
	DOMINIQUE DUCASSOU	maître de conférences agrégé de biophysique, biologiste des hôpitaux Bordeaux
	JEAN-PAUL ESQUERRÉ	assistant de faculté, assistant des hôpitaux Toulouse
	MICHEL FAUCHET	chef de travaux des universités (biophysique), assistant de biologie des hôpitaux Paris
	ROBERT GUIRAUD	maître de conférences agrégé de biophysique, biologiste des hôpitaux Toulouse
	MARIE-HÉLÈNE LAURENS	assistant de faculté, assistant des hôpitaux Nancy
	JAMES H. MCKILLOP	lecturer in medicine Glasgow
	JEAN-PHILIPPE METZGER	chef de clinique, assistant des hôpitaux Paris
	PIERRE MURY	assistant de Centre Hospitalier Régional Mulhouse
	JEAN-PAUL NOUEL	chef de service des Centres Anticancéreux Rouen
	JACQUES ROBERT	maître de conférences agrégé de biophysique, biologiste des hôpitaux Nancy
	PIERRE DE VERNEJOUL	professeur de biophysique, biologiste des hôpitaux Paris
	HENRI WITZ	chef de service de Centre Hospitalier Régional Mulhouse
	LUCIEN YÉBOLÈS	assistant de faculté, assistant des hôpitaux Toulouse

avec la collaboration des services de cardiologie des with the assistance of the departments of cardiology of	CHU Necker-Enfants Malades Paris, CHU Bordeaux, CHU Toulouse, CHU Nancy, CHU Rouen, CHR Mulhouse

Préface

Voici enfin l'*Atlas de scintigraphie cardiaque*, clair, démonstratif, compréhensible et que nous attendions tous, cardiologues cliniciens.

Il n'était certainement pas nécessaire d'être grand clerc pour prévoir, lors des premiers balbutiements de cette méthode, la rapide importance qu'elle prendrait; beaucoup plus difficile était, sans nul doute, de pénétrer dans ce cénacle de physiciens, de les suivre, même de loin, dans le long cheminement de leurs travaux, de participer activement à leurs progrès, d'avoir même une compréhension claire de leurs premiers résultats: quelle étrange représentation en effet, floue, indécise, mal systématisée, des différents niveaux de fixation et de la topographie cardiaque. Seule la patience de nos amis isotopistes, leurs laborieuses explications, la fréquente vérification de leurs hypothèses, nous interdisaient de perdre courage et nous incitaient à nous accrocher dans la voie d'une inégale collaboration. Pour inégale qu'elle fût, cette collaboration devait se révéler fructueuse, et cet étrange mode de représentation du coeur finit par s'imposer, par s'intégrer à notre traditionnelle façon de 'voir' le coeur.

Cet Atlas, oeuvre collective des écoles françaises les plus précocément engagées dans la scintigraphie cardiaque, avec ses magnifiques illustrations et ses raccourcis techniques, apporte à ceux qui lui ont fait confiance dès le début, la récompense de leur laborieuse initiation: la démonstration d'importants progrès techniques, la révélation de résultats probants, la sélection rassurante des indications, la savoureuse tentation de recherches nouvelles, à ceux qui ne se sont pas laissé séduire, une précieuse économie d'énergie et sûrement le désir de combler leur retard, à tous enfin, cardiologues cliniciens, la satisfaction d'avoir accès à une méthode adulte, sûre de ses techniques, de son inocuité, de ses conclusions, et dont les indications et les axes de recherche se dégagent nettement.

Si la scintigraphie cardiaque a rarement le monopole d'un diagnostic, elle apparait essentiellement comme une exploration complémentaire de haut intérêt, suppléant par exemple l'électrocardiogramme défaillant de certains infarctus myocardiques insolites, apportant à l'angiocardiographie et à la coronarographie sélective, essentiellement morphologiques, une aide quantitative dans le premier cas, une interprétation fonctionnelle dans le deuxième.

Elle approche d'encore plus près la solution des problèmes essentiels: altération des petits vaisseaux coronaires, distribution du flux intra-myocardique, appréciation quantitative du lit vasculaire en aval des sténoses coronaires, étendue et régression des nécroses myocardiques, efficacité des pontages coronaires; toutes possibilités en germe que des perfectionnements techniques incessants permettent d'entrevoir pour certaines, de réaliser expérimentalement pour d'autres, d'appliquer déjà en pratique pour les plus favorisées.

Oui, la scintigraphie du coeur, admirablement présentée dans cet atlas, mise à la portée de tous, a acquis droit de cité en cardiologie et s'impose comme une méthode d'in-

Foreword

This *Atlas of cardiac scintigraphy* – clearly presented and easy to understand – has long been awaited by all clinical cardiologists.

At the time when the first hesitating steps were being taken in this field, one did not have to be an expert to foresee how important these tests would soon become. It was without doubt more difficult to penetrate into the select world of this group of physicians, to follow, even from a distance, the progress of their work, to play an active part in their efforts or to understand clearly their initial results represented by this strange, blurred, vague and poorly systematised image of the different areas of uptake and of cardiac anatomy. Only the patience of our friends in nuclear medicine, their painstaking explanations and the frequent verification of their hypotheses prevented us from losing heart and persuaded us to enter upon a rather unequal collaboration. Although unequal, it soon proved fruitful and this strange method of representing the heart ended by gaining recognition and joining our traditional methods of 'seeing' the heart.

This Atlas is the joint work of the French schools which have been most closely involved in cardiac scintigraphy and which are renowned for their excellent illustrations and refined techniques; it is the reward of the efforts made by those who had confidence in them from the start; it is a demonstration of the significant technical progress made and of the convincing results achieved, as well as a reassuring selection of indications and the attraction afforded by new research. For those who have not yet allowed themselves to be convinced, the atlas will be an invaluable saving of effort and will certainly make good their omission. Finally to all clinical cardiologists, it will bring the satisfaction of gaining access to a fully proven method whose techniques, harmlessness and conclusions are assured and whose indications and lines of research are obvious.

Although cardiac scintigraphy rarely has a diagnostic monopoly, it is clearly a very important complementary method of investigation which, for example, can replace the ECG, when the latter fails to diagnose certain unusual myocardial infarcts, and provides angiocardiography and selective coronary arteriography with a morphological aid and a functional interpretation respectively.

It brings still closer the solution of certain important problems: changes in the small coronary vessels, intra-myocardial distribution of blood flow, the quantitative assessment of the vascular bed beyond coronary stenoses, the extent and regression of myocardial infarcts and the efficacy of coronary by-pass procedures. All these will be made possible thanks to the continuing improvement in techniques which will allow insight, the performance of experiments and, for the most fortunate, their application in practice.

Cardiac scintigraphy, which is admirably presented in this Atlas and which has indeed been brought within everyone's reach, has become generally accepted in cardiology

vestigation à part entière.

Puissent son importance être rapidement comprise et ses possibilités justement utilisées. Mais aussi, qu'elle ne gaspille pas ses forces, qu'elle ne s'égare pas dans un dédale d'indications confuses, afin que sa marche en avant ne soit pas retardée par un subit engouement illégitime. C'est avec ce double voeu que j'entrouvre pour le lecteur la porte de ce remarquable ouvrage d'actualité.

Pierre Calazel
Président de la Société Française de Cardiologie

La scintigraphie cardiaque, dont les premières réalisations remontent aux années 50, ne fut pas considérée alors comme une méthode de diagnostic promise à un grand développement. On pouvait penser qu'elle ne fournirait pas plus de renseignements que la radiologie pour l'examen des cavités cardiaques et des coronaires.

C'est la possibilité de visualiser le myocarde lui-même qui a fait acquérir à la scintigraphie cardiaque ses lettres de noblesse. Les métaux alcalins radioactifs furent d'abord utilisés, comme le potassium, l'ion physiologique du myocarde; ils présentaient divers inconvénients.

Mais en 1970, le thallium 201, sous forme de chlorure thalleux, fut proposé pour la réalisation de cette exploration; il apparut très vite comme étant l'indicateur de choix, à cause de ses propriétés biologiques qui s'apparentent à celles du potassium et aussi de ses caractéristiques physicochimiques. Si certains indicateurs ont permis l'observation du tissu malade, leur absence de spécificité en a limité l'emploi. On conçoit l'intérêt pronostic d'un examen qui permet de délimiter un territoire infarci. La visualisation des cavités cardiaques est relativement simple à réaliser à l'aide d'indicateurs demeurant dans le sang.

Pour le réseau coronaire, l'emploi de microsphères marquées et bien calibrées a permis de reculer la limite du diamètre des vaisseaux qui peuvent être observés, les examens radiologiques ne permettant que l'observation des gros troncs.

Les possibilités actuelles de la scintigraphie cardiaque sont liées d'abord à l'amélioration de l'appareillage. L'utilisation de la caméra à scintillation et son couplage au matériel de traitement de l'information a facilité la réalisation des examens dont la rapidité permet d'effectuer des études dynamiques et de multiplier les incidences, ce qui évite au moins partiellement des superpositions intempestives nuisant à l'interprétation des images.

Mais, en cardiologie comme dans d'autres domaines, l'intérêt essentiel des méthodes scintigraphiques réside dans leur inocuité absolue et dans la possibilité de répétition des examens, ce qui permet de suivre l'évolution de l'état du malade, par exemple après une transplantation ou après un pontage aorto-coronarien.

Si la scintigraphie cardiaque ne prétend pas évincer les autres méthodes d'investigation, elle constitue cependant maintenant, dans un grand nombre de cas, une technique indispensable pour le cardiologue clinicien.

Toutefois, la difficulté de l'interprétation des images scinti-

and demands attention as a method of investigation throughout the field.

Hopefully its importance will be quickly appreciated and the opportunities which it presents well used, that it will not lose momentum or become lost in a labyrinth of confused indications nor its progress become retarded by the passing of a transient enthusiasm. It is with this wish that we introduce this outstanding topical work to the reader.

Pierre Calazel
President of the French Society of Cardiology

Cardiac scintigraphy, which was introduced in the 1950's, was not considered at first to be a diagnostic method of great promise nor likely to provide more information than radiology in the examination of the coronary arteries or of the cardiac cavities.

It is the ability to visualize the myocardium itself that has brought cardiac scintigraphy the highest esteem. Although the alkaline metals like potassium, which is the physiological ion of the myocardium, were used initially, they proved to have quite a number of disadvantages.

In 1970, thallium-201, in the form of thallous chloride, was proposed as a possible means of performing this type of investigation; it soon appeared to be the best indicator due to its biological properties which are similar to potassium, and also to its physical and chemical characteristics. Some indicators allowed the observation of diseased tissues but their use was limited by their lack of specificity. One can easily understand, therefore, the prognostic interest of a study which enables the determination of an infarcted area. Also, the visualization of the cardiac cavities can be easily realized with the help of blood indicators.

For the coronary network, the use of labelled and suitably-sized microspheres has allowed the observation of vessels with small diameters, whereas radiological studies had allowed the visualization of only large trunks.

The opportunities now presented by cardiac scintigraphy are mainly the result of the improvement in equipment. The use of the scintillation camera linked to data-processing equipment has made this method of examination possible; its rapidity has allowed dynamic studies and the multiplication of views and so has partly avoided superimposition prejudicial to the correct interpretation of the images.

However, in cardiology as well as in other fields, the main interest of scintigraphic methods lies in their absolute harmlessness and the possibility of repeated studies; this permits us to follow the progress of the patient, for example, after transplantation or aorto-coronary by-pass. Although cardiac scintigraphy does not pretend to replace other investigative methods, it does constitute in a great number of cases an indispensable technique for the cardiologist.

However, the interpretation of scintigraphic images has raised real difficulties for those new to the field. This Atlas should help them to solve these. It will therefore be useful to the clinician and also to the specialist in nuclear medi-

graphiques constituait un obstacle réel pour les non initiés. L'atlas qui nous est présenté permet de résoudre cette difficulté. Il sera donc aussi utile pour le clinicien que pour l'isotopiste non encore rompu à l'emploi de cette méthode. C'est fort judicieusement que les considérations techniques ont été réduites à ce qui est strictement indispensable.

La présentation qui nous est offerte permet de superposer non seulement des scintigraphies réalisées sous différentes incidences mais aussi des schémas et des images radiologiques. Ainsi apparait clairement la complémentarité des divers examens.

En outre, il est particulièrement agréable, pour un isotopiste qui a assisté depuis de nombreuses années à des luttes stériles entre des équipes de recherche, de voir de jeunes chercheurs qualifiés et dynamiques tirer le meilleur parti des possibilités techniques dont ils disposent et mettre en commun leurs idées et leurs résultats. Nous pensons que dans un domaine aussi délicat que la cardiologie, cette collaboration amicale, sans aucun problème de préséance était la seule solution possible.

Que tous les auteurs et ceux qui ont contribué à la réalisation de cet Atlas soient donc collectivement félicités et remerciés.

En outre, il est permis de souhaiter qu'un tel exemple contribuera à la multiplication des ponts qui doivent être établis entre la clinique et les sciences fondamentales que d'aucuns prétendent opposer.

Henri Renault
Président de la Société Française de Biophysique et Médecine Nucléaire

cine unfamiliar with these methods. Technical considerations have purposely been restriced to the absolutely essential.

The presentation will allow the reader to compare not only scintigrams taken in different views, but also diagrams and radiological images. The complementary nature of the various studies will therefore become obvious.

Moreover, it is particularly pleasant for a specialist in nuclear medicine who, for a number of years, has been involved in unrewarding disputes between research teams, to see qualified and enthusiastic young research workers making the most of the technical opportunities presented and bringing together their results. We believe that in a sensitive field like cardiology, this friendly and unprecedented collaboration was the only possible solution.

To the authors and all other persons who have contributed to the realization of this Atlas we should like to offer our congratulations and express our thanks.

It is our hope that the example which has been set will pave the way to greater cooperation between the clinical and basic sciences that some are still inclined to oppose.

Henri Renault
President of the French Society of Biophysics and Nuclear Medicine

Sommaire

Contents

Introduction

Parmi les méthodes d'exploration que la médecine nucléaire propose au cardiologue, la scintigraphie cardiaque tient une place de choix.

Toutefois, c'est, parmi toutes les techniques scintigraphiques, une de celles dont l'interprétation est la plus délicate. En effet, la complexité anatomique et la mobilité de l'organe étudié, associées dans la plupart des cas à la pauvreté du rapport signal/bruit de fond imposent la plus grande rigueur dans la mise en oeuvre technique de l'examen et dans son exploitation.

Devant ces difficultés, il nous est apparu utile d'associer nos expériences portant sur 4.000 scintigraphies cardiaques pour réaliser un atlas pratique. Loin de vouloir en faire une encyclopédie, notre but a été de réaliser un guide d'interprétation utile aussi bien au médecin nucléaire qu'au clinicien ou à l'étudiant. Dans cet esprit, nous nous sommes volontairement limités à l'étude morphologique, laissant de côté pour l'instant tout aspect quantitatif.

Suivant la cardiopathie en cause et les renseignements recherchés, trois types de scintigraphie sont possibles:
- scintigraphie des cavités cardiaques
- scintigraphie coronarienne sélective
- scintigraphie myocardique.

Historiquement, l'étude du réseau coronarien après injection de microsphères marquées fut pratiquée en premier par Prinzmetal en 1947. Ce n'est qu'en 1958 que MacIntyre introduisit la scintigraphie des cavités cardiaques, et il fallut attendre 1964 pour connaître les premières scintigraphies myocardiques réalisées par Carr. Depuis, un nombre considérable de publications montre l'intérêt porté à ces investigations et les progrès qu'elles ont réalisés. Plutôt que d'alourdir exagérément cet ouvrage, nous demandons au lecteur qui désire une documentation bibliographique de se reporter aux traités de médecine nucléaire, en particulier en ce qui concerne les problèmes technologiques et dosimétriques.

Après un bref rappel technique et biologique, l'Atlas proprement dit étudiera successivement la scintigraphie du coeur normal, la scintigraphie du coeur pathologique, et abordera enfin les indications de ces examens.

Pour faciliter l'interprétation de certaines planches des schémas sur transparents sont encartés en fin d'ouvrage.

Introduction

Of the investigative methods in nuclear medicine available to cardiologists cardiac scintigraphy holds pride of place. However, it is one of the scintigraphic techniques which requires greatest care in interpretation. Indeed, the anatomical complexity of the organ being studied and its mobility, combined in most cases with a poor signal-to-noise ratio, mean that close attention should be paid to the technical performance of these tests and to the way in which they are employed.

On account of these difficulties, we thought it useful to collect our experience of 4,000 cardiac scintigrams in a practical atlas. Our aim was not so much to produce an encyclopedia as to provide a guide to interpretation which would be equally useful to specialists in nuclear medicine, to clinicians and to students. We have therefore deliberately restricted ourselves to morphological studies and have omitted all quantitative aspects for the time being. With this aim in mind, three types of scintigraphy are possible when investigating various cardiac diseases, namely scintigraphy of the cardiac cavities, selective coronary artery scintigraphy and myocardial scintigraphy.

Historically, the study of the coronary artery network by the injection of labelled microspheres was initiated by Prinzmetal in 1947. It was not until 1958 that MacIntyre introduced scintigraphy of the cardiac cavities and it was only in 1964 that the first myocardial scintigrams were produced by Carr. Since then, many publications have demonstrated the interest shown in these investigations and the progress which has been made. Rather than increasing the size of this volume, we would ask those readers who desire a full bibliography to consult the standard textbooks on nuclear medicine, especially those dealing with questions of technology and dosimetry.

After a short summary of the technical and biological basis of the studies, the Atlas proper deals, in turn, with the scintigraphy of the normal and the abnormal heart, and finally tackles the question of the indications for these investigations.

Diagrams (on loose leaf transparent film) have been included at the end of the book for easier interpretation of some of the plates.

I RAPPEL TECHNIQUE ET BIOLOGIQUE

I.1 Produits radiopharmaceutiques

I.1.1 CAVITÉS CARDIAQUES

L'injection intraveineuse d'un indicateur radioactif de l'espace intravasculaire permet la visualisation des cavités cardiaques. On peut citer, parmi les plus utilisés: la sidérophiline marquée à l'indium 113m (^{113m}In), la sérumalbumine ou les hématies marquées au technetium 99m (^{99m}Tc) ou tout autre indicateur du sang circulant. Grâce au volume sanguin important se trouvant dans les cavités cardiaques, il est facile d'obtenir l'image de ces dernières.

Tableau 1
Principales caractéristiques physiques du technetium 99m et de l'indium 113m

Radioisotope	Période	Energie γ (MeV)	Activité utilisée (mCi)
^{99m}Tc	6 h	0,140	5 à 15
^{113m}In	1,7 h	0,394	5 à 15

I.1.2 RÉSEAU ARTÉRIEL CORONAIRE

L'artériographie coronaire renseigne sur l'état des gros vaisseaux coronaires, mais ne donne aucune information sur celui des vaisseaux de petit calibre. C'est pourquoi plusieurs techniques radioisotopiques se développent actuellement pour apprécier les différents territoires de vascularisation du myocarde.

I.1.2.1 Gaz inertes radioactifs

La disparition d'un gaz inerte radioactif (xénon 133, krypton 85) introduit sélectivement dans la circulation coronaire droite ou gauche est théoriquement fonction du seul débit sanguin myocardique. Sur les images recueillies à la caméra à scintillation et stockées en mémoire, le choix de diverses zones d'intérêt permet d'obtenir, pour les parties du myocarde correspondantes, les courbes de disparition de l'indicateur en fonction du temps. Cette technique est malheureusement d'utilisation délicate, le xénon diffusant rapidement dans les espaces graisseux épicardiques.

I.1.2.2 Microsphères marquées

Des microsphères marquées strictement calibrées (15 ± 5μ) sont bloquées, après injection sélective d'une petite quantité (20000 sphérules pour environ 0,5 mCi) dans les gros troncs coronaires, au niveau du réseau artériolaire précapillaire. L'injection simultanée au cours de la coronarographie de plusieurs types de microsphères de sérumalbumine (marquée au technetium 99m ou à l'indium 113m) ou de sidérophiline (marquée à l'indium 113m) per-

I TECHNICAL AND BIOLOGICAL BASIS

I.1 Radiopharmaceuticals

I.1.1 CARDIAC CAVITIES

By intravenous injection of a radionuclide which remains within the intravascular space the cardiac cavities can be visualized. The most commonly used indicators of this type are transferrin, labelled with indium-113m (^{113m}In), and albumen or red blood cells, labelled with technetium-99m (^{99m}Tc), or any other blood space indicator. As the cardiac cavities contain a large quantity of blood their images can easily be obtained.

Table 1
Main physical characteristics of technetium-99m and indium-113m

Radionuclide	Half life	Energy γ (MeV)	Activity used (mCi)
^{99m}Tc	6 hrs	0.140	5-15
^{113m}In	1.7 hrs	0.394	5-15

I.1.2 CORONARY ARTERY NETWORK

Coronary arteriography gives information on the large coronary vessels but gives no information on vessels of small calibre.
For this reason various isotopic techniques have been developed to outline the different vascular territories within the myocardium.

I.1.2.1 Inert gases

When a radioactive inert gas (xenon-133, krypton-85) is introduced selectively into the right or left coronary circulation its disappearance is theoretically a function of myocardial flow alone. Using images received from the scintillation camera and stored in a memory, it is possible, by choosing various areas of interest, to obtain curves of the disappearance of the radioisotope as a function of time for the corresponding areas of the myocardium. Unfortutely, this technique is difficult to use as xenon rapidly diffuses into the epicardial fat spaces.

I.1.2.2 Labelled microspheres

When labelled microspheres of carefully regulated size (15 ± 5μ) are selectively injected in small amounts (approximately 20,000 microspheres − 0.5 mCi) into the main coronary trunks they are trapped at the level of the precapillary arterioles. If several types of microspheres (albumen labelled with technetium-99m or indium-113m or transferrin labelled with indium-113m) are simultaneously injected during coronary arteriography, it is pos-

met de dissocier les différents territoires de vascularisation. Une étude expérimentale réalisée chez le chien (planche 1) démontre la validité de la méthode.

→ Planche 1

1.1.3 MYOCARDE

1.1.3.1 Indicateurs à tropisme myocardique

Ce sont des radioéléments à comportement analogue à celui du potassium, principal cation intracellulaire. L'accumulation de celui-ci dans le myocarde est le reflet de la perfusion régionale et des échanges ioniques au cours de l'activité cellulaire myocardique.

Les principaux indicateurs sont les isotopes radioactifs du potassium (K), du rubidium (Rb), du césium (Cs) et du thallium (Tl).

Historiquement, le césium 131 a été le premier utilisé par Carr. Le rubidium 86 et le potassium 42 ont été employés ensuite pour la mesure du débit coronaire, mais l'énergie de leur rayonnement gamma supérieure à 1 MeV les rendent inutilisables en scintigraphie.

Le tableau 2 donne les principales caractéristiques physiques des radioisotopes les plus employés pour les scintigraphies du myocarde. Nous avons volontairement passé sous silence certains corps marqués d'utilisation beaucoup moins courante tels que l'ion ammonium, les acides gras, le bleu de toluidine.

Sur le plan biologique, la disparition sanguine et la fixation myocardique du potassium sont très rapides : environ 70 % du potassium sont extraits du sang circulant par le myocarde à chaque passage ; le maximum de fixation est atteint en quelques minutes. L'élimination rapide hors du myocarde ne permet pas la réalisation d'images interprétables au-delà d'une heure après l'injection, ceci limitant la multiplication des incidences.

Le rubidium présente une cinétique précoce proche de celle du potassium. En pratique, les caractéristiques physiques de ses radioisotopes en limitent l'utilisation médicale de routine.

Le césium présente une captation myocardique lente interdisant son utilisation dans l'épreuve d'effort et les conditions de production (^{129}Cs) ou de détection (^{131}Cs) de ses radioisotopes en limitent par ailleurs les indications.

Le thallium monovalent, bien que n'étant pas un alcalin, semble avoir une cinétique précoce voisine de celle du potassium. Certains travaux ont montré la similitude du thallium monovalent et du potassium en ce qui concerne, d'une part leur répartition dans l'organisme chez l'animal, d'autre part leur comportement dans les mécanismes neurophysiologiques au niveau de la fibre musculaire. Il existe également chez l'homme une bonne corrélation entre les espaces de diffusion du thallium et du potassium. La fixation myocardique du thallium est très rapide et maximale en quelques minutes. 50 % en sont éliminés en moins de 5 heures. Le meilleur rapport d'activité entre le myocarde et les organes voisins se situe dès la 20ème minute après injection mais quelques rares cas de fixation pulmonaire transitoire nécessitent un examen différé.

sible to separate different vascular territories. An experimental study in the dog (plate 1) allowed us to validate this technique.

→ Plate 1

1.1.3 MYOCARDIUM

1.1.3.1 Radionuclides which label the myocardium

These are radioactive elements which behave in a similar manner to potassium, the main intracellular cation. Its accumulation in the myocardium reflects the regional perfusion and the ionic exchanges occurring during myocardial cellular activity.

The main radionuclides used are the radioisotopes of potassium (K), rubidium (Rb), cesium (Cs) and thallium (Tl).

The first to be used was cesium-131, by Carr. Then rubidium 86 and potassium 42 were used to measure coronary blood flow but the energy of their gamma-radiation (> 1 MeV) makes them unsuitable for scintigraphy.

Table 2 shows the main physical characteristics of those radioisotopes most often used for myocardial scintigraphy. We have deliberately left out certain compounds which are less commonly used, e.g. radioactive ammonium, labelled fatty acids, labelled toluidine blue.

On the biological level, potassium disappears very rapidly from the blood and is taken up by the myocardium: around 70 % of the potassium is removed from the blood by the myocardium during each circulation and the maximum uptake is achieved in a few minutes. Because of the rapid loss from the myocardium it is not possible to obtain a readable image more than one hour after injection, thus limiting the number of views.

Rubidium has early kinetic properties similar to potassium, but the physical properties of its radioisotopes limit their use in routine medical practice.

Caesium cannot be used in exercise tests as it is taken up slowly by the myocardium. In addition the conditions required for production (^{129}Cs) and detection (^{131}Cs) of its radioisotopes restrict the indications for its use.

Even though it is not an alkali, monovalent thallium seems to have early kinetic properties close to those of potassium. Various studies have shown that monovalent thallium and potassium are similar both in their pattern of distribution in the animal and in their behaviour in neurophysiological mechanisms at the muscle fibre level. Similarly in man there is a good correlation between the distribution spaces of thallium and potassium. 50 % of injected thallium is eliminated from the body in less than 5 hours. Myocardial uptake of thallium is very quick and reaches a maximum after a few minutes. The best ratio of activity between the myocardium and neighbouring organs is achieved 20 minutes after injection, though occasionally transitory pulmonary uptake makes it necessary to defer the study.

Tableau 2

Caractéristiques des principaux radioéléments à tropisme myocardique

Radioisotope	Période physique	Mode de désinté-gration	Energie X ou γ en MeV	Production	Activité utilisée (mCi)
^{43}K	22,4 h	β^-	0,619 (81%) 0,374 (85%) 0,390 (18%) 0,590 (13%)	cyclotron	2 à 5
^{81}Rb	4,7 h	β^+ (13%) CE (97%)	0,511 0,190 (50%)	cyclotron	2 à 5
^{129}Cs	31 h	CE	0,375 (50%) 0,416 (25%)	cyclotron	2 à 5
^{131}Cs	9,9 j	CE	0,029	réacteur	1 à 2
^{201}Tl	73 h	CE	0,069 0,083 } (90%) 0,135 (10%) 0,167 (14%)	cyclotron	1 à 2

Table 2

Characteristics of the main radionuclides with an affinity for the myocardium

Radioisotope	Half life	Method of decay	Energy of γ or X rays (MeV)	Method of production	Activity used (mCi)
^{43}K	22.4 hrs	β^-	0.619 (81%) 0.374 (85%) 0.390 (18%) 0.590 (13%)	cyclotron	2-5
^{81}Rb	4.7 hrs	β^+ (13%) EC (97%)	0.511 0.190 (50%)	cyclotron	2-5
^{129}Cs	31 hrs	EC	0.375 (50%) 0.416 (25%)	cyclotron	2-5
^{131}Cs	9.9 days	EC	0.029	reactor	1-2
^{201}Tl	73 hrs	EC	0.069 0.083 } (90%) 0.135 (10%) 0.167 (14%)	cyclotron	1-2

I.I.3.2 Indicateurs à tropisme lésionnel

I.I.3.2.1 Les composés mercuriels. La chlormérodrine marquée au mercure 203 (et mieux encore au mercure 197 pour des raisons d'irradiation) se fixe seulement au niveau de la zone infarcie, qui apparait en positif : le mécanisme de cette localisation élective dans les zones de dégénérescence des fibres myocardiques reste encore mal connu. L'intérêt de cet indicateur est limité par l'impossibilité d'identifier à coup sûr le siège de la lésion et par l'absence de fixation du radioélément en dehors de la phase aigue de l'infarctus.

I.I.3.2.2 Le gallium. Le gallium 67 est généralement utilisé sous forme de citrate. Il semble s'accumuler dans les régions d'infarctus aigu. Cette accumulation varie avec le degré évolutif du tissu infarci, mais n'a aucun caractère de spécificité.

I.I.3.2.3 Les composés technétiés. Plus récemment, la tétracycline et les dérivés polyphosphatés marqués au ^{99m}Tc, ont été proposés pour localiser une zone myocardique récemment infarcie.
Leur fixation sur le tissu inflammatoire périlésionnel pendant la période aigue de l'infarctus fait de cette investigation une épreuve fonctionnelle métabolique plutôt qu'un examen morphologique.

1.2 Appareils et méthodes

Le choix d'un appareillage doit tenir compte non seulement du radioélément utilisé mais également des objectifs de l'examen. Si, dans certains cas comme dans la recherche d'un épanchement péricardique ou en scintigraphie coronarienne, les détecteurs stationnaires ou mobiles peuvent être indifféremment utilisés, dans d'autres cas, comme dans l'exploration morphologique dynamique des cavités cardiaques, le choix est limité aux seuls détecteurs stationnaires en raison de la rapidité du phénomène étudié et de la nécessité d'obtenir des documents en un temps très bref. En ce qui concerne les scintigraphies myocardiques ou des cavités cardiaques après dilution homogène de l'indicateur dans l'espace vasculaire réalisables à partir des deux catégories d'appareils, les détecteurs stationnaires présentent certains avantages qui leur sont propres :
– la rapidité de l'examen à la caméra à scintillation permet la multiplication des incidences difficilement réalisable au scintigraphe à balayage chez les malades en état grave, pour lesquels l'immobilité absolue prolongée est difficilement supportable.
– la prise en considération du tracé électrocardiographique permet l'obtention d'images pendant des fractions présélectionnées du cycle cardiaque (télédiastole, télésystole et phases intermédiaires) dans la mesure où ce dernier ne présente pas d'irrégularité, l'acquisition des données se faisant sur un grand nombre de cycles (gammacinécardiographie ou cinéscintigraphie cardiaque). Dans les cas d'arythmie, il est possible par traitement statistique des signaux électrocardiographiques de sélectionner les

I.I.3.2 Radionuclides with an affinity for lesions

I.I.3.2.1 Mercury labelled compounds. Chlormerodrin labelled with mercury 203 or even better (less radiation), mercury-197 is taken up only by the infarcted zone, which appears as a hot spot. The mechanism of this selective localisation in areas of myocardial fibre death is still poorly understood.
Interest in this tracer is limited by the impossibility of identifying the centre of the lesion with certainty and by the lack of uptake of the radionuclide except during the acute stage of the infarct.

I.I.3.2.2 Gallium. Gallium-67, usually used in the form of citrate, seems to accumulate in acutely infarcted areas. The accumulation varies according to the degree of evolution of the infarct, but does not have any specific characteristics.

I.I.3.2.3 Technetium labelled compounds. More recently it has been suggested that tetracycline and polyphosphate derivatives labelled with ^{99m}Tc can localize a recently infarcted area of the myocardium.
The fact that they are taken up by inflammatory tissue around the lesion during the period of acute infarction makes this a test of metabolic function rather than a demonstration of morphology.

1.2 Apparatus and methods

The choice of equipment must take account of both the radioactive compound used and the purpose of the examination. Although stationary and mobile detectors can be equally well used in certain situations, such as when looking for a pericardial effusion or when performing coronary scintigraphy, in other situations, such as dynamic studies of the morphology of the cardiac cavities, the choice is restricted to stationary detectors because of the speed of the phenomena studied and the need to obtain recordings in a very short time. Although myocardial scintigraphy and the scintigraphy of cavities after homogeneous dilution of indicator in the blood can be performed with either type of equipment, stationary detectors have special advantages :
– because of the speed of the investigation multiple views can be obtained with the scintillation camera. The rectilinear scanner is particularly unsuitable for seriously ill patients who find prolonged immobility distressing.
– electrocardiographic recording allows one to obtain images of preselected parts of the cardiac cycle (end-diastole, endsystole and intermediate phases) as long as there is no irregularity of rhythm; it is thus possible to acquire data for each of these phases from a large number of cycles. In cases of arrhythmia it is possible, by statistical analysis of the electrocardiographic signal, to select those cardiac cycles of equal length. Juxtaposition of images from different stages of the cycle allows dynamic visualization of myocardial contractility and its abnormalities.
– linking the scintillation camera to a computer makes it possible to quantify overall morphological information

révolutions cardiaques de durées semblables. La juxtaposition des images aux différents stades du cycle permet la visualisation dynamique de la contraction myocardique et de ses anomalies.

– la connexion de la caméra à scintillation à un calculateur permet non seulement la quantification du document morphologique global et un mode de représentation qui peut faciliter son interprétation, mais également l'obtention d'informations complémentaires, telle l'évaluation de l'épaisseur de la paroi ventriculaire gauche après soustraction de l'image de la cavité ventriculaire de celle du myocarde. Cet ensemble permet de même de localiser un shunt grâce aux courbes de dilution de l'embol radioactif obtenues au niveau de différents territoires délimités après l'acquisition.

La gamma-angiocardiographie étudie le transit d'un embol radioactif injecté par voie veineuse, à travers les cavités cardiaques, les poumons et les gros vaisseaux. Utilisée dans l'étude des cardiopathies congénitales ou acquises, elle permet de mieux poser l'indication du cathétérisme cardiaque.

Cet examen a été pour la première fois réalisé en 1953 par Bender et Blau à l'aide de l'autofluoroscope. En 1965 Anger et collaborateurs utilisèrent la caméra à scintillation préalablement décrite par ces mêmes auteurs. Au congrès de l'AIEA organisé à Salzbourg en 1968, Kellershohn et collaborateurs présentèrent des documents très prometteurs obtenus à l'aide d'une caméra à amplificateur d'images. Enfin, les modifications apportées en 1969 à la caméra de Ter Pogossian rendaient cet appareil apte à la gamma-angiocargiographie.

De tous ces appareils la caméra à scintillation type Anger est à l'heure actuelle la plus utilisée. C'est surtout en cardiologie pédiatrique que cet examen est riche d'informations dans la mesure où certaines contraintes liées à la petitesse de l'organe exploré et à la rapidité du transit doivent être prises en considération. Cette rapidité de circulation de l'embol radioactif injecté impose un procédé d'acquisition de l'information à temps mort minimum. La caméra à scintillation utilisée doit avoir une bonne résolution spatiale et accepter des taux de comptage élevés. La distribution du radioélément peut être enregistrée à partir d'un oscilloscope à rémanence ou directement de l'oscilloscope de la caméra sur magnétoscope ou sur film 16 ou 35 mm, une minuterie déclenchant l'avance automatique de celui-ci à intervalles réguliers prédéterminés. Si chez l'adulte la prise de clichés toutes les 2 secondes est suffisante, en pédiatrie le temps d'exposition doit être ramené à 300 millisecondes.

Le choix du collimateur devant équiper la caméra à scintillation dépend de l'âge du sujet examiné, de la taille de la lésion suspectée, et de l'indicateur utilisé. Les collimateurs à canaux parallèles ne peuvent être employés chez le très jeune enfant en raison de la petitesse de l'organe examiné. L'emploi d'un collimateur à trou sténopéique permet de résoudre ce problème. Le gain en résolution se faisant au détriment de la sensibilité, une activité plus importante doit être administrée.

Si la détection d'un trouble du transit de l'embol radio-

and to display it so as to facilitate its interpretation. It also allows one to obtain certain additional information, such as estimation of the left ventricular wall thickness, by subtraction of the image of the ventricular cavity (obtained from isotopic angiocardiography) from the image of the myocardium. This combination also allows localisation of a shunt by choosing various areas of interest after the information has been acquired and thus producing disappearance curves for the radioactive bolus at different levels.

Isotopic angiocardiography, after intravenous injection of a radioactive bolus, studies the transit of the tracer through the cardiac chambers, the lungs and the great vessels. When performed in congenital or acquired heart disease a better evaluation of the indications for cardiac catheterization can be made.

This investigation was first performed in 1953 by Bender and Blau using a fluoroscope. In 1965 Anger and his colleagues used as a detector the scintillation camera which they had previously described. At the IAEA congress in Salzburg in 1968, Kellershohn and his colleagues presented very interesting results obtained with a magnifying camera. Finally, the modifications to the camera by Ter Pogossian in 1969 made it suitable for isotopic angiocardiography. Of all these detectors the Anger scintillation camera is the one most often used. Especially in pediatric cardiology it provides important information, although certain limitations imposed by the small size of the organ and by the speed of transit must be taken into consideration.

The speed of circulation of the injected radioactive bolus requires a procedure which allows information to be acquired with a short dead time. The scintillation camera must have good spatial resolution and be able to accept high count rates. The distribution of the radioisotope can be recorded on a memory oscilloscope, or directly from the camera oscilloscope onto videotape or 16 or 35 mm film, with an automatic timing device advancing the film at regular, predetermined intervals. In adults pictures taken at intervals of 2 seconds are sufficient, but in children the interval must be reduced to 300 msec. The choice of collimator for the scintillation camera depends on the age of the subject, the size of the lesion and the tracer used. Parallel hole collimators cannot be used in young children because of the small size of the organ examined. This problem can be overcome using a pinhole collimator. The gain in resolution is achieved at the expense of sensitivity and it is necessary to administer more radioactivity. Although it is possible to detect an abnormal transit of the radioactive bolus with this equipment, localization and quantification of the anomaly requires the linking of the gamma camera to a computer. By acquiring information with a time base less than 40 msec. and by studying curves of disappearance of the bolus from areas of interest chosen after the study, it is also possible to estimate ventricular ejection fractions.

Because of the low energy of its radiation ($E = 0.029$ MeV) myocardial scintigraphy with ^{131}Cs requires the use of the rectilinear scanner, though it seems that a new type of detector, 'chambre à fils', can be used. Complete perfor-

actif peut être faite à l'aide de l'appareillage ainsi décrit, sa localisation ainsi que la quantification de l'anomalie nécessitent une connexion de la caméra à scintillation à un calculateur. Le temps élémentaire d'acquisition pouvant être inférieur à 40 millisecondes, l'étude des courbes de dilution de l'embol réalisées sur des zones d'intérêt définies en fin d'acquisition, permet également d'évaluer les fractions d'éjection des cavités ventriculaires.

En scintigraphie myocardique, le ^{131}Cs impose l'emploi des détecteurs à balayage en raison de la faible énergie de son rayonnement (E = 0,029 MeV) bien qu'un détecteur d'un type nouveau (chambre à fils) semble pouvoir être utilisé. Seuls les scintigraphes modernes possédant un dispositif de soustraction linéaire et un système de frappe à sélection variable de couleurs permettent une réalisation correcte de l'examen.

L'énergie des rayonnements émis par le ^{201}Tl rend possible l'emploi de la caméra à scintillation. Cet élément émet en effet deux rayonnements gamma d'énergies respectives 0,135 MeV (10%) et 0,167 MeV (14%) et un rayonnement X de l'ordre de 0,080 MeV (90%). Comparé au rayonnement de 0,167 MeV, le rayonnement de 0,080 MeV permet de réduire la durée de l'examen sans altérer notablement la qualité des résultats (planches 2 et 3). Pour la même raison, les collimateurs 'basses énergies' sont préférentiellement utilisés. L'emploi du collimateur à trou sténopéique a été préconisé par certains auteurs afin de compenser la perte en résolution liée à l'emploi du rayonnement 0,080 MeV. Comme nous l'avons déjà souligné, la réalisation de la scintigraphie à la caméra à scintillation permet d'obtenir des informations complémentaires très utiles.

→ Planches 2 et 3

L'association des techniques scintigraphiques présente souvent un gros intérêt. Dans ces associations, la scintigraphie par transmission est souvent réalisée. L'image par transmission peut être effectuée à l'aide du scintigraphe (emploi d'une source radioactive de petite dimension placée en dessous du patient, et dont le déplacement est synchrone du déplacement du détecteur) ou de la caméra à scintillation (emploi d'une source radioactive plane, étendue et homogène, placée en-dessous du patient, un collimateur à canaux parallèles étant disposé au-dessus de la source afin d'obtenir un faisceau de rayons gamma parallèles). Différentes sources radioactives ont été préconisées (américium 241, cobalt 57). Le ^{99m}Tc en pratique, est le plus utilisé. Le document obtenu traduit les variations d'absorption du rayonnement en différents points de l'organisme. La transparence des espaces aériens permet l'obtention de l'image pulmonaire et donc la délimitation de la loge cardiaque. La réalisation simultanée de la scintigraphie myocardique définit les rapports existant d'une part entre le coeur et le poumon, et d'autre part entre le coeur et le foie.

mance of the investigation is only possible with modern scintigraphic equipment with a linear subtraction device and a typing system with variable colours.

The energy of the radiations of ^{201}Tl makes the use of the scintillation camera possible. It emits two gamma rays with energies of 0.135 MeV (10%) and 0.167 MeV (14%) and X rays of approximately 0.080 MeV (90%).

By using the 0.080 MeV X ray rather than the 0.167 MeV gamma ray the time required for the investigation is cut without markedly reducing the quality of the results (plates 2 and 3). For the same reason it is preferable to use low energy collimators. Certain authors recommend the use of a pinhole collimator to make up for the loss of resolution caused by the 0.080 MeV radiation. As has already been pointed out, scintigraphy with the scintillation camera provides very useful additional information.

→ Plates 2 and 3

The combination of various scintigraphic techniques is often quite valuable. In these combined studies, transmission scintigraphy is often performed. Transmission scintigraphy can be done with a small radioactive source behind the patient and moved synchronously with the detector or when the gamma camera is used, with a large, homogeneous, flat radioactive source behind the patient and a parallel hole collimator in front of the source to produce parallel gamma rays. Various radioisotopes have been suggested for the source (e.g. cobalt-57, or americium-241) but the one most commonly used is ^{99m}Tc. The records obtained demonstrate variations in absorption of the radiation by different parts of the body. Poor absorption by the air spaces produces images of the lungs and thus the cardiac outlines. Simultaneous myocardial scintigraphy defines the relationship between the heart and the lungs and also between the heart and the liver.

2 SCINTIGRAPHIE DU COEUR NORMAL

Suivant la nature de l'examen (étude des cavités cardiaques, du réseau coronaire ou du myocarde), de l'appareillage disponible et de l'indicateur choisi, il est impératif de déterminer la ou les incidences scintigraphiques qui apporteront le maximum de renseignements morphologiques.

2.1 Cavités cardiaques

La configuration radioanatomique des cavités cardiaques permet de sélectionner deux incidences scintigraphiques : la face antérieure et l'oblique antérieure gauche, l'oblique antérieure droite ne pouvant éviter totalement la superposition des cavités droites et gauches.

2.1.1 SCINTIGRAPHIE DYNAMIQUE

La gamma-angiocardiographie réalisée à l'aide de détecteurs stationnaires permet de suivre la progression d'un embol radioactif injecté le plus près possible du coeur droit (veine sous-clavière ou injection chassée au pli du coude) à travers les différentes cavités. Les incidences de choix sont la face antérieure (FA) et l'oblique antérieur gauche (OAG). Les images séquentielles obtenues dissocient les différents temps de circulation : droit, pulmonaire et gauche. Le traitement informatique des données stockées au cours de cette séquence permet d'obtenir la courbe radiocardiographique.
→ Planche 4
Gamma-cinécardiographie ou cinéscintigraphie cavitaire.
Après dilution homogène de l'embol radioactif dans l'ensemble de l'espace vasculaire, on peut obtenir une séquence d'images en phase systolique et en phase diastolique en sommant un grand nombre de cycles cardiaques à l'aide d'un synchronisateur ou du traitement automatique des données, grâce à l'enregistrement simultané de l'électrocardiogramme (gamma-cinécardiographie ou cinéscintigraphie cavitaire). On apprécie ainsi la cinétique ventriculaire. L'incidence OAG, si l'angulation choisie est correcte, permet de dissocier les cavités ventriculaires droite et gauche. On ne peut toutefois proposer une angulation fixe, car le plan du cristal de la caméra devrait être perpendiculaire au plan du septum interventriculaire, et l'orientation de celui-ci est variable d'un sujet à l'autre. En pratique, l'angulation la plus utilisée est de 45°.
→ Planches 5, 6, 7

2.1.2 SCINTIGRAPHIE STATIQUE

L'image est obtenue au terme de nombreux cycles cardiaques et représente donc les cavités ventriculaires en télédiastole.
L'incidence face antérieure ne permet pas de dissocier facilement les différentes cavités, en partie superposées, mais constitue l'incidence de choix dans l'étude de la pointe, et permet d'individualiser sur le coeur normal le ventricule gauche du reste de l'image cavitaire grâce à la

2 SCINTIGRAPHY OF THE NORMAL HEART

Depending on the type of examination (study of the cardiac cavities, the coronary network or the myocardium), on the equipment available and on the radionuclide, it is essential to find out which scintigraphic views will provide maximum morphological information.

2.1 Cardiac cavities

The anatomical configuration of the cardiac cavities allows for the choice of two scintigraphic views : the anterior and the left anterior oblique (LAO) as the right anterior oblique (RAO) does not completely avoid superimposition of the right and left cavities.

2.1.1 DYNAMIC SCINTIGRAPHY

In *isotopic angiocardiography* using stationary detectors one may follow the progress through the different chambers of a radioactive bolus injected as close as possible to the right heart (subclavian vein or a flushed injection in the antecubital fossa). The views of choice are the anterior and the LAO. The sequential images obtained distinguish the different periods of the circulation : right heart, pulmonary, and finally left heart. By processing the data stored during these periods radiocardiographic curves can be obtained.
→ Plate 4
Gammacinecardiography or cinescintigraphy of the cavities.
After uniform mixing of the radioactive bolus throughout the intravascular space it is possible to obtain images of the systolic and diastolic phases by summing up a large number of cardiac cycles using electrocardiographic gating or by automatic processing using a simultaneously recorded electrocardiogram (gammacinecardiography or cinescintigraphy of the cavities). It is then possible to assess ventricular contractility. If the correct angulation is chosen, the LAO view allows separation of the left and right ventricular chambers. A fixed angulation, however, cannot be laid down as the plane of the camera crystal should be perpendicular to the plane of the interventricular septum and the orientation of the latter varies from one patient to another. In practice, 45° angulation is most often used.
→ Plates 5-6-7

2.1.2 STATIC SCINTIGRAPHY

The image is obtained after many cardiac cycles and depicts the ventricular chambers at end diastole.
In the *anterior view* it is not possible to distinguish easily the different chambers as they are partially superimposed, but this is the best view for studying the apex. In the normal heart it allows differentiation of the left ventricle from images of the other cavities due to the reduced density of data in this highly contractile zone. Colour scintigraphy enables semi-quantitative assessment of the investigation and estimation by planimetry of the left ventricular end-diastolic volume. This is essential for estimating the

moindre densité d'information de cette zone à haute contractilité. La scintigraphie en couleurs permet une interprétation semi-quantitative de l'examen et l'évaluation par planimétrie du volume télédiastolique ventriculaire gauche, indispensable pour déterminer la fraction d'éjection systolique gauche. Le traitement informatique de la scintigraphie rend cette appréciation volumétrique très précise. *L'incidence OAG 45°*, en dissociant l'image ventriculaire droite en avant de l'image ventriculaire gauche en arrière permet d'étudier de façon précise la morphologie de celui-ci.

→ Planches 8, 9, 10

2.2 Réseau artériel coronaire

Les territoires de vascularisation droit et gauche conditionnent les incidences scintigraphiques.

Dans l'espace, les artères coronaires droite (CD) et gauche (CG), celle-ci rapidement divisée en artère interventriculaire antérieure (IVA) et artère circonflexe (Cx), limitent deux ellipses tronquées, disposées suivant deux plans perpendiculaires.

→ Planche 11

La première ellipse répond au sillon auriculo-ventriculaire et est constituée pour sa moitié droite par la coronaire droite et pour sa moitié gauche par la circonflexe.

La deuxième ellipse, située dans le plan des sillons interventriculaires est limitée en avant par l'IVA et en arrière par l'interventriculaire postérieure (IVP), branche de la coronaire droite.

L'IVA et ses collatérales septales et diagonales irriguent la partie antérieure du septum interventriculaire et la face antérieure du myocarde.

La Cx intéresse la partie antéro-latérale.

La coronaire droite et ses branches se distribuent à la paroi postérieure et postéro-septale du myocarde.

Suivant le type de distribution, droite dominante, gauche dominante ou distribution équilibrée, les territoires irrigués par chacun des gros troncs seront plus ou moins étendus.

Pour l'étude scintigraphique de la coronaire gauche, il est indispensable de vérifier que l'injection des microsphères a bien lieu dans le tronc coronaire gauche parfois court et non préférentiellement dans l'IVA ou la Cx. Pour s'en assurer, il suffit de chasser l'embol radioactif par quelques ml de produit de contraste radiologique et de pratiquer un cliché de contrôle (planche 12).

→ Planches 12 et 13

L'incidence FA (planche 13A1) ne dissocie pas les territoires de l'IVA en avant et de la Cx en arrière, superposés dans la partie supéro-externe de l'image. Seule l'incidence OAG 45° (planche 13A2) permet de séparer le territoire de vascularisation de l'IVA en avant et de la Cx en arrière. La comparaison des planches 18, 19, 53, 55 montre en effet une similitude des scintigraphies en incidence FA alors que l'incidence OAG 45° révèle respectivement: un réseau coronaire gauche normal, un réseau IVA déficitaire, un réseau circonflexe exclu.

Pour l'étude de la coronaire droite, les incidences FA (planche 13B1) et OAD 30° ne sont pas les incidences de

left ventricular ejection fraction. Processing of the scintigram makes calculation of this volume very precise. The *45° LAO view* separates the right ventricular image anteriorly from the left ventricular image posteriorly, allowing precise morphological study of the latter.

→ Plates 8 - 9 - 10

2.2 Coronary artery network

The right and left vascular territories determine the scintigraphic views.

The right and left coronary arteries, the latter quickly dividing into the left anterior descending and the circumflex arteries, form the boundaries of two truncated ellipses which lie in two perpendicular planes.

→ Plate 11

The first ellipse corresponds to the atrioventricular groove and is bounded on the right by the right coronary artery and on the left by the circumflex.

The second ellipse, which lies in the plane of the interventricular groove, is bounded in front by the left anterior descending artery and behind by the posterior descending artery, a branch of the right coronary artery.

The left anterior descending artery, with its septal and diagonal collaterals, supplies the anterior part of the interventricular septum and the anterior surface of the myocardium.

The circumflex artery supplies the anterolateral region.

The right coronary artery and its branches spread to the posterior and posteroseptal wall of the myocardium.

Depending on the distribution of the arteries, right dominant, left dominant or equal, the areas supplied by each of the major trunks will be accordingly more or less extensive.

In scintigraphic examination of the left coronary artery, it is essential to ensure that the microspheres are injected into the left (sometimes short) coronary trunk and not preferentially into the left anterior descending or circumflex artery. To ensure this it is sufficient to push the radioactive bolus with a few milliliters of radiological contrast material to obtain a control X-ray (plate 12).

→ Plates 12 - 13

The anterior view (plate 13A1) does not separate the territory of the left anterior descending artery in front from that of the circumflex behind as they are superimposed in the upper part of the image. Only the 45° LAO view (see plate 13A2) separates these areas. Indeed, comparison of plates 18 - 19 - 53 - 55 demonstrates similar scintigrams in the anterior view whilst the 45° LAO views respectively show a normal left coronary artery network, a reduced left anterior descending artery network and a complete absence of the circumflex territory.

For the study of the right coronary the anterior (plate 13B1) and the RAO 30° are not the best views as they superimpose the vascular territories of the posterior descending artery, the marginal branch and the retroventricular branch. The 45° LAO (plate 13B2) gives the best separation of the territories of the posterior descending artery inferiorly from those of the retroventricular branch supe-

choix parce qu'elles superposent les territoires de vascularisation de l'IVP, de la marginale droite (MD) et de la rétroventriculaire gauche (RVG). C'est là encore l'OAG 45° (planche 13B2) qui sépare le mieux le territoire de l'IVP en bas de celui de la RVG en haut et de celui de la MD à l'intérieur.

De plus, elle déroule parfaitement les segments I, II et III du tronc coronaire droit avant sa division en IVP et RVG. Toutefois, l'incidence face antérieure est intéressante pour apprécier le territoire de distribution des artères auriculaires et, dans le cas où la coronaire droite est dominante, l'état de vascularisation de la pointe.

En définitive, l'incidence de choix pour l'exploration des 2 réseaux coronaires est l'OAG 45° facilement réalisable avec une caméra à scintillation ou avec un scintigraphe orientable.
→ Planches 14 à 19

2.3 Myocarde

Le myocarde est un tissu essentiellement musculaire, épais, constituant la plus grande partie de la paroi des ventricules droit et gauche, et dont les fibres prennent leur insertion au niveau d'un appareil fibreux placé à la base des ventricules et composé de 4 anneaux fixés sur les orifices auriculoventriculaires et artériels.

Le myocarde a une forme grossièrement tronc-conique à base postéro-supérieure répondant au plan des orifices valvulaires et à pointe inféro-externe. Son épaisseur, variable du myocarde gauche et du septum (1 cm en moyenne) au myocarde droit (0,5 cm), explique que seule la paroi musculaire ventriculaire gauche soit habituellement visible en scintigraphie. Pour préciser la configuration des différentes régions, il convient d'étudier radiographiquement et scintigraphiquement un fantôme cardiaque.
→ Planche 20

L'incidence face antérieure (planche 21A) superpose le myocarde antérieur en avant avec: le myocarde basal en arrière, le myocarde postéro-inférieur au bord interne, le myocarde septal dans la partie médiane et le myocarde latéral au bord externe. De plus dans la région centrobasale se projette l'image hypoactive normale de la cavité ventriculaire gauche.

L'incidence OAG 45° (planche 21B) individualise les zones antérieure et antéro-septale en avant et le myocarde latéral haut en arrière, mais superpose les myocardes apical et postéro-inférieur à la pointe, et projette le myocarde latéral au niveau de l'image cavitaire centrale. Elle ne peut mettre en évidence de façon précise le myocarde basal.

L'incidence de profil gauche (PG) (planche 21C) superpose les régions antérieure, antéro-septale et latérale en avant, mais dissocie les myocardes postéro-inférieur et basal au bord inférieur et projette le myocarde latéral haut dans la zone centrale cavitaire.

L'incidence OAD 30° (planche 21D) superpose dans la moitié supérieure de l'image le myocarde antérieur et antéro-septal en avant avec le myocarde latéral en arrière mais dissocie bien dans la moitié inférieure les zones postéro-inférieure et basale.

riorly and the marginal branch medially. It also perfectly maps segments I, II, III of the right coronary artery before its division into the posterior descending artery and the retroventricular branch. The anterior view is useful for assessing the vascular territory of the atrial arteries and, when the right coronary artery is dominant, the state of vascularization of the apex.

In conclusion, the 45° LAO is the view preferred for the study of the two coronary networks. This view can be easily obtained with the scintillation camera or with a conventional swivelling scanner.
→ Plates 14 to 19

2.3 Myocardium

The myocardium is essentially a thick, muscular tissue and forms most of the walls of the right and left ventricles. The muscle fibres are inserted into a fibrous structure situated at the base of the ventricles and made up of four rings fixed to the atrioventricular and arterial orifices. The shape of the myocardium is roughly that of a truncated cone, with its base postero-superiorly corresponding to the plane of valvular orifices and its point directed inferiorly and to the left. Its thickness varies from 1 cm (on average) in the left ventricle and interventricular septum to 0.5 cm in the right ventricle. This explains why only the left ventricular wall is commonly seen during scintigraphy. A cardiac phantom can be used to demonstrate the radiological and scintigraphic configuration of different regions.
→ Plate 20

The anterior view (plate 21A) superimposes the anterior myocardium in front upon the postero-basal myocardium behind, the inferior myocardium at the lower border, the septal myocardium medially and the lateral myocardium at the outer border. In addition, in the central basal region there is a normal area of decreased uptake due to the left ventricular cavity.

The 45° LAO view (plate 21B) outlines the anterior and anteroseptal zones in front and the high lateral myocardium behind but superimposes the apical and inferior areas at the apex and projects the lateral myocardium over the central cavitary image. It does not give a clear demonstration of the basal area of the myocardium.

The left lateral view (plate 21C) superimposes the anterior, anteroseptal and lateral areas in front, but separates the inferior and basal myocardium on the lower border and projects the high lateral myocardium over the central cavitary zone.

The 30° right anterior oblique (RAO) view (plate 21D) superimposes the anterior and anteroseptal myocardium on the lateral myocardium in the upper part of the image but separates the postero-inferior and basal zones well on the lower border.
→ Plate 21

It is thus possible to study the whole myocardium scintigraphically by increasing the number of views. Table 3 summarizes the areas shown by the various views.
→ Plates 22 to 26

By injecting thallium-201 into the right or left coronary

→ Planche 21
C'est donc en multipliant les incidences qu'on peut arriver à explorer scintigraphiquement le myocarde dans son ensemble. Le tableau 3 résume les différentes régions mises en évidence par les incidences choisies.

Tableau 3
Choix des incidences dans l'étude du myocarde

	FA	OAG 45°	PG	OAD 30°
Myocarde antérieur				
Antéro-septal	±	+ +	+	+
Apical	+ +	±	+ +	+
Myocarde latéral				
Latéral	+ +	±	+	−
Latéral haut	±	+ +	±	−
Myocarde postérieur				
Postéro-inférieur	+	±	+ +	+
basal	−	−	+ +	+ +

→ Planches 22 à 26
L'injection de thallium 201 dans les troncs artériels coronaires droit ou gauche, suivant la même technique que celle employée pour la scintigraphie coronarienne sélective, permet d'obtenir une scintigraphie myocardique sélective. Environ le tiers du thallium est fixé par la cellule myocardique au premier passage et permet ainsi l'obtention d'une image myocardique sélective correspondant à un territoire de vascularisation déterminé. L'injection simultanée de microsphères marquées à l'indium 113 m et de thallium 201 permet alors d'explorer le réseau artériolaire et l'état fonctionnel du myocarde pour un territoire délimité.
→ Planche 27
L'étude dynamique du myocarde réalisée avec une caméra à scintillation par sélection des images systoliques et diastoliques, permet d'apprécier la contractilité myocardique (cinéscintigraphie myocardique).
→ Planche 28

2.4 Coeur et loge cardiaque : association des techniques scintigraphiques

La scintigraphie par transmission de la loge cardiaque donne une représentation rigoureuse de celle-ci sans les déformations inhérentes au procédé radiographique (projection conique, facteur d'agrandissement variable).
→ Planche 29
Superposée aux scintigraphies cavitaire et myocardique, elle permet d'étudier les rapports anatomiques du coeur avec les structures de voisinage.
→ Planche 30

artery trunks, using the same technique as for selective coronary artery scintigraphy, it is possible to obtain selective myocardial scans. About one third of the thallium is taken up by the myocardial cells on the first passage and thus one can obtain a selective myocardial image corresponding to the chosen vascular area. By simultaneously injecting ^{113m}In-labelled microspheres and thallium-201 it is possible to investigate the arteriolar network and the functional state of the myocardium within the given vascular area.
→ Plate 27

Table 3
Choice of views in the study of the myocardium

	Ant. view	45° LAO	Left lat.	30° RAO
Anterior myocardium				
anteroseptal	±	+ +	+	+
apical	+ +	±	+ +	+
Lateral myocardium				
anterolateral	+ +	±	+	−
lateral	±	+ +	±	−
Posterior myocardium				
inferior	+	±	+ +	+
posterobasal	−	−	+ +	+ +

Dynamic study of the myocardium, carried out with a scintillation camera giving selected systolic and diastolic images, allows the evaluation of myocardial contractility (myocardial cinescintigraphy).
→ Plate 28

2.4 Heart and pericardial space: combined scintigraphic studies

Transmission scintigraphy produces an accurate representation of the cardiac shadow without any of the distortions inherent in radiographic procedures (conical projection, variable factor of enlargement).
→ Plate 29
When it is superimposed on scintigrams of the cardiac cavities and of the myocardium it is possible to study the anatomical relationship with adjoining organs.
→ Plate 30

3 SCINTIGRAPHIE DU COEUR PATHOLOGIQUE

L'étude morphologique du coeur pathologique nécessite l'association de plusieurs incidences, voire la combinaison de plusieurs techniques scintigraphiques.

3.1 Cavités cardiaques

3.1.1 CARDIOPATHIES CONGÉNITALES

La gamma-angiocardiographie constitue un examen de choix, car sa mise en oeuvre et sa répétition sont aisées. *Dans les cardiopathies congénitales avec shunt*, elle étudie la progression de l'embol radioactif dans les différentes cavités et apporte des renseignements morphologiques et cinétiques sur la nature du shunt.
→ Planche 31
Dans les cas de shunt gauche-droite (planche 31A) – (communication interauriculaire (CIA), interventriculaire (CIV), persistance du canal artériel) – le premier passage de l'embol dans les cavités droites et la circulation pulmonaire est normal, mais au temps de circulation gauche, une partie de l'embol radioactif reflue dans les cavités droites.
Dans les cas de shunt droite-gauche (planche 31B) – (tétralogie de Fallot, trilogie de Fallot, maladie d'Ebstein, atrésie tricuspidienne, transposition des gros vaisseaux) – le premier passage de l'embol dans les cavités droites entraine simultanément une dilution de l'indicateur dans la circulation pulmonaire et les cavités gauches avec apparition précoce de la crosse aortique.
Si les CIV et CIA avec shunt droite-gauche sont facilement objectivées par l'apparition précoce de l'embol radioactif dans les cavités gauches, les shunts gauche-droite sont très souvent difficiles à mettre en évidence parce que masqués par la radioactivité pulmonaire. Ils sont, par contre, bien visibles dans les shunt bidirectionnels où l'image du premier temps de circulation pulmonaire est très hypoactive.
→ Planches 32 à 40
Dans les cardiopathies congénitales sans shunt – (rétrécissement pulmonaire ou aortique, myocardiopathie obstructive) – la gamma-angiocardiographie peut objectiver la sténose par la persistance de la radioactivité en amont de celle-ci.
→ Planches 41 à 44

3.1.2 CARDIOPATHIES ACQUISES

L'examen scintigraphique met essentiellement en évidence les dilatations cavitaires, les ectasies et anévrismes ventriculaires.
La cinéscintigraphie cavitaire permet d'apprécier le degré d'akinésie pariétale. La répétition à intervalles réguliers de l'examen scintigraphique cavitaire permet, en outre, de suivre l'évolution de la dilatation cavitaire.
De même, la scintigraphie cavitaire peut objectiver les anévrismes de la partie proximale de l'aorte.
Enfin, elle peut individualiser sous forme de zones lacu-

3 SCINTIGRAPHY OF THE ABNORMAL HEART

Morphological studies of the abnormal heart require multiple views and even the combination of several scintigraphic techniques.

3.1 Cardiac cavities

3.1.1 CONGENITAL HEART DISEASE

In congenital heart disease isotopic angiocardiography is one of the investigations of choice because of the ease with which it can be performed and repeated. *In congenital heart disease with shunts* the progression of the radioactive bolus through the various chambers gives morphological and kinetic information on the nature of the shunt.
→ Plate 31
In left to right shunts (plate 31A) (ASD, VSD and patent ductus arteriosus) the initial passage of the bolus through the right heart and the pulmonary circulation is normal, but during the period of left heart circulation part of the radioactive bolus refluxes into the right heart chambers.
In right to left shunts (plate 31B) (Fallot's tetralogy, Fallot's trilogy, Ebstein's anomaly, tricuspid atresia and transposition of the great vessels) the initial passage of the bolus through the right heart results in simultaneous appearance of the indicator in the pulmonary circulation and in the left heart with early visualization of the aortic arch.
Although ASD and VSD with right to left shunts are easily detected, due to the early appearance of the radioactive bolus in the left heart, left to right shunts are often difficult to show because they are masked by pulmonary radioactivity. They are, however, easily seen when there is bidirectional shunting, since during the period of first pulmonary circulation there is greatly reduced activity.
→ Plates 32 to 40
In congenital heart disease without shunts (pulmonary or aortic stenosis, obstructive cardiomyopathy) the presence of an obstruction is demonstrated during gamma angiocardiography by the persistence of radioactivity proximal to it.
→ Plates 41 to 44

3.1.2 ACQUIRED HEART DISEASE

In acquired heart disease scintigraphic examination demonstrates dilatation of chambers, ventricular enlargement and aneurysms.
Cinescintigraphy of the cavities allows assessment of the degree of akinesia of the wall.
By repeating scintigraphic examination of the cavities at regular intervals changes in dilatation of the chamber can also be followed.
In addition, scintigraphy of the cavities can demonstrate aneurysms of the proximal part of the aorta and finally it can show intracavitary tumours as cold areas or areas of reduced activity and can pick up cold areas due to the

naires ou hypoactives les tumeurs intracavitaires, à différencier toutefois des images lacunaires dûes à la présence de thrombi de gros volume dans des cavités dilatées et akinétiques.

→ Planches 45 à 50

3.2 Réseau artériel coronaire

La scintigraphie coronarienne sélective au moyen de microsphères de petit diamètre (15 ± 5 microns) apporte des renseignements complémentaires à ceux donnés par la coronarographie (exploration des artères d'un calibre supérieur à 150 microns).

Dans les cas de sténose totale d'un gros tronc en coronarographie, on observera à la scintigraphie:
- soit une lacune globale correspondant à l'ensemble du territoire de vascularisation exclu en aval du tronc coronaire thrombosé,
- soit une certaine activité traduisant une circulation de suppléance par l'intermédiaire des autres troncs coronaires sains.

Dans les cas de sténose partielle d'un gros tronc, on pourra obtenir:
- soit une hypoactivité traduisant l'influence de la sténose sur le débit d'aval,
- soit une image normale du territoire de vascularisation (absence de retentissement en aval de la sténose), constituant une bonne indication au pontage du tronc coronarien thrombosé.

Dans les suites de pontage aorto-coronarien, on appréciera l'état fonctionnel du greffon par l'étendue du territoire de perfusion de celui-ci.

→ Planches 51 à 60

3.3 Myocarde

La scintigraphie myocardique est actuellement le seul examen qui permette d'obtenir une image morphologique du muscle cardiaque et on conçoit son intérêt dans l'ensemble de la pathologie myocardique.

3.3.1 INFARCTUS DU MYOCARDE

La zone nécrosée a perdu la propriété de fixer les indicateurs électifs du muscle. La scintigraphie met alors en évidence de façon précise la localisation et l'étendue de la nécrose par une zone lacunaire ou hypofixante correspondante.

Les infarctus peuvent être classés suivant l'atteinte du tronc coronaire principal en:
- infarctus antérieurs (atteinte de l'IVA)
- infarctus latéraux (atteinte de la Cx)
- infarctus postérieurs (atteinte de la coronaire droite)
- infarctus mixtes (par atteinte simultanée des troncs principaux)
- infarctus multiples (par atteinte successive des troncs principaux).

3.3.1.1 Les infarctus antérieurs peuvent eux-mêmes se divi-

presence of large thrombi within dilated and akinetic chambers.

→ Plates 45 to 50

3.2 Coronary artery network

Selective coronary artery scintigraphy using small diameter microspheres (15 ± 5 microns) yields information which is complementary to that obtained by coronary arteriography (which demonstrates arteries down to a size of 150 microns).

If there is complete stenosis of a major trunk, during coronary scintigraphy one may observe:
- a cold area corresponding to the whole vascular territory of the thrombosed coronary trunk,
- a certain amount of activity demonstrating a collateral circulation from the other, healthy, coronary trunks.

When there is incomplete stenosis of a major trunk one may observe:
- reduced activity demonstrating the effect of the stenosis on distal flow,
- a normal image in the corresponding area (if there is no abnormality distal to the obstruction) giving a good indication of bypassing of the thrombosed coronary trunk.

After aorto-coronary bypass procedures it is possible to assess the functional status of the graft by the extent of the territory it perfuses.

→ Plates 51 to 60

3.3 Myocardium

Myocardial scintigraphy is, in fact, the only investigation which gives a morphological image of the cardiac muscle. Its usefulness in myocardial pathology will therefore be apparent.

3.3.1 MYOCARDIAL INFARCTION

The necrosed area loses its ability to take up radionuclides preferentially accumulated by muscle.

Scintigraphy, therefore, precisely demonstrates the localization and the extent of the necrosis by a corresponding cold area or area of reduced uptake.

Based on the involvement of the main coronary artery trunks, infarcts can be classified as follows:
- anterior infarct (left anterior descending artery involved)
- lateral infarcts (circumflex artery involved)
- posterior infarcts (right coronary artery involved)
- mixed infarcts (simultaneous involvement of more than one major vessel)
- multiple infarcts (successive involvement of the main trunks).

3.3.1.1 Anterior infarcts can be subdivided into anteroseptal (electrocardiogram changes in V_1 V_2 V_3), apical (electrocardiogram changes in V_4 with low voltage complexes) and, the most frequent type, anteroseptal apical (V_1 V_2 V_3 V_4).

ser en antéro-septal (signes électriques en V_1 V_2 V_3), apical (signes électriques en V_4, microvoltage) et le plus souvent en antéro-septo-apical (V_1 V_2 V_3 V_4).

L'infarctus antéro-septal donne une image scintigraphique lacunaire:
- centro-basale sur la face antérieure, superposée à la zone normalement hypoactive de la cavité ventriculaire gauche.
- en bande large au bord antérieur sur l'OAG 45°.
- en bande étroite au bord antérieur sur le profil.

L'incidence FA ne permet pas d'affirmer à elle seule la localisation et l'incidence de choix est l'OAG 45°.

L'infarctus apical donne une image lacunaire amputant la pointe sur les incidences face antérieure et profil, mais seulement une image hypofixante sur l'OAG 45° où le myocarde postéro-inférieur est vu en superposition.

L'infarctus antéro-septo-apical donne:
- sur l'incidence face antérieure une image typique en bande oblique de la base à la pointe.
- sur l'OAG 45° et le profil une bande intéressant le bord externe dans sa totalité.
→ Planches 61 et 62

3.3.1.2 Les infarctus latéraux se subdivisent en latéral (V_5 V_6), latéral haut (D_1 AVL) et antéro-latéral (D_1 AVL, V_5 V_6).

L'infarctus latéral donne:
- en incidence face antérieure une image lacunaire en bande large au bord externe,
- une image lacunaire centrale sur l'OAG 45°, dans la zone hypoactive cavitaire.
- une image en bande large au bord antérieur sur le profil.

Ce sont ici les incidences face antérieure et profil qui permettent d'affirmer le diagnostic topographique.

L'infarctus latéral haut donne:
- une image discrète au bord externe en face antérieure.
- une image lacunaire au bord interne sur l'OAG 45°.
- une image centro-basale sur le profil dans la zone hypoactive cavitaire.

L'incidence de choix est donc ici l'OAG 45°.

L'infarctus antéro-latéral regroupe les territoires latéral et latéral haut.
→ Planches 63 et 64

3.3.1.3 Les infarctus postérieurs se subdivisent en postéro-inférieur (D_2 D_3 AVF), basal (V_7 V_8 V_9) et postéro-basal (D_2 D_3 AVF, V_7 V_8 V_9).

L'infarctus postéro-inférieur donne:
- en face antérieure une lacune au bord inféro-interne de l'image.
- en OAG 45° une image d'hypofixation au niveau de la pointe.
- sur le profil une image lacunaire en arrière de la pointe. Les incidences de choix sont ici la face antérieure et le profil gauche.

L'infarctus basal:
- ne donne pas d'image nettement visible sur la face antérieure et une simple hypofixation postérieure sur l'OAG.
- mais s'individualise par une lacune de la partie posté-

An anteroseptal infarct produces a cold area:
- in the central basal region in the anterior view, superimposed on the normal area of reduced uptake over the left ventricular cavity.
- as a long strip on the anterior border in the 45° LAO view.
- as a straight band on the anterior border in the left lateral view.

The anterior view alone cannot confirm the localization and the view of choice is the 45° LAO.

An apical infarct causes a cold area which cuts off the cardiac apex in the anterior and left lateral views, with an area of decreased uptake in the 45° LAO view, where the inferior myocardium is seen superimposed on the apex.

An anteroseptal apical infarct produces:
- a typical image in the anterior view with a band running obliquely from the base to the apex.
- in the left lateral and 45° LAO views, a strip involving the whole of the outer border.
→ Plates 61-62

3.3.1.2 Lateral infarcts are subdivided into lateral (V_5 V_6), high lateral (I, AVL) and antero-lateral (I, AVL, V_5 V_6).

A lateral infarct causes:
- a cold band along the outer border in the anterior view.
- a central cold area over the cavitary zone of reduced uptake in the 45° LAO view.
- a large cold strip along the anterior border in the left lateral view.

The anterior and left lateral views therefore allow diagnostic localization.

A high lateral infarct causes:
- a discrete abnormality on the outer border in the anterior view.
- a cold area on the inner border in the 45° LAO view.
- a central basal cold area lying over the cavitary zone of reduced uptake in the left lateral view.

The 45° LAO therefore is preferable.

An anterolateral infarct combines the lateral and high lateral areas.
→ Plates 63-64

3.3.1.3 Posterior infarcts can be subdivided into inferior (II, III, AVF) true posterior (V_7 V_8 V_9) and posterobasal (II, III, AVF, V_7 V_8 V_9).

An inferior infarct causes:
- a cold area on the medial inferior border of the image in the anterior view.
- an area of reduced uptake in the region of the apex in the LAO view.
- a cold area behind the apex in the left lateral view.

The anterior and left lateral views are therefore preferable.

A true posterior infarct:
- does not produce any clearly distinguishable image in the anterior view and causes some reduced uptake posteriorly on the 45° LAO.
- is seen, however, as a cold area on the posterior part of the lower border of the image in the left lateral and 30° RAO views, which are therefore the views of choice.

15

rieure du bord inférieur sur le profil et l'OAD 30° qui constituent les incidences de choix.

L'infarctus postéro-basal regroupe les territoires postéro-inférieur et basal.

→ Planches 65 et 66

3.3.1.4 Les infarctus mixtes se subdivisent en antérieurs étendus (D_1 AVL, V_1 à V_6) par atteinte conjointe de l'IVA et de la Cx, septaux profonds (V_1 à V_4, D_2 D_3 AVF) par l'atteinte de l'IVA et de la coronaire droite, postéro-latéraux (D_2 D_3 AVF, V_5 V_6, D_1 AVL) et postéro-latéro-basaux (D_2 D_3 AVF, V_5 V_6, D_1 AVL, V_7 V_8 V_9) par atteinte de la Cx et de la coronaire droite.

L'infarctus antérieur étendu donne:

- une image lacunaire importante sur les 3 incidences et ne laisse qu'un territoire normofixant en bande étroite au bord inférieur.

L'infarctus septal profond intéresse la plus grande partie du myocarde, ne laissant subsister qu'une zone normo-fixante:

- au bord externe sur la face antérieure,
- postéro-basale sur l'OAG 45°,
- et centro-basale sur le profil.

Les infarctus postéro-latéraux et postéro-latéro-basaux:

- laissent subsister une zone normofixante antérieure en bande sur la face antérieure avec souvent une hypofixation aux bords externe et interne.
- donnent une grande zone lacunaire intéressant les 2/3 inférieurs de l'OAG 45° et du profil gauche,
- et sur l'OAD 30°, une zone lacunaire de la moitié inférieure et une hypofixation de la moitié supérieure du myocarde.

→ Planches 67 et 68

La séméiologie électrique et scintigraphique de l'infarctus du myocarde est résumée sur la planche 69.

→ Planche 69

3.3.1.5 Les infarctus multiples: les territoires de nécrose restent muets scintigraphiquement, même à distance de l'épisode aigu ischémique. Il est donc possible, d'une part d'affirmer le diagnostic rétrospectif d'une nécrose ancienne passée cliniquement ou électriquement inaperçue, d'autre part d'objectiver plusieurs zones de nécrose indépendantes constituées à des temps différents de la maladie corona-rienne.

C'est là que prennent tout leur intérêt les indicateurs à tropisme lésionnel. En effet, une scintigraphie réalisée avec ces indicateurs permet, superposée à la scintigraphie myo-cardique traditionnelle, de dissocier les zones de nécrose ancienne des territoires d'infarctus aigus.

→ Planche 70 à 94

3.3.2 MYOCARDIOPATHIES

La scintigraphie myocardique apporte également des renseignements morphologiques importants.

Les myocardiopathies obstructives s'objectivent par un épaississement paradoxal de la paroi musculaire en phase systolique (cinéscintigraphie myocardique).

Posterobasal infarcts combine the appearances of inferior and true posterior infarcts.

→ Plates 65-66

3.3.1.4 Mixed infarcts are subdivided into widespread anterior (I, AVL, V_1-V_6) due to joint involvement of the left anterior descending and circumflex arteries, combined inferior and anteroseptal infarcts (V_1-V_4, II, III, AVF) due to joint involvement of the left anterior descending and the right coronary, inferolateral (II, III, AVF, V_5 V_6, I, AVL) and postero-latero-basal (II, III, AVF, V_5 V_6, I, AVL, V_7 V_8 V_9) due to joint involvement of the circumflex and the right coronary.

A widespread anterior infarct produces a large cold area in all 3 views. The only area of normal uptake remaining is seen as a straight band on the lower border.

A combined inferior and anteroseptal infarct involves most of the myocardium, leaving only a small area of normal uptake:

- on the outer border in the anterior view.
- inferobasally in the 45° LAO view.
- centrobasally in the left lateral.

Inferolateral and *postero-latero-basal infarcts:*

- leave a zone of normal uptake anteriorly, seen as a band in the anterior view, often with areas of reduced uptake at the inner and outer borders.
- cause a large cold area involving the lower 2/3 of the image in the 45° LAO and left lateral views.
- in the 30° RAO produce a cold area in the lower part of the myocardium with decreased uptake in the upper part.

→ Plates 67-68

The electrical and scintigraphic signs of a myocardial infarct are shown on plate 69.

→ Plate 69

3.3.1.5 Multiple infarcts. The necrosed areas still remain cold on scintigraphy long after acute ischaemia. It is therefore possible, on the one hand, to make a retrospective diagnosis of an old infarct which was clinically and electro-cardiographically inapparent, and, on the other hand, to demonstrate several independent areas of necrosis, which have occurred at different times during the course of ischaemic heart disease.

It is in this situation that radionuclides which have an affinity for acute infarcts prove to be most useful. If a scintigram performed with these tracers is superimposed on a traditional myocardial scintigram it is possible to dis-tinguish areas of previous necrosis from acutely infarcted areas.

→ Plates 70 to 94

3.3.2 CARDIOMYOPATHIES

Myocardial scintigraphy again provides important mor-phological information.

Obstructive cardiomyopathies are diagnosed by a para-doxical thickening of the muscular wall during systole (myocardial cinescintigraphy).

In non obstructive cardiomyopathies there is rather poor

Dans les myocardiopathies non obstructives, la fixation de l'indicateur est médiocre dans l'ensemble du myocarde, qui apparait augmenté de volume, avec une zone hypo-active centrale nette correspondant aux cavités dilatées.

→ Planches 95 à 99

La scintigraphie myocardique enfin est indispensable pour la détermination de l'index de fixation myocardique qui reflète l'état fonctionnel du muscle cardiaque.

3.3.3 ÉTUDE DYNAMIQUE DU MYOCARDE

Celle-ci permet d'apprécier la qualité de la contractilité myocardique et peut mettre en évidence des zones d'hypo- ou d'akinésie de la paroi, avec leurs mouvements para-doxaux au cours de la contraction ventriculaire. Cette étude peut être utilement complétée par l'étude dynamique des cavités cardiaques après dilution homogène de l'indi-cateur dans l'espace vasculaire (planche 92).

3.4 Coeur et loge cardiaque : association des techniques scintigraphiques

La superposition des scintigraphies myocardique et cavitaire précise l'épaisseur du muscle cardiaque et apprécie d'éven-tuels amincissements de la paroi (diagnostic topogra-phique des anévrismes post-infarctus) (planche 100).

De plus, cette superposition permet d'évaluer la masse du myocarde nécessaire pour rapporter les mesures quantita-tives (débit coronaire, index de fixation) à 100 grammes de muscle.

L'étude dynamique conjointe des cavités et du myocarde au cours du cycle cardiaque permet de préciser la cinétique pariétale (zones pariétales hypo- ou akinétiques, mouve-ments paradoxaux au cours du cycle).

La superposition des scintigraphies de la loge cardiaque, des cavités et du myocarde permet de différencier l'épanche-ment péricardique, la cardiomégalie par hypertrophie pariétale et la cardiomégalie par dilatation cavitaire (planche 101).

→ Planches 100 à 110

uptake of the radionuclide throughout the myocardium, which appears increased in size, with an obvious central zone of reduced uptake corresponding to the dilated cavities.

→ Plates 95 to 99

Finally, myocardial scintigraphy is indispensable when determining the index of myocardial uptake, which reflects the functional state of the myocardium.

3.3.3 DYNAMIC STUDY OF THE MYOCARDIUM

This allows estimation of the quality of myocardial con-tractility and may demonstrate hypokinetic or akinetic areas of the wall, as they move paradoxically during ventricular contraction. This study may be usefully con-cluded by dynamic study of the cardiac cavities after homogeneous mixing of the indicator within the intra-vascular space (plate 92).

3.4 Heart and pericardial space : combined scintigraphic studies

Superimposition of the images of the myocardium and of the cavities defines the thickness of the cardiac muscle and shows possible areas of thinning of the wall (localization of post-infarction aneurysms) (plate 100).

This superimposition also enables the evaluation of the myocardial muscle mass which is required to measure the coronary blood flow and the index of uptake per 100 grams of muscle.

Combined dynamic studies of the cardiac cavities and of the myocardium throughout the cardiac cycle allow dem-onstration of the kinetic properties of the wall (areas of hypokinesia or akinesia, paradoxical movements during the cardiac cycle).

Superimposition of scintigrams of the pericardial space, of the myocardium and of the cavities allows differential dia-gnosis between pericardial effusion, cardiomegaly due to muscular hypertrophy and cardiomegaly due to dilatation of the cardiac chambers (plate 101).

→ Plates 100 to 110

4 INDICATIONS

Les indications des différents examens scintigraphiques doivent être définies par rapport aux autres investigations habituellement pratiquées en pathologie cardiaque.

4.1 Scintigraphie des cavités cardiaques

4.1.1 CARDIOPATHIES CONGÉNITALES

La gamma-angiocardiographie constitue dans ce domaine de la cardiologie un examen de choix. En effet, si l'angio-cardiographie radiologique reste un examen nécessaire avant intervention chirurgicale, où les détails de structure obtenus par l'image radiologique sont indispensables pour préciser l'acte opératoire, la gamma-angiocardiographie, grâce à son inocuité et sa rapidité d'exécution, constitue un examen de dépistage particulièrement adapté à la cardiologie pédiatrique. De plus, elle peut être complétée par l'étude du radiocardiogramme qui permet de quantifier l'hémodynamique cardiaque. Enfin, sa répétition aisée en fait un examen de surveillance très utile après réparation chirurgicale.

C'est donc l'examen de première ligne pour affirmer:
- l'origine cardiaque ou pulmonaire d'une cyanose, en particulier chez le nouveau-né.
- l'organicité d'un souffle cardiaque et son diagnostic étiologique.
- l'existence d'une cardiopathie avec shunt et préciser le sens de ce shunt. L'étude des courbes de dilution cardiaque (radiocardiogramme), aortique ou pulmonaire, permet de plus d'en mesurer le débit.
- l'existence d'une cardiopathie sans shunt avec obstacle à l'éjection (sténose aortique, sténose pulmonaire, myocardiopathie obstructive).
- l'existence d'une malformation congénitale aortique.

4.1.2 CARDIOPATHIES ACQUISES

La scintigraphie cavitaire apporte des renseignements morphologiques dans l'ensemble des cardiopathies acquises et particulièrement dans les cardiopathies avec dilatation cavitaire, dans les anévrismes ventriculaires et dans les cardiopathies valvulaires.

La gamma-angiocardiographie présente un intérêt morphologique, certes moins important que dans les cardiopathies congénitales, mais l'exploitation du radiocardiogramme, établi par traitement informatique des images séquentielles cavitaires, permet de quantifier par une méthode non traumatique le retentissement de l'affection en cause sur l'hémodynamique cardio-pulmonaire (mesure des volumes ventriculaires, des pressions pulmonaires, de la fraction d'éjection systolique ventriculaire gauche).

L'importance des dilatations cavitaires et des anévrismes ventriculaires est précisée par la cinéscintigraphie cavitaire après dilution homogène de l'indicateur radioactif dans l'espace vasculaire.

La cinétique intracavitaire de l'indicateur et en particulier

4 INDICATIONS

The indications for isotopic investigations have to be defined compared to other tests commonly used in heart disease.

4.1 Scintigraphy of the cardiac cavities

4.1.1 CONGENITAL HEART DISEASE

Isotopic cine-angiocardiography is one of the investigations of choice in this field. Indeed, even though X-ray angiocardiography is still necessary before surgical intervention, because of the greater structural detail seen, isotopic angiocardiography is a screening test particularly suited to paediatric cardiology because of its harmless nature and the short time required. In addition, radiocardiography allows quantification of cardiac haemodynamics.

Finally, it is a very useful follow-up test after surgical intervention, as it can be easily repeated.

Thus it is a first line investigation in the diagnosis of:
- whether cyanosis has a cardiac or pulmonary origin, especially in the neonate.
- whether a cardiac murmur is organic and the etiological diagnosis.
- heart disease with a shunt and in specifying the direction of the shunt. Cardiac, aortic and pulmonary dilution curves allow the flow to be measured.
- heart disease without a shunt but with an obstruction to output (aortic stenosis, pulmonary stenosis or obstructive cardiomyopathy).
- congenital malformations of the aorta.

4.1.2 ACQUIRED HEART DISEASE

Scintigraphy of the cardiac cavities provides morphological information on all forms of acquired heart disease, especially in cases of dilatation of chambers, ventricular aneurysm or valvular disease.

The anatomical information provided by isotopic angiocardiography is certainly less helpful than in congenital heart disease, but radiocardiograms produced by processing sequential images of the cavities allows assessment, using a non traumatic method, of the effect of the abnormality on cardiovascular haemodynamics (estimates of ventricular volumes, pulmonary pressures and of the left ventricular ejection fraction).

The degree of dilatation of chambers and the size of ventricular aneurysms can be measured by cinescintigraphy of the cavities after homogeneous mixing of the radioactive tracer throughout the intravascular space.

The kinetics of the tracer within the chambers and, in particular, the volume remaining in an aneurysm, can be estimated by dynamic studies of the ventricular cavities. Because of the harmlessness of the examination it is possible to follow the changes in dilatation of chambers and to

l'importance du volume résiduel anévrismal peut être appréciée par l'étude dynamique des cavités ventriculaires. La surveillance de l'évolution de l'ectasie et l'appréciation du résultat de la résection anévrismale sont possibles grâce à l'inocuité de la méthode qui permet sa répétition régulière.

Dans les cardiopathies valvulaires gauches, la scintigraphie cavitaire constitue une méthode simple d'évaluation planimétrique du volume ventriculaire gauche, et, couplée au radiocardiogramme et à la courbe de dilution aortique, permet alors d'apprécier les fractions d'éjection ventriculaire et de régurgitation valvulaire.

La scintigraphie cavitaire peut contribuer au diagnostic des thromboses intracavitaires et des tumeurs intra-cardiaques.

Dans l'ensemble des cardiopathies congénitales ou acquises, la scintigraphie cavitaire doit donc constituer l'examen angiocardiographique initial. Elle permet de préciser les indications de l'angiocardiographie radiologique et devient même essentielle dans les contre-indications de celle-ci.

4.2 Scintigraphie coronarienne sélective

Dans les sténoses coronaires, la coronarographie objective la localisation du rétrécissement et en évalue l'importance. Elle ne peut toutefois apprécier de façon précise son retentissement sur la perfusion myocardique d'aval, le calibre minimum artériolaire visible sur les documents radiologiques étant supérieur à 150 microns. C'est pourquoi la scintigraphie coronarienne sélective est un complément indispensable de la coronarographie puisqu'elle étudie les réseaux artériolaires précapillaires d'un diamètre moyen de 15 microns.

La scintigraphie coronarienne sélective peut ainsi:

- confirmer l'intégrité du réseau de distribution d'un tronc coronaire normal à la coronarographie (angor à coronaires saines et myocardiopathie nonobstructive).
- confirmer la diminution ou l'absence totale de perfusion dans le territoire correspondant à une sténose sévère en coronarographie.
- inversement, révéler une bonne circulation d'aval malgré le rétrécissement tronculaire ou grâce à une circulation de suppléance.

Elle intervient donc au niveau des indications du pontage aorto-coronaire:

- si le territoire de vascularisation du futur greffon est muet à la scintigraphie, le pontage doit être discuté.
- inversement, si, malgré la sténose, le débit sanguin myocardique est peu diminué par suite des suppléances anastomotiques, l'intervention a la meilleure chance de réussite.

Elle fait, en outre, partie du bilan de surveillance des pontages aorto-coronaires puisqu'elle permet d'apprécier la restauration de la perfusion. C'est la seule technique qui rende possible son évaluation à la fois anatomique et fonctionelle, notamment dans les cas où l'implantation au niveau d'une bifurcation artérielle pose le problème d'un flux préférentiel.

assess the results of resection of an aneurysm at frequent intervals.

In diseases of the valves of the left heart, scintigraphy of the cavities is a simple, planimetric method of estimating left ventricular volume, and combined with radiocardiography and aortic dilution curves it allows calculation of the ventricular ejection fractions and of valvular regurgitation. Scintigraphy of the cavities may help towards the diagnosis of thrombi within the chambers and intracardiac tumours. Thus in all forms of congenital and acquired heart disease, scintigraphy of the cardiac cavities should be the first angiocardiographic study. It selects those cases suitable for radiological angiocardiography and even becomes essential in deciding on contra-indications to radiological studies.

4.2 Selective coronary scintigraphy

In coronary artery stenosis, coronary arteriography shows the position of the obstruction and demonstrates its extent. However, it does not allow precise assessment of the effect on distal myocardial perfusion, as the calibre of the smallest arterioles seen on X-ray studies is around 150 microns. Selective coronary scintigraphy is therefore an indispensable complement to coronary arteriography as it enables the study of the precapillary arteriolar network, down to a diameter of 15 microns.

Selective coronary scintigraphy may therefore:

- confirm the integrity of the network supplied by a coronary trunk which is normal on coronary arteriography (angina with normal coronary vessels and non obstructive cardiomyopathy).
- confirm the reduction in, or complete absence of, perfusion in the area corresponding to a major obstruction shown by arteriography.
- or, conversely, show a good distal circulation, in spite of the obstruction of the vessel or due to collateral circulation.

It thus becomes important when assessing the patient for aorto-coronary bypass procedures:

- if the vascular area of the proposed graft is cold on scintigraphy, the bypass procedure may be contra-indicated.
- conversely, if, in spite of the stenosis, there is little decrease in myocardial blood flow because of collateral anastomoses, the operation has a much better chance of being successful.

It is also helpful in the postoperative follow up of aorto-coronory bypass to estimate the improvement in perfusion. This is the only technique for functional as well as anatomical evaluation, and is especially useful when implantation into an arterial bifurcation raises the problem of preferential flow.

4.3 Myocardial scintigraphy

Although this technique always provides interesting additional information to cardiological studies, it is advisable to confine it to cases where other methods of investigation are not available or are too invasive for the patient and also

4.3 Scintigraphie myocardique

Bien que cette technique apporte toujours un élément intéressant au dossier d'un cardiaque, il convient de la réserver aux cas où les autres moyens d'investigation sont en défaut ou trop agressifs pour le malade, et aux cas où l'appréciation de l'étendue de la lésion est indispensable pour fixer la conduite à tenir.

4.3.1 INFARCTUS DU MYOCARDE

C'est la principale indication.

D'un point de vue diagnostic, le scintigramme peut affirmer la présence d'un infarctus du myocarde alors qu'à l'électrocardiogramme l'onde Q de nécrose fait défaut ou a une signification litigieuse. On peut ainsi mettre en évidence un infarctus : – ancien, – non transmural, – associé à une autre localisation d'infarctus qui masque les signes électriques du premier, – associé à un bloc de branche gauche. Réciproquement, la constatation d'une onde Q à l'ECG ne correspond pas toujours à un infarctus du myocarde. Un scintigramme normal apporte alors un argument contre l'infarctus dans les conditions suivantes : – aspect pointe arrière (Q1 Q2 Q3), – coeur pulmonaire aigu (S1 Q3), – bloc de branche gauche (QS de V_1 à V_4), – syndrome de Wolff-Parkinson-White, – myocardiopathie obstructive.

Enfin, la scintigraphie peut être déterminante pour le diagnostic différentiel d'infarctus devant une crise hyperalgique thoracique (embolie pulmonaire, dissection aortique, péricardite aigue).

D'un point de vue pronostic, l'étendue des lésions et la qualité du myocarde environnant appréciées par les incidences multiples précisent : – la décision d'une intervention chirurgicale de résection ou de revascularisation. – l'indication et la forme de la rééducation post-infarctus.

D'un point de vue évolutif, les scintigraphies itératives permettent de suivre l'évolution des lésions. L'utilisation des indicateurs à tropisme lésionnel permet en particulier de diagnostiquer une éventuelle nouvelle localisation. Enfin, l'étude dynamique du myocarde au cours du cycle cardiaque précise la contractilité pariétale (zones hypokinétiques ou akinétiques, expansion systolique paradoxale généralisée ou localisée).

4.3.2 INSUFFISANCE CORONARIENNE

L'interprétation des scintigrammes est difficile surtout dans les lésions diffuses où il peut être mal aisé de différencier une lacune d'une zone très peu fixante au sein d'une hypofixation globale. Ces données morphologiques doivent alors être complétées par la mesure de l'index de fixation myocardique.

On peut sensibiliser cet examen par la pratique de la scintigraphie après épreuve d'effort. L'exercice physique ou la stimulation électrique auriculaire constituent des techniques de stress myocardique et permettent d'extérioriser la souffrance anoxique du myocarde insuffisamment perfusé en augmentant ses besoins métaboliques. Il est donc

to cases where measuring the extent of the lesion is essential in deciding which course of action to follow.

4.3.1 MYOCARDIAL INFARCTION

This is the main indication.

From a diagnostic point of view, the scintigram may confirm the presence of a myocardial infarction when Q waves are not shown on the electrocardiogram or are not significant. It can also demonstrate an infarct : – which is old, – which is non transmural, – whose signs are masked by infarcts in other areas, – associated with left bundle branch block. Conversely the presence of a Q wave on the electrocardiogram does not always point towards a myocardial infarction. A normal myocardial scintigram is evidence against an infarction in the following conditions : – counter clockwise rotation (Q1 Q2 Q3), – acute cor pulmonale (S1 Q3), – left bundle branch block (QS waves V_1-V_4), – the Wolff-Parkinson-White syndrome, – obstructive cardiomyopathies.

Finally, scintigraphy can be conclusive in the differential diagnosis of infarction from other causes of acute chest pain (e.g. pulmonary embolism, dissecting aortic aneurysm, acute pericarditis).

From a prognostic point of view, the extent of the lesions and the condition of the surrounding myocardium studied in multiple views allows one to specify : – indications for surgical intervention with resection or revascularization. – indications for and type of postinfarction rehabilitation.

From the point of view of progression, by repeating scintigraphy the development of lesions can be followed. Particularly when tracers with an affinity for acute infarcts are used, it is possible to demonstrate the development of other new areas of infarction. Finally, dynamics studies of the myocardium at different stages of the cardiac cycle can assess the contractility of the myocardial wall (akinetic or hypokinetic areas, generalized or localized systolic paradoxical expansion).

4.3.2 CORONARY INSUFFICIENCY

The interpretation of scintigrams is particularly difficult in diffuse lesions where it may not be easy to differentiate a cold spot from an area of greatly reduced uptake in the midst of overall poor uptake. The morphologic study must then be completed by measuring the uptake index.

The investigation may be refined by carrying it out after an exercise test. Physical exercise and electrical atrial pacing stress the cardiac muscle and can produce anoxia in myocardium which is insufficiently perfused to cope with increased metabolism. Therefore, after injection of a radionuclide during exercise or pacing, it is possible to clearly demonstrate a transient area of ischaemia, even though the myocardial scan is normal at rest (plate 99A).

It is often even possible to show the myocardium of the right heart during exercise, due to its increased metabolism. The image obtained under these circumstances is similar to the one seen in right ventricular hypertrophy (plate 99B).

possible, après injection de l'indicateur radioactif pendant l'effort ou la stimulation, de mettre en évidence une zone d'ischémie transitoire nette, se traduisant par une hypo-fixation très fugace, alors que la scintigraphie myocardique était muette au repos (planche 99A). Il est de même fréquent de pouvoir mettre en évidence le myocarde droit au cours de ces épreuves d'effort du fait d'une augmentation de son métabolisme. L'image obtenue est alors analogue à celle constatée lors d'hypertrophie ventriculaire droite (planche 99B).

4.3.3 AUTRES CARDIOPATHIES

Dans d'autres cardiopathies se traduisant par un syndrôme rythmologique ou hémodynamique et posant un problème de diagnostic étiologique, la scintigraphie myocardique peut mettre en évidence :
- une myocardiopathie obstructive caractérisée par l'épaisseur anormale de la paroi musculaire.
- une myocardiopathie non obstructive où la mesure de l'index de fixation sera déterminante.
- une hypertrophie ou une dilatation ventriculaire secondaire.
- une plaque de fibrose hypofixante dont l'akinésie apparait par la comparaison entre les images systolique et diastolique obtenues par synchronisation à l'ECG.
- plus rarement une tumeur cardiaque.

4.4 Scintigraphies du coeur et de la loge cardiaque

La superposition des scintigraphies myocardique et cavitaire s'impose lorsque l'on veut préciser l'épaisseur d'une paroi ventriculaire ou vérifier la présence d'un anévrisme. La superposition des trois scintigraphies permet de différencier, devant un gros coeur radiologique, l'épanchement péricardique d'une hypertrophie ventriculaire gauche par épaississement de la paroi musculaire ou par dilatation cavitaire.

4.3.3 OTHER HEART DISEASES

In other heart diseases, which present as an abnormality in rhythm or in haemodynamics and which cause a diagnostic problem, myocardial scintigraphy may demonstrate:
- obstructive cardiomyopathy characterized by abnormal thickness of the muscular wall.
- non-obstructive cardiomyopathy, in which the index of uptake will be diagnostically altered.
- hypertrophy or secondary ventricular dilatation.
- an area of reduced uptake due to a plaque of fibrosis. Dyskinesia of this area will become obvious when systolic and diastolic images, obtained by synchronous electrocardiography, are compared.
- very occasionally a cardiac tumour.

4.4 Heart and pericardial space: combined scintigraphic studies

Superimposition of scintigrams of the myocardium and of the cardiac cavities is necessary to measure the thickness of the ventricular wall or confirm the presence of an aneurysm.
By superimposing the three scintigrams when the patient has an enlarged heart on X ray, one may differentiate between pericardial effusion, left ventricular enlargement due to muscular hypertrophy and left ventricular dilatation.

Planche I

Plate I

Aspect scintigraphique d'un infarctus du myocarde expérimental du chien après injection coronarienne de microsphères marquées.

Après thoracotomie, une ligature est mise en place sur l'une des branches de la coronaire gauche. Le thorax est refermé. Après une seconde thoracotomie, 48 heures plus tard, on injecte dans l'aorte au niveau des ostia coronaires une quantité suffisante de microsphères de sérum albumine marquées au ^{99m}Tc. Le chien est sacrifié immédiatement. Le coeur est prélevé, ouvert et mis à plat de telle sorte que l'on voit de gauche à droite, le septum, le myocarde ventriculaire gauche et le myocarde ventriculaire droit (A2). La préparation cardiaque épinglée sur une planchette est placée devant une caméra à scintillation. L'image scintigraphique (A1) met en évidence une zone myocardique gauche totalement inactive qui correspond au territoire infarci déjà repéré par un aspect dépoli sur l'image photographique du coeur en place à la 48ème heure (B1 et B2).

Scintigraphic appearances of an experimental myocardial infarction in the dog following coronary injection of labelled microspheres.

After thoracotomy a ligature is placed around one of the branches of the left coronary. The thorax is then closed. 48 hours later, following a second thoracotomy, an adequate quantity of serum albumen microspheres labelled with ^{99m}Tc is injected into the aorta at the level of the coronary ostia. The dog is sacrificed immediately thereafter. The heart is removed, opened up and placed flat in such a fashion that one sees, from left to right, the septum, the left and the right ventricular myocardium (A2). The cardiac preparation is pinned on a board and placed in front of a scintillation camera. The scintigraphic image (A1) shows a completely cold area of left ventricular myocardium which corresponds to the infarcted territory already picked out as a dusky area on the photograph of the heart in place at 48 hours (B1 and B2).

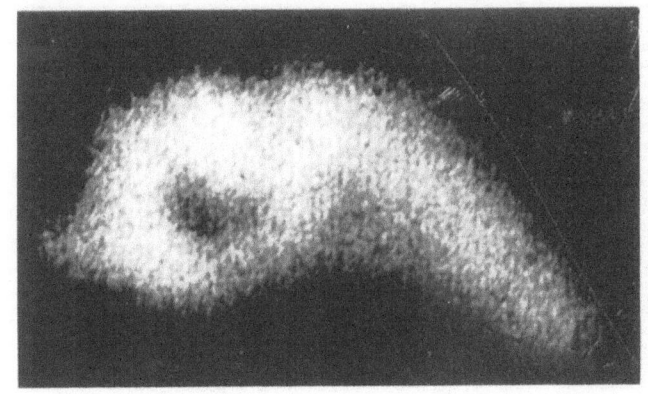

A1

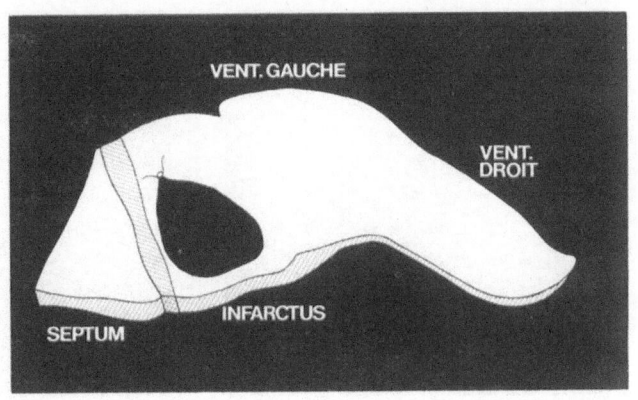

A2

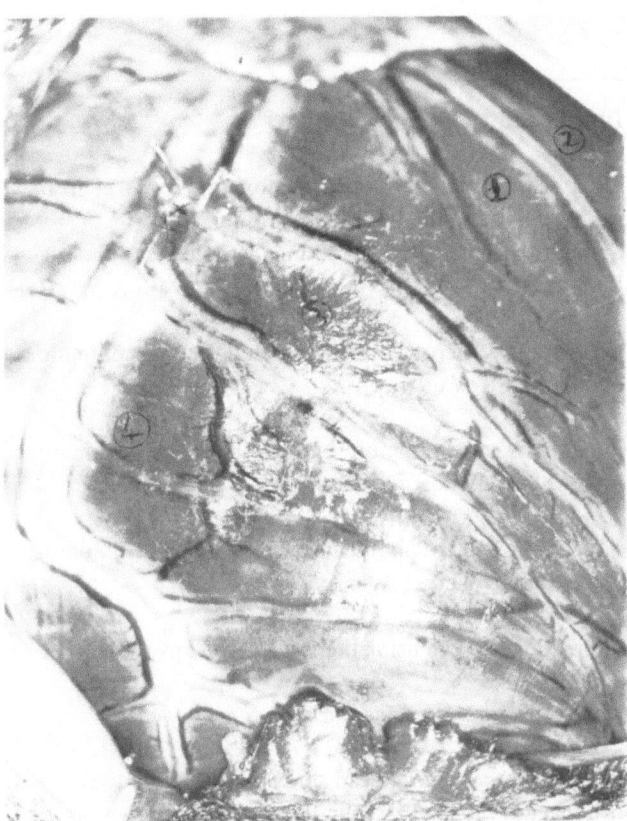

B1

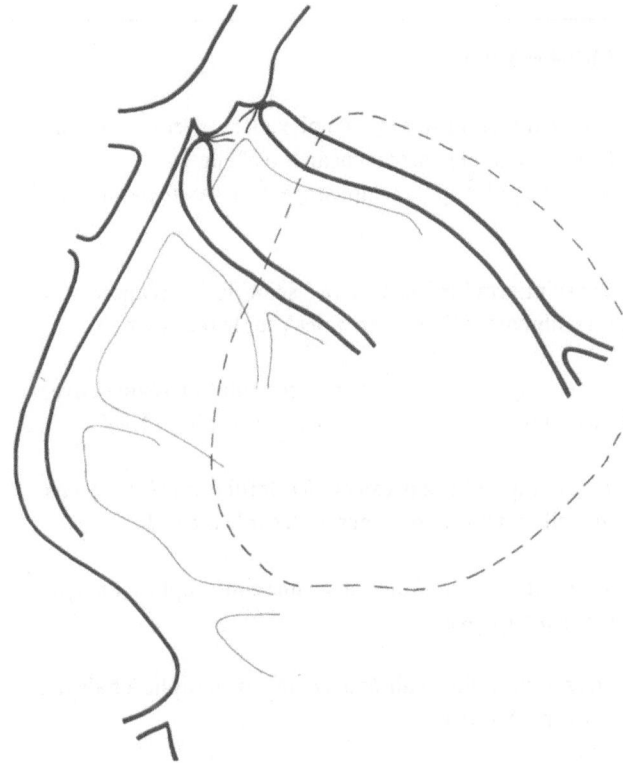

B2

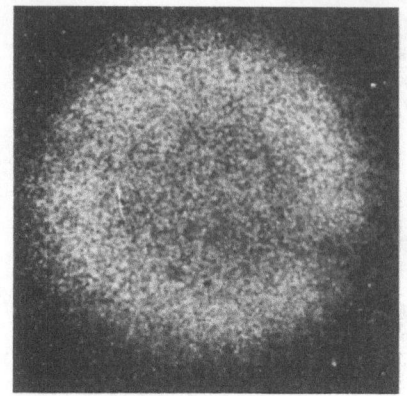
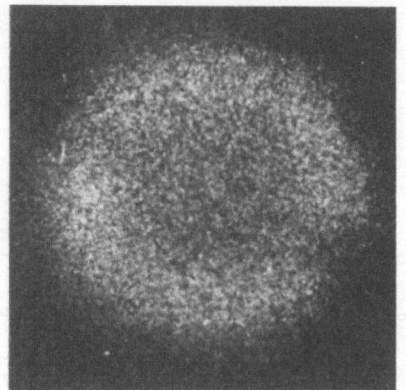
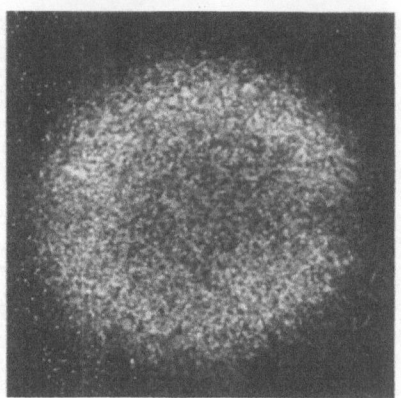

2A   2B   2C

Planches 2 et 3

Coupe d'un fantôme (3A) en plexiglass, avec cavité centrale simulant le paroi myocarde (échelle ½).
Scintigraphies après remplissage de la cavité par du thallium 201:

2A: scintigraphie à la caméra à scintillation réalisée avec un collimateur 'hautes énergies', sur le pic 167 KeV.

2B: scintigraphie à la caméra à scintillation réalisée avec un collimateur 'hautes énergies', sur le pic 80 KeV.

2C: scintigraphie à la caméra à scintillation réalisée avec un collimateur 'basses énergies', sur le pic 80 KeV.

3B: scintigraphie réalisée avec un scintigraphe à balayage sur le pic 167 KeV.

3C: scintigraphie réalisée avec un scintigraphe à balayage sur le pic 80 KeV.

Les deux zones d'hypoactivité latérales correspondent à deux cylindres de plexiglass intracavitaires schématisés en pointillé sur la coupe (3A).

Plates 2 and 3

Cross section of a plexiglass phantom (3A) with a central cavity which simulates the myocardium.
Scintigrams produced after filling the cavity with thallium-201:

2A: gamma camera picture using a high energy collimator and the 167 KeV energy peak.

2B: gamma camera picture using a high energy collimator and the 80 KeV energy peak.

2C: gamma camera picture using a low energy collimator and the 80 KeV energy peak.

3B: rectilinear scan using the 167 KeV energy peak.

3C: rectilinear scan using the 80 KeV energy peak.

The lateral areas of reduced activity correspond to two intracavitary plexiglass cylinders which are shown as dotted lines in the cross section (3A).

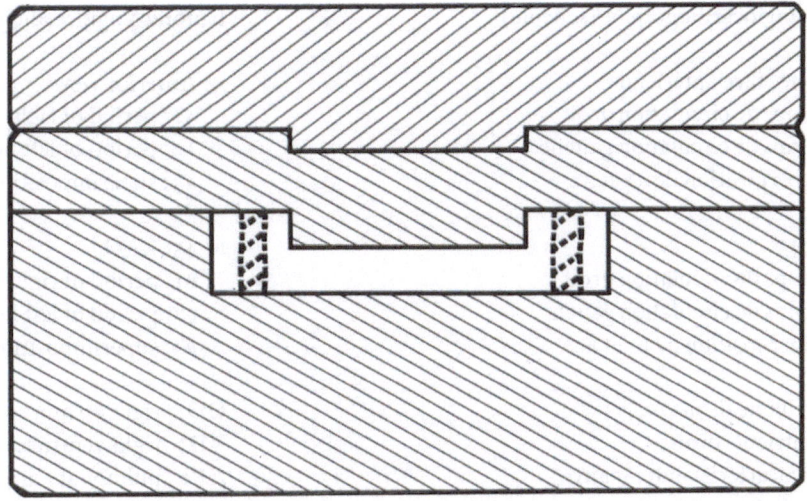

3A

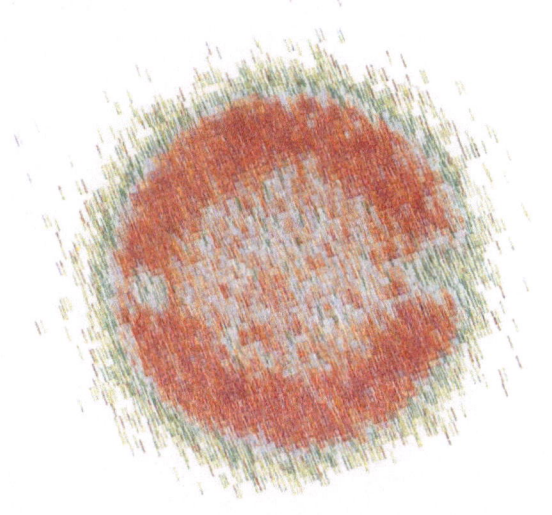

3B

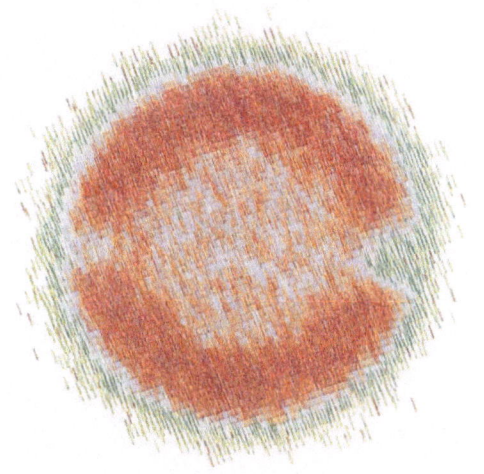

3C

Planche 4

Plate 4

Gamma-angiocardiographie (schéma).

Isotopic angiocardiography (diagram).

A : incidence face antérieure
    A1 : temps de circulation droit
    A2 : temps de circulation gauche
    A3 : superposition de A1 et A2

A : Anterior view
    A1 : period of right heart circulation
    A2 : period of left heart circulation
    A3 : superimposition of A1 and A2

B : OAG 45°
    B1 : temps de circulation droit
    B2 : temps de circulation gauche
    B3 : superposition de B1 et B2

B : 45° LAO
    B1 : period of right heart circulation
    B2 : period of left heart circulation
    B3 : superimposition of B1 and B2

OD : oreillette droite
VD : ventricule droit
AP : tronc artériel pulmonaire
OG : oreillette gauche
VG : ventricule gauche
CAo : crosse aortique

OD : right atrium
VD : right ventricle
AP : pulmonary artery trunk
OG : left atrium
VG left ventricle
CAo : aortic arch

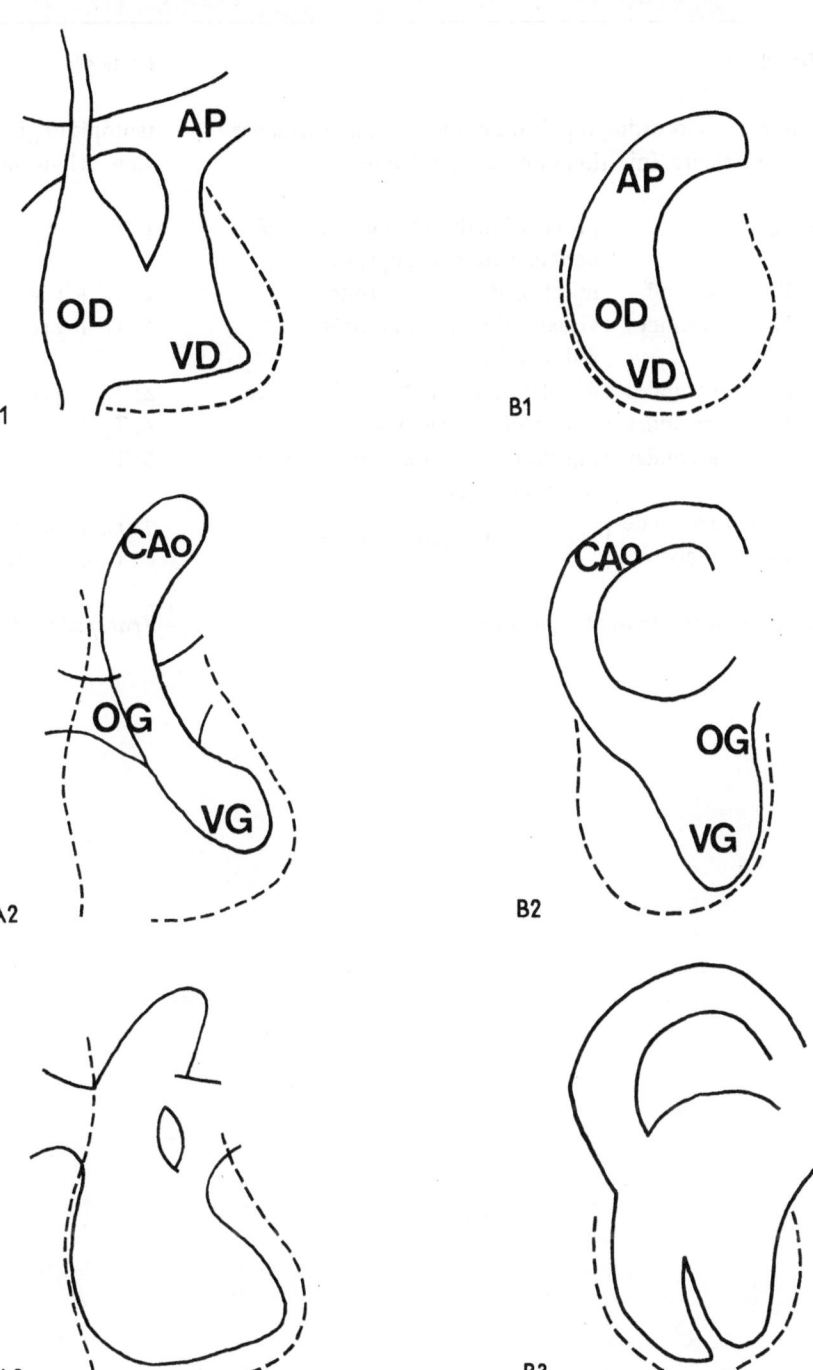

Gamma-angiocardiographie d'un sujet normal. Incidence face antérieure. Injection sous-clavière droite.

$1 : T_0$: progression de l'embol radioactif dans la veine cave supérieure
$2 : T_0 + 1$ seconde : injection des cavités droites
$3 : T_0 + 2$ secondes : visualisation du tronc artériel pulmonaire
$4 : T_0 + 3$ secondes : début de la circulation pulmonaire
$5 : T_0 + 7$ secondes : retour au coeur gauche
$6 : T_0 + 8$ secondes : injection des cavités gauches et de la crosse aortique
$7 : T_0 + 10$ secondes $\Big\}$ chasse ventriculaire gauche
$8 : T_0 + 12$ secondes

Schéma sur transparent en fin d'ouvrage.

Plate 5

Isotopic angiocardiography of a normal subject. Anterior view. Right subclavian injection.

$1 : T_0$ passage of the radioactive bolus within the superior vena cava
$2 : T_0 + 1$ sec : filling of the right heart
$3 : T_0 + 2$ secs : visualization of the pulmonary artery trunk
$4 : T_0 + 3$ secs : beginning of pulmonary circulation
$5 : T_0 + 7$ secs : return to the left heart
$6 : T_0 + 8$ secs : filling of the left sided chambers and of the aortic arch
$7 : T_0 + 10$ secs $\Big\}$ left ventricular emptying
$8 : T_0 + 12$ secs

Transparent diagram at the end of the book.

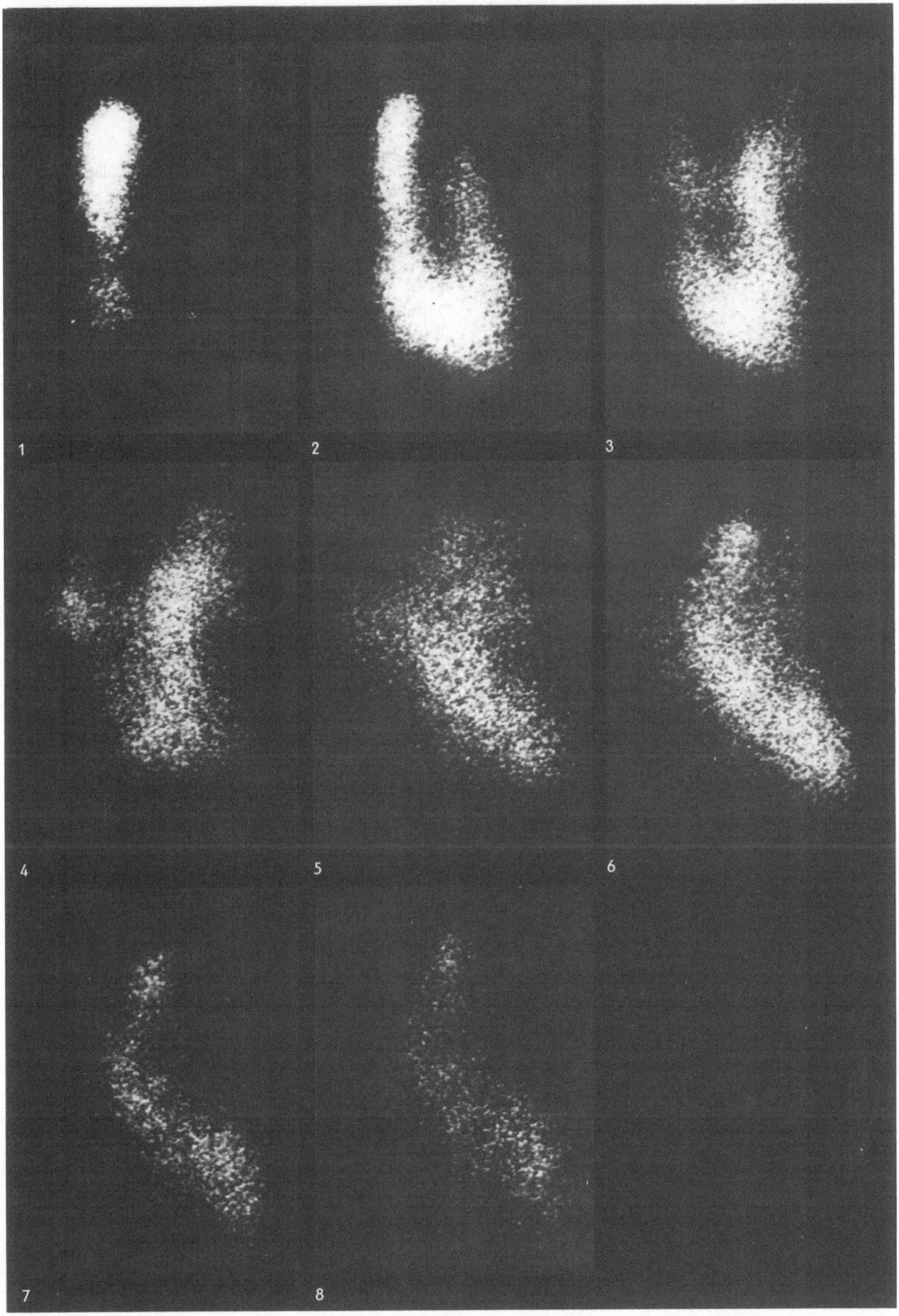

Planche 6

Gamma-angiocardiographie d'un sujet normal. Incidence face antérieure.

1: $T_0 + 2$ secondes : injection des cavités droites
2: $T_0 + 4$ secondes : début de la circulation pulmonaire
3: $T_0 + 6$ secondes : circulation pulmonaire
4: $T_0 + 8$ secondes : retour au coeur gauche
5: $T_0 + 10$ secondes: injection des cavités gauches et de la crosse aortique
6: $T_0 + 12$ secondes ⎫
7: $T_0 + 14$ secondes ⎬ chasse ventriculaire gauche et
8: $T_0 + 16$ secondes ⎭ visualisation de l'aorte descendante

Schéma sur transparent en fin d'ouvrage.

Plate 6

Isotopic angiocardiography of a normal subject. Anterior view.

1: $T_0 + 2$ secs : filling of the right heart
2: $T_0 + 4$ secs : beginning of pulmonary circulation
3: $T_0 + 6$ secs : pulmonary circulation
4: $T_0 + 8$ secs : return to the left heart
5: $T_0 + 10$ secs: filling of the left heart and of the aortic arch
6: $T_0 + 12$ secs ⎫
7: $T_0 + 14$ secs ⎬ left ventricular emptying and
8: $T_0 + 16$ secs ⎭ visualization of the descending aorta

Transparent diagram at the end of the book.

Planche 7

Gamma-angiocardiographie d'un sujet normal.
Incidence OAG 45°.

T_0 : injection
1 : T_0 + 3 secondes : injection des cavités droites et du tronc artériel pulmonaire
2 : T_0 + 5 secondes : circulation pulmonaire
3 : T_0 + 7 secondes : retour au coeur gauche
4 : T_0 + 8 secondes : injection des cavités gauches et de la crosse aortique
5 : T_0 + 9 secondes ⎫
6 : T_0 + 10 secondes ⎬ chasse ventriculaire gauche et
7 : T_0 + 12 secondes ⎭ visualisation de l'aorte descendante
8 : T_0 + 14 secondes : début de la recirculation

Schéma sur transparent en fin d'ouvrage.

Plate 7

Isotopic angiocardiography of a normal subject. 45° left anterior oblique view.

T_0 : injection
1 : T_0 + 3 secs : filling of the right heart and pulmonary artery trunk
2 : T_0 + 5 secs : pulmonary circulation
3 : T_0 + 7 secs : return to the left heart
4 : T_0 + 8 secs : filling of the left heart and the aortic arch
5 : T_0 + 9 secs ⎫
6 : T_0 + 10 secs ⎬ left ventricular emptying and
7 : T_0 + 12 secs ⎭ visualization of descending aorta
8 : T_0 + 14 secs : beginning of recirculation

Transparent diagram at the end of the book.

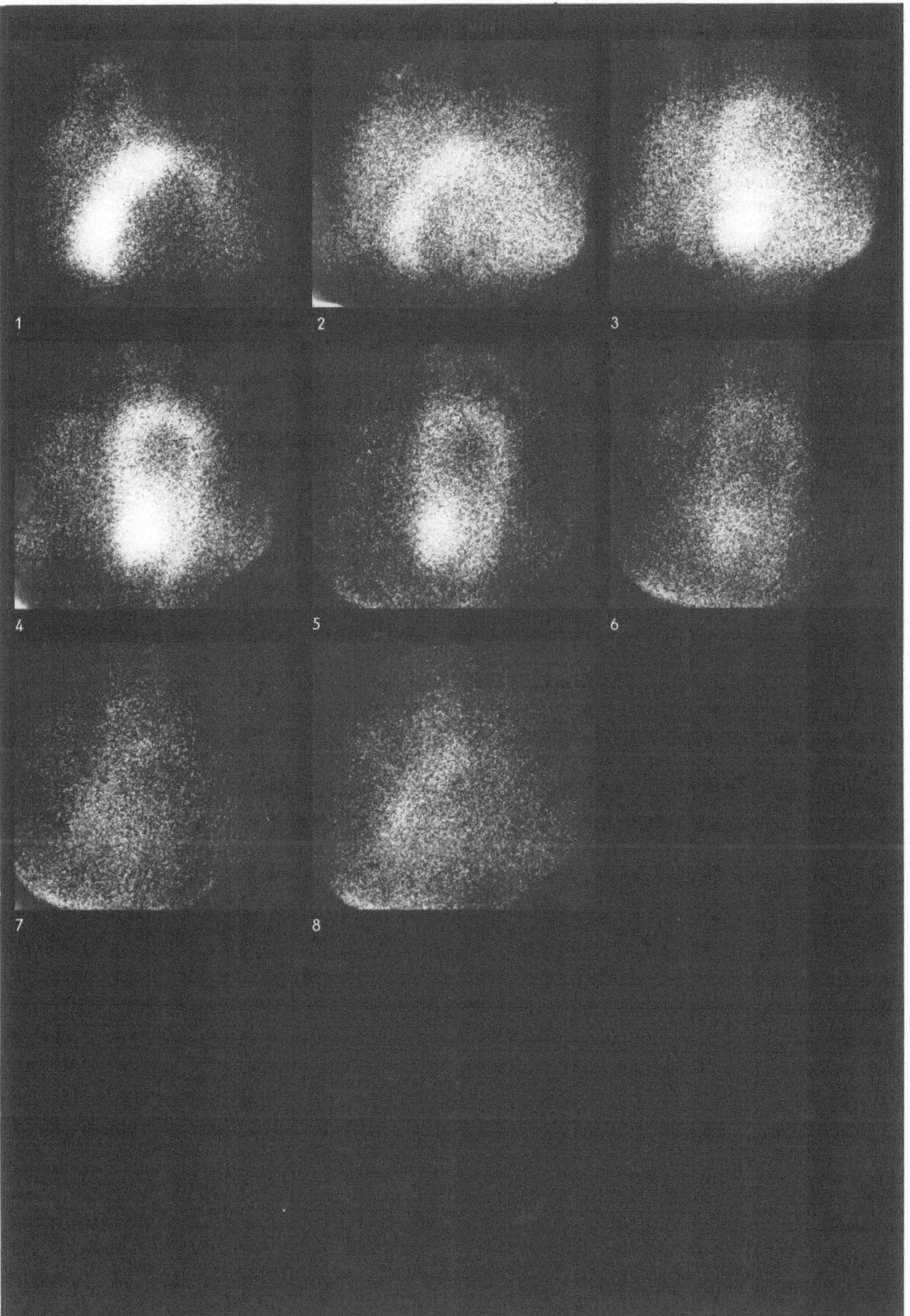

A: scintigraphie cavitaire d'un sujet normal. Incidence face antérieure.
A1: scintigraphie
A2: schéma des cavités

B: scintigraphie cavitaire d'un sujet normal. Incidence face anterieur – autre exemple.
B1: scintigraphie
B2: schéma des cavités avec appréciation des limites du ventricule gauche en télédiastole (zone de moindre densité d'informations)

C: scintigraphie cavitaire d'un sujet ayant subi une transplantation cardiaque (3 mois auparavant). Incidence face antérieure.
C1: scintigraphie
C2: schéma des cavités: silhouette normale. Hypo-activité au niveau du ventricule gauche traduisant la bonne contractilité de celui-ci.

Plate 8

A: scintigraphy of the cavities of a normal subject. Anterior view.
A1: scintigraphic image
A2: diagram of the cardiac cavities

B: scintigraphy of the cavities of a normal subject. Anterior view – different example.
B1: scintigraphic image
B2: diagram of the cavities with an estimation of the boundaries of the left ventricle in end-diastole (area of least density of information)

C: scintigraphy of the cavities of a subject who had received a cardiac transplant (3 months previously). Anterior view.
C1: scintigraphic image
C2: diagram of the cardiac cavities: normal silhouette. The reduced activity in the region of the left ventricle demonstrates its good contractility.

A: scintigraphie cavitaire d'un sujet normal. Incidence face antérieure.
A1: scintigraphie
A2: schéma des cavités

Plate 8

A: scintigraphy of the cavities of a normal subject. Anterior view.
A1: scintigraphic image
A2: diagram of the cardiac cavities

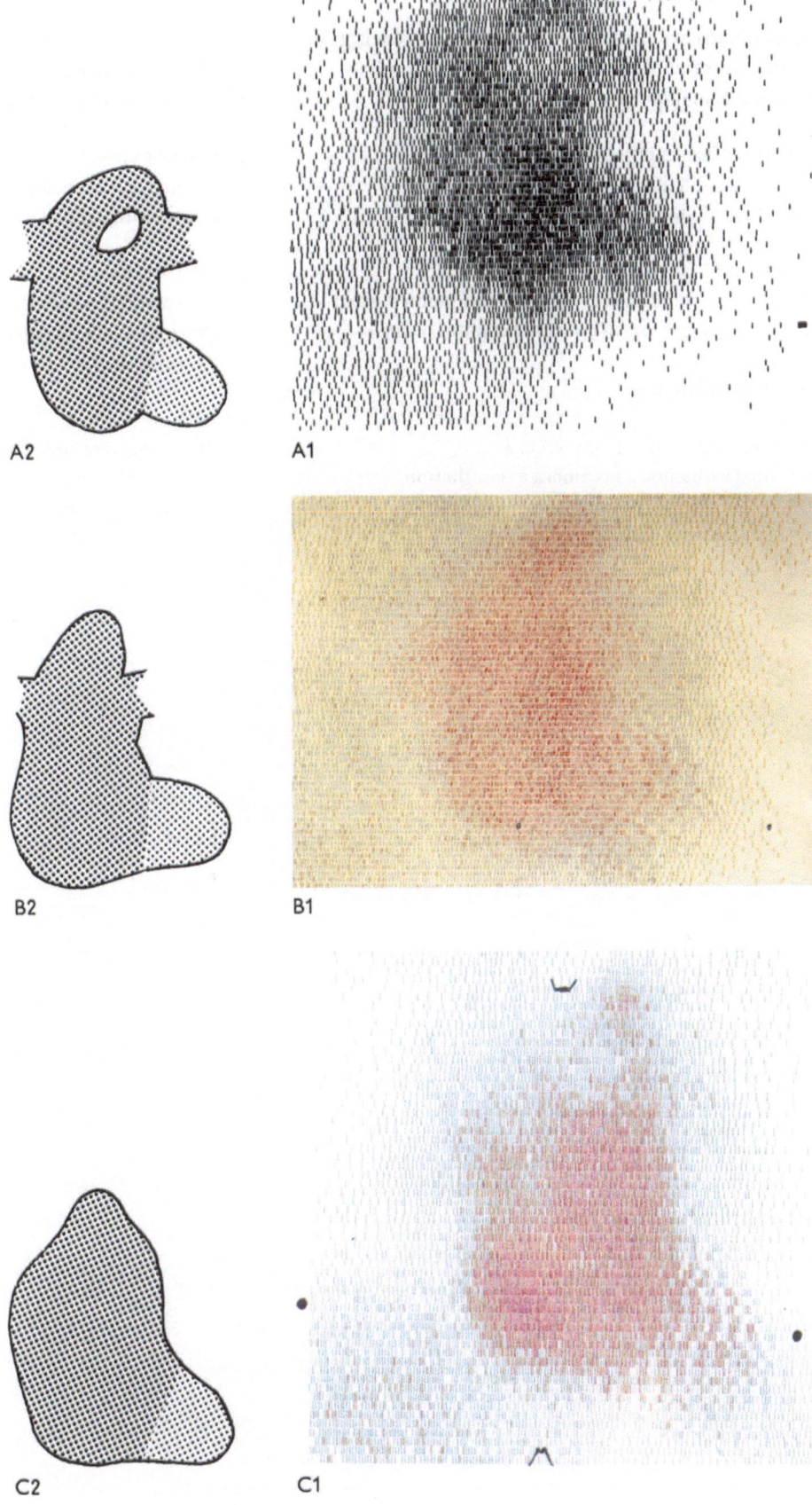

A2

A1

B2

B1

C2

C1

Scintigraphies cavitaires normales après homogénéisation de l'indicateur radioactif dans l'ensemble de l'espace vasculaire (hématies marquées au ^{99m}Tc).

A: incidence face antérieure.
  A1: image obtenue à la caméra à scintillation
  A2: image digitalisée

B: incidence OAG 45°.
  B1: image obtenue à la caméra à scintillation permettant de dissocier les cavités ventriculaires droite et gauche
  B2: image digitalisée

C: autre exemple – incidence OAG 45°.
  C1: image obtenue à la caméra à scintillation
  C2: image digitalisée non lissée
  C3 et C4: images digitalisées lissées.

Plate 9

Scintigraphy of normal cardiac cavities after complete mixing of the radionuclide within the intravascular space (^{99m}Tc labelled red cells).

A: anterior view.
  A1: image obtained with the scintillation camera
  A2: smoothed image

B: 45° LAO view.
  B1: scintillation camera image allowing separation of the right and left ventricular cavities
  B2: smoothed image

C: separate example – 45° LAO view.
  C1: image obtained with the scintillation camera
  C2: smoothed unprocessed
  C3 and C4: processed smoothed image.

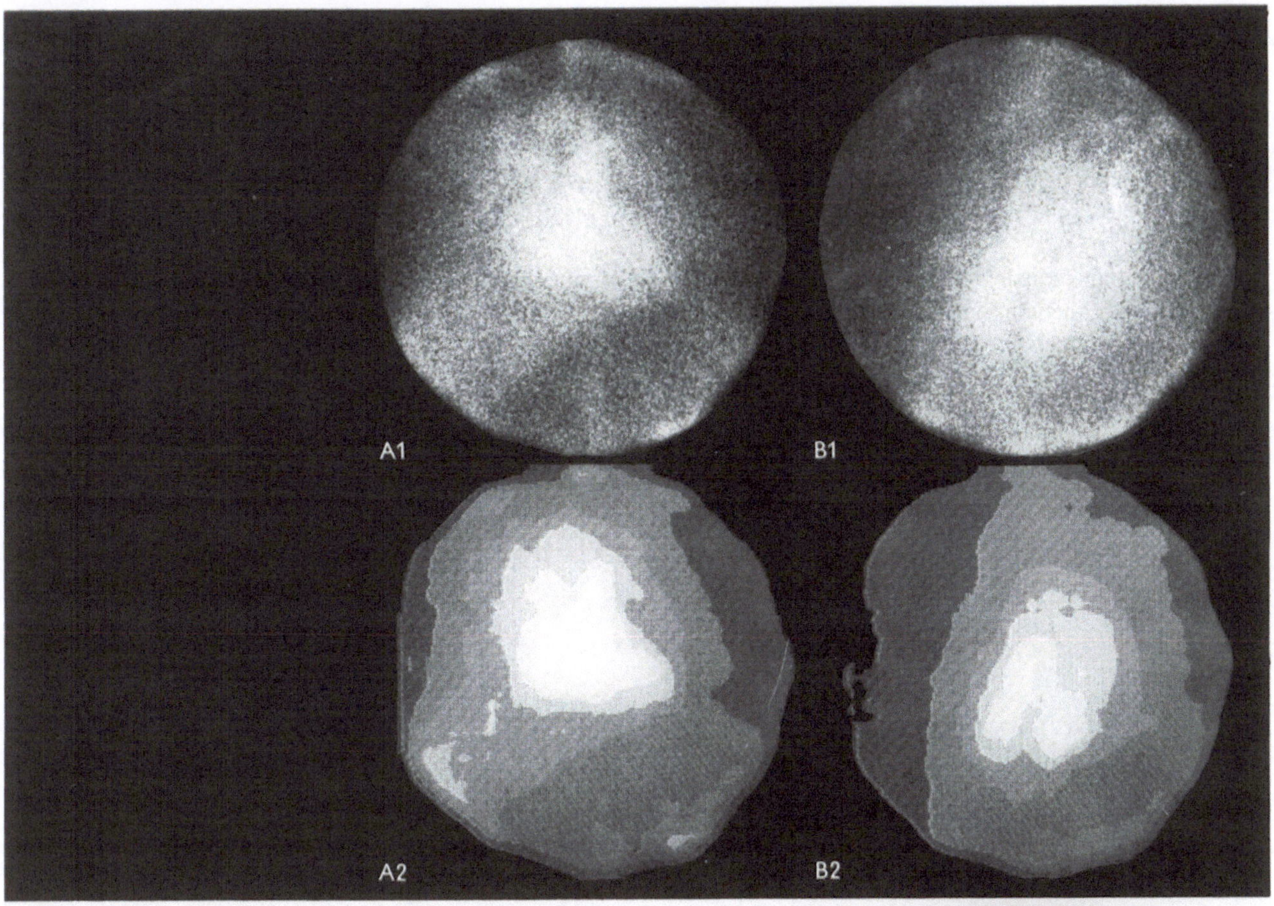

A1

B1

A2

B2

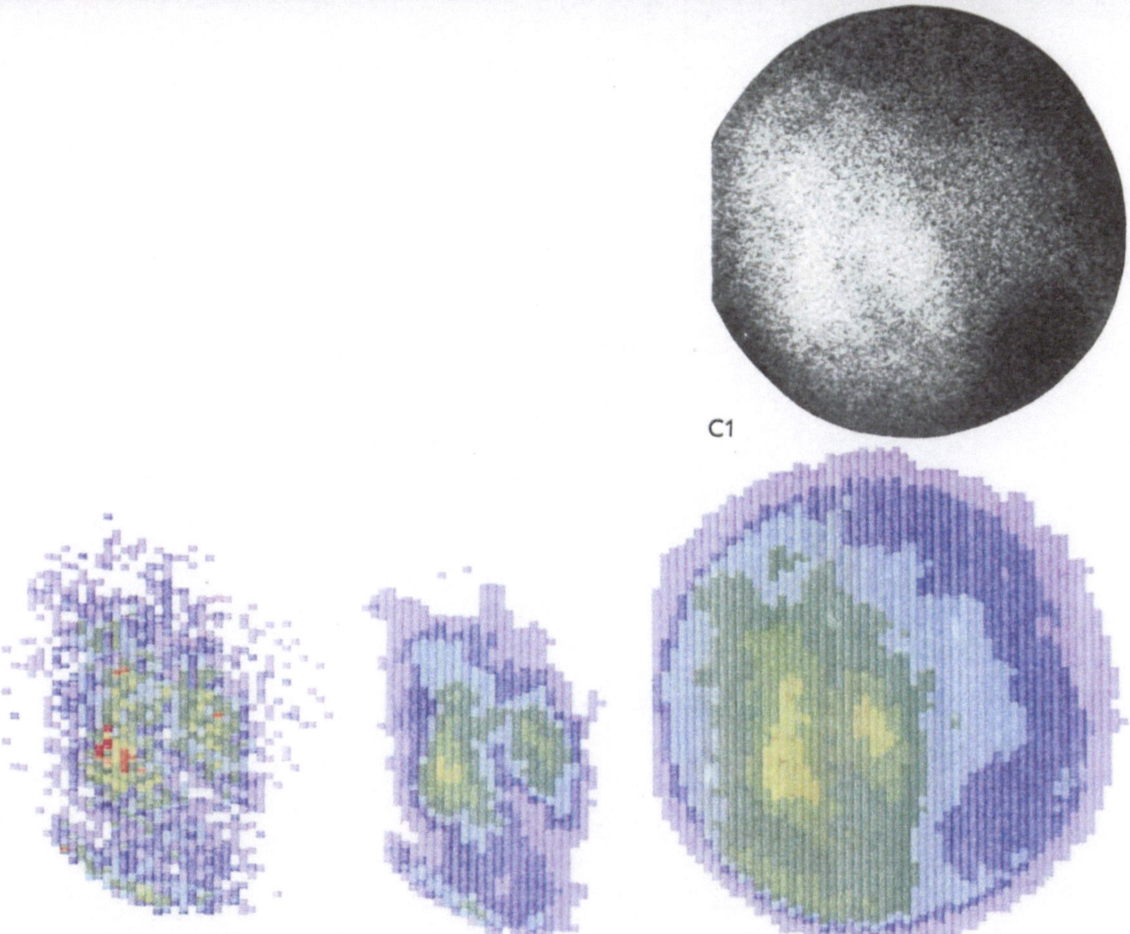

C1

C2

C3

C4

Planche 10

A: cinéscintigraphie cavitaire réalisée à l'aide de sidéro-
philine-indium 113m. Incidence FA.
A1: image systolique
A2: image diastolique

B: cinéscintigraphie cavitaire réalisée à l'aide d'hématies
marquées au technetium 99m. Incidence FA.
B1: image systolique
B2: image diastolique
On remarquera la zone hyperactive splénique (S).

Plate 10

A: cinescintigraphy of the cardiac cavities made using
transferrin-indium-113m. Anterior view.
A1: systolic image
A2: diastolic image

B: cinescintigraphy of the cardiac cavities produced using
red cells labelled with technetium-99m. Anterior view.
B1: systolic image
B2: diastolic image
Note the high activity in the spleen (S).

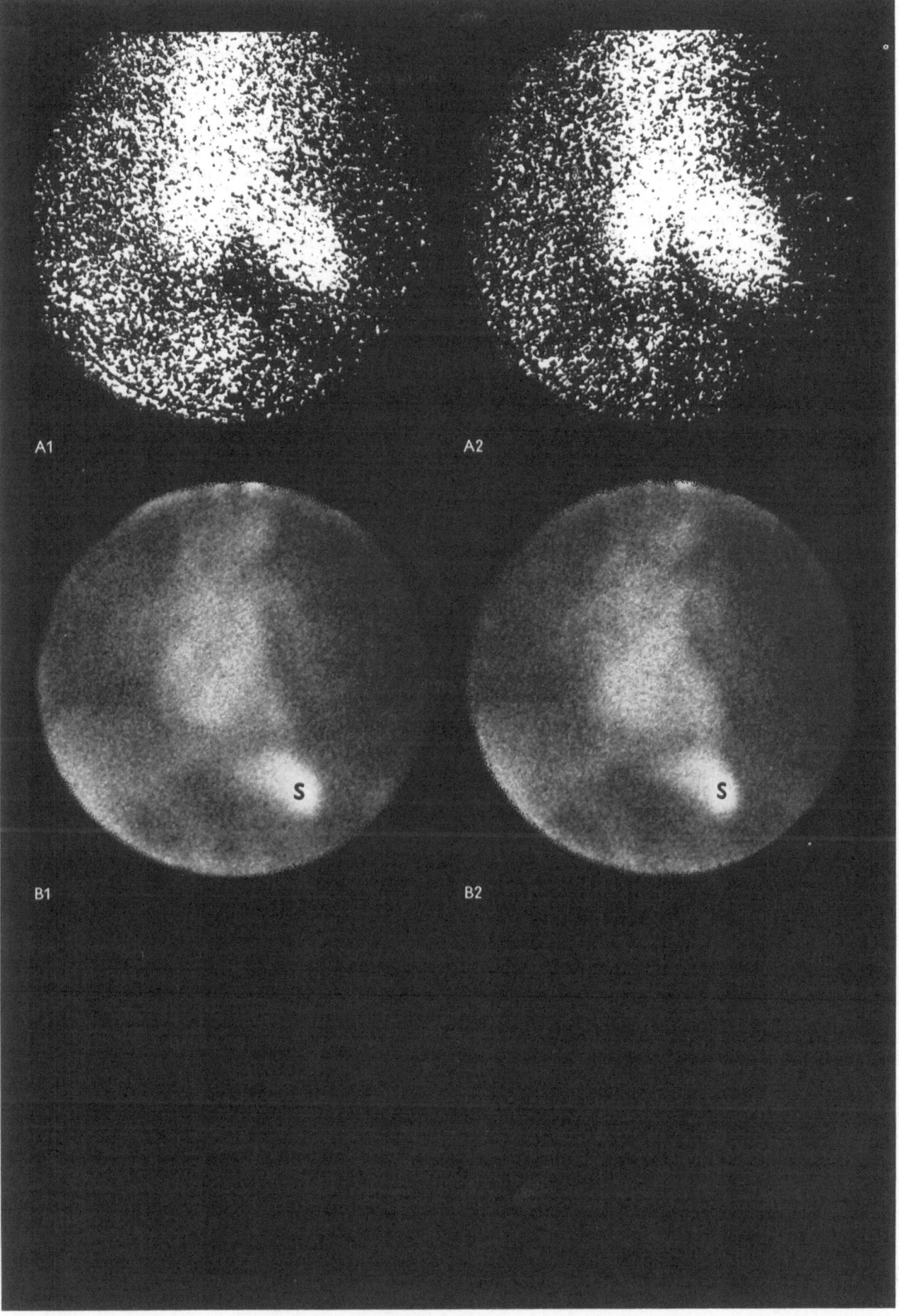

Planche 11

A : schéma des réseaux artériels coronaires droit et gauche
sur un coeur en position anatomique.
B : schéma de deux ellipses perpendiculaires représentant
la vascularisation artérielle coronaire.
C : réseau artériel coronaire droit en incidence OAG 45°.
D : réseau artériel coronaire gauche en incidence OAG 45°.

IVA : artère interventriculaire antérieure
Cx : artère circonflexe
MG : artère marginale gauche
DVG : artère diagonale ventriculaire gauche
IVP : artère interventriculaire postérieure
RVG : artère rétroventriculaire gauche
MD : artère marginale droite
VD : artère ventriculaire droite

Plate 11

A : diagram of the right and left coronary artery network,
shown on a heart in the anatomical position.
B : diagram of the two perpendicular ellipses which re-
present the major coronary arteries.
C : right coronary artery network in the 45° LAO view.
D : left coronary artery network in the 45° LAO view.

IVA : left anterior descending artery
Cx : circumflex artery
MG : left marginal branch
DVG : left ventricular diagonal branch
IVP : posterior descending artery
RVG : retroventricular branch
MD : marginal artery
VD : right ventricular artery

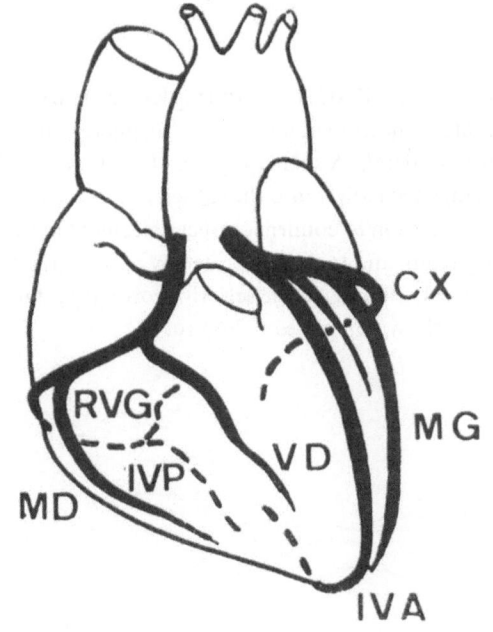

A

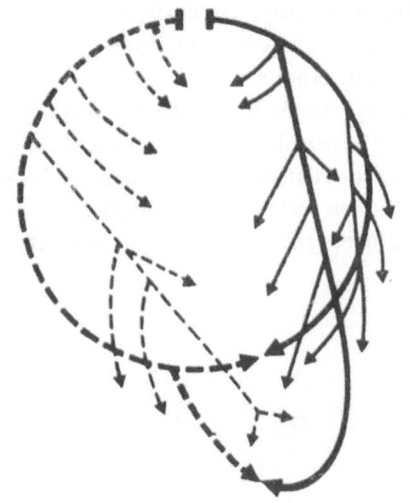

B

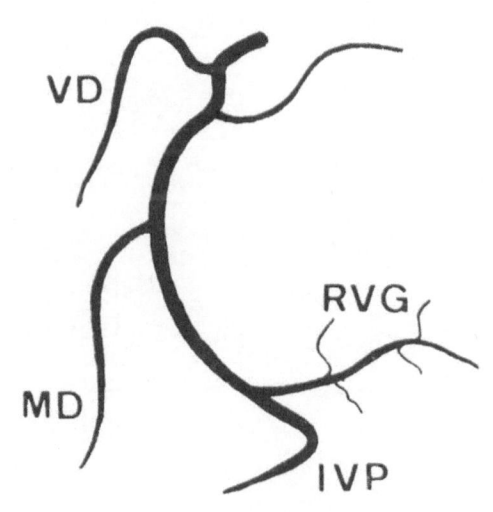

C

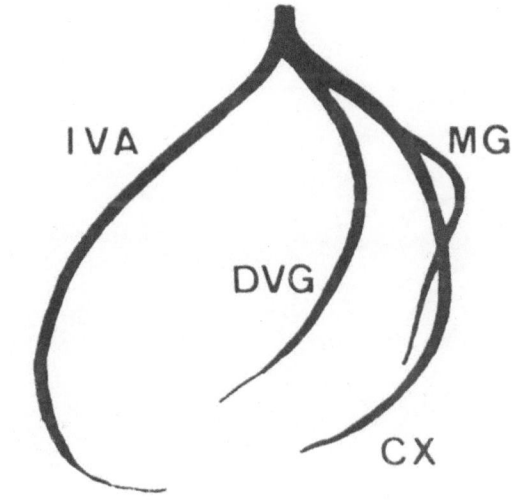

D

Planche 12

Cliché radiographique (incidence OAD 30°), pris au décours de la coronarographie après injection de microsphères marquées dans le tronc coronaire gauche. Une petite quantité de produit de contraste (5 ml) est injectée lentement dans la sonde de cathétérisme à la suite de la suspension de microsphères pour contrôler la bonne position de celle-ci dans le tronc coronaire et l'existence éventuelle de débit préférentiel. Ce cliché correspond à la scintigraphie coronaire sélective des planches 18 et 19.

Plate 12

Cardiac view (30° RAO) taken during left coronary arteriography, after injection of labelled microspheres into the left coronary trunk. A small quantity of contrast material (5 ml) is injected slowly into the catheter after the microsphere suspension to confirm correct placement in the coronary trunk and to demonstrate any preferential flow. This view corresponds to the selective coronary artery scintigram shown on plates 18 and 19.

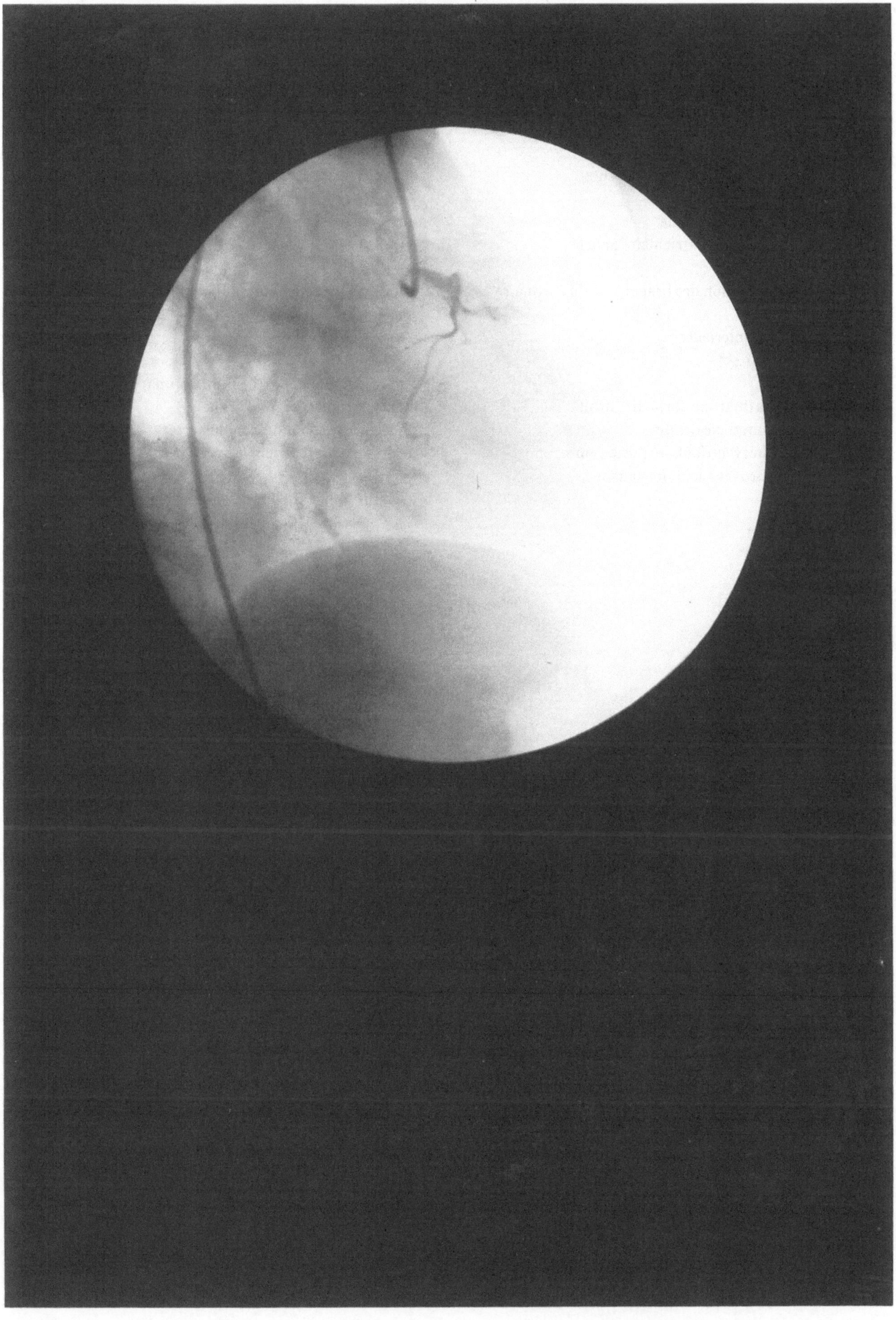

A: territoires de distribution des branches de la coronaire
gauche (distribution anatomique la plus fréquente):
A1: incidence face antérieure
A2: incidence OAG 45°

IVA: artère interventriculaire antérieure
Cx: artère circonflexe
MG: artère marginale gauche
DVG: artère diagonale ventriculaire gauche.

B: territoires de distribution des branches de la coronaire
droite:
B1: incidence face antérieure
B2: incidence OAG 45°

1, 2, 3: segments du tronc coronaire droit
MD: artère marginale droite
IVP: artère interventriculaire postérieure
RVG: artère rétroventriculaire gauche

Plate 13

A: the areas of distribution of the branches of the left
coronary (most common anatomical distribution):
A1: anterior view
A2: 45° LAO

IVA: left anterior descending artery (LAD)
Cx: circumflex artery
MG: left marginal branch
DVG: left ventricular diagonal branch

B: the areas of distribution of the right coronary:
B1: anterior view
B2: 45° LAO view

1, 2, 3: segments of the right coronary trunk
MD: right marginal branch
IVP: posterior descending artery
RVG: retroventricular branch

NB. In this plate, the French nomenclature for the coronary arteries has been used.

13

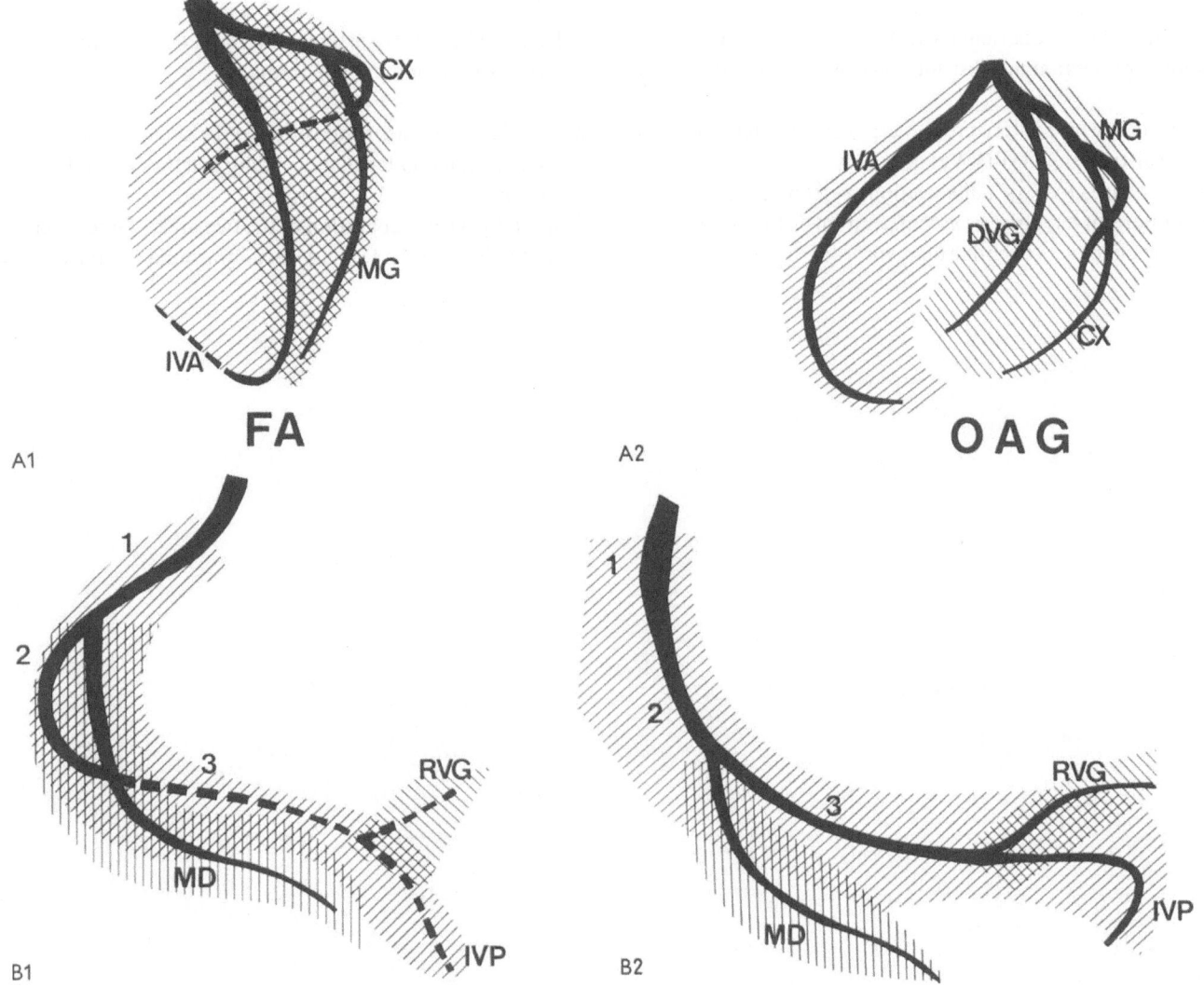

FA

OAG

A1

A2

B1

B2

Scintigraphie coronarienne sélective gauche d'un sujet
normal présentant une distribution gauche dominante.

A : incidence face antérieure : superposition des territoires
de distribution de l'IVA et de la Cx.
B : incidence OAG 45° : dissociation des 2 territoires ;
important territoire de vascularisation de l'IVA, en
particulier vers la pointe du myocarde.

Plate 14

Selective left coronary artery scintigraphy in a normal
subject with a dominant left coronary.

A : anterior view : superimposition of the areas of distribution of the left anterior descending and the circumflex
arteries.
B : 45° LAO view : separation of the two areas ; large vascular territory of the LAD, especially around the apex.

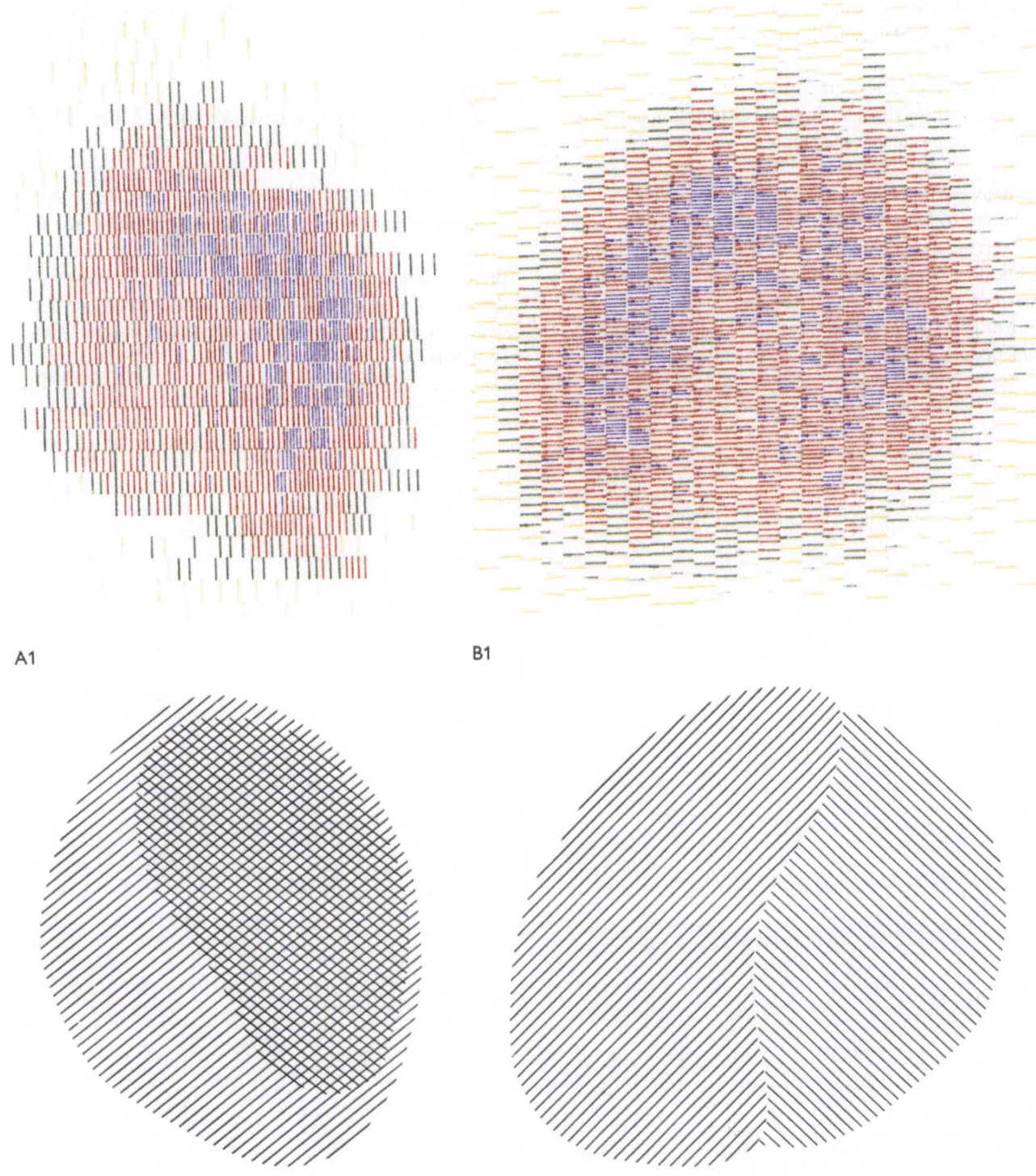

A1

B1

A2

B2

Scintigraphie coronarienne sélective gauche d'un sujet normal présentant une distribution droite dominante.

A: incidence face antérieure
B: incidence OAG 45° : territoire de distribution de l'IVA limité, en particulier à la pointe.

Les deux exemples des planches 14 et 15 montrent l'impossibilité de l'interprétation rigoureuse des scintigraphies en l'absence de la connaissance de la distribution coronarienne dominante. En effet, l'incidence 15B aurait pu être interprétée comme un défaut de vascularisation du territoire de l'IVA si la coronarographie n'avait pas mis en évidence une distribution droite particulièrement dominante.

Plate 15

Selective left coronary scintigraphy in a normal subject with a dominant right coronary.

A: anterior view
B: 45° LAO view : limited vascular territory of the LAD, especially around the apex.

Plates 14 and 15 show the impossibility of detailed interpretation of scintigrams without knowing which coronary artery is dominant. Indeed, 15B could have been interpreted as a defect in vascularization in the left anterior descending artery area if coronary arteriography had not demonstrated that the right coronary artery was particularly dominant.

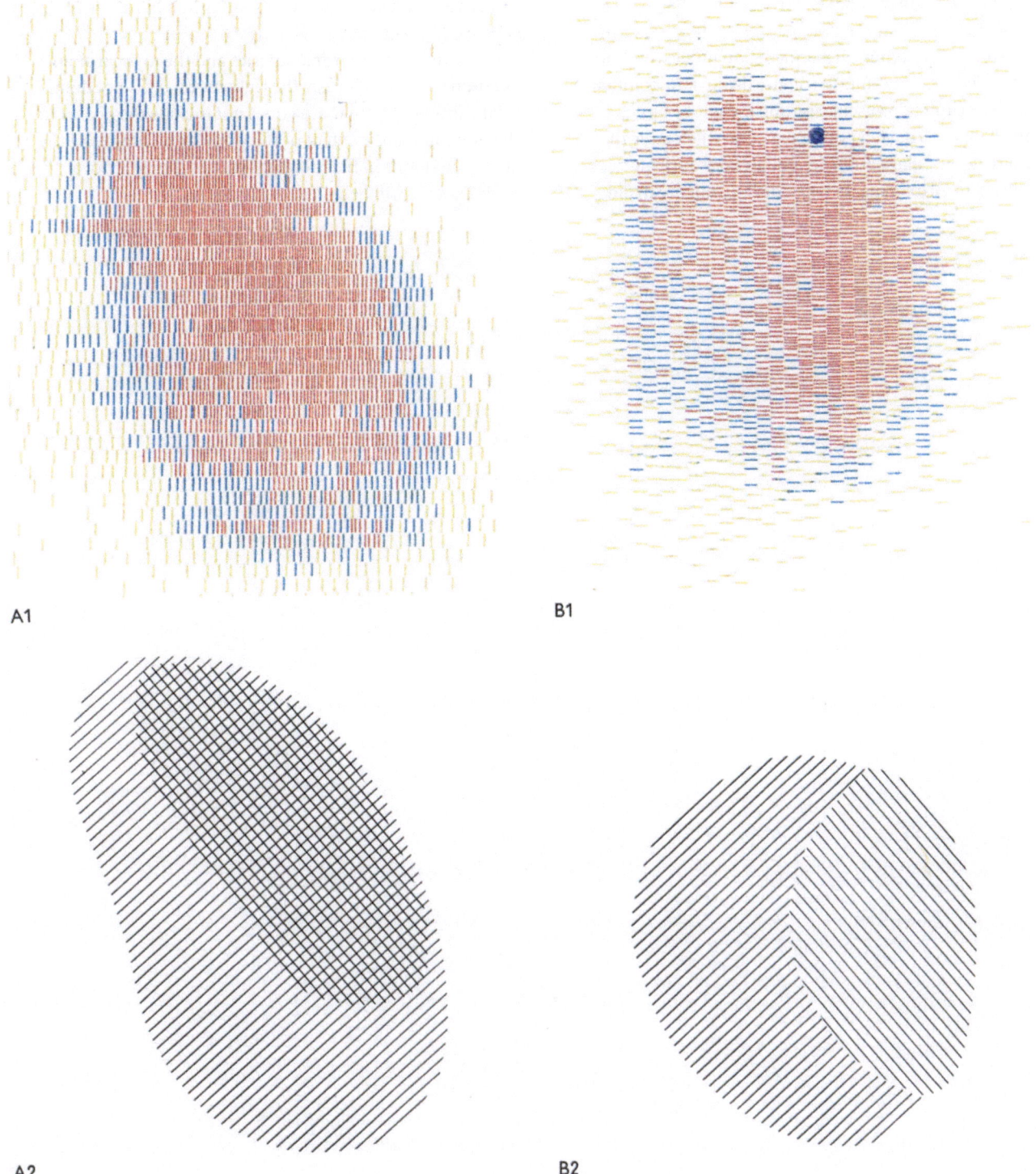

A1

B1

A2

B2

Scintigraphie coronarienne sélective droite d'un sujet normal. Incidence face antérieure.

Les contours des cavités cardiaques et du myocarde sont schématisés. Il s'agit d'une coronaire droite non dominante, car le territoire de vascularisation n'englobe pas la pointe du myocarde. On notera par contre l'étendue du territoire de vascularisation des collatérales auriculaires dans la partie proximale du trajet de la coronaire droite.

Plate 16

Selective right coronary artery scintigraphy in a normal subject. Anterior view.

The outlines of the cardiac cavities and the myocardium are indicated. In this case, the right coronary is not dominant, since its vascular area does not include the apex. On the other hand, the extent of the vascular territories of the atrial collaterals in the proximal part of the right coronary's course will be noted.

Scintigraphie coronarienne sélective droite d'un sujet normal. Incidence face antérieure.

Plate 16

Selective right coronary artery scintigraphy in a normal subject. Anterior view.

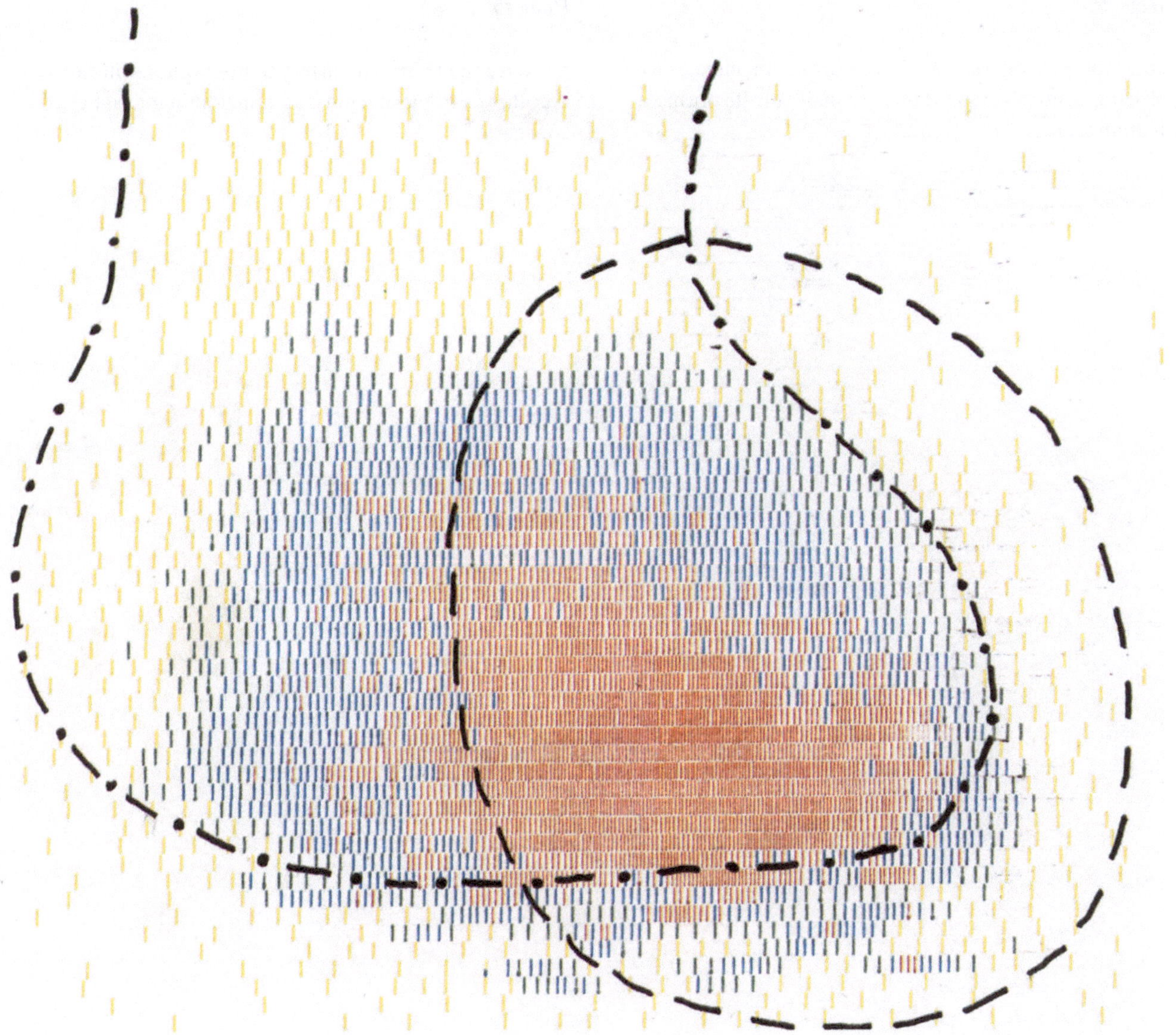

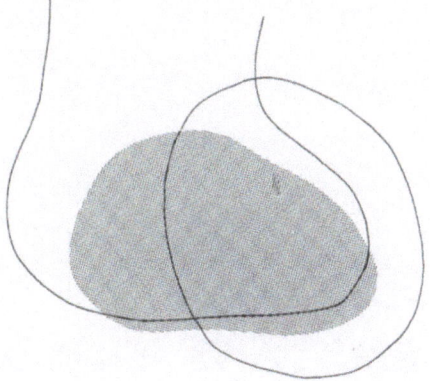

Scintigraphie coronarienne sélective droite. Incidence face antérieure. Autre exemple d'une coronaire droite normale non dominante.

Selective right coronary artery scintigraphy. Anterior view. Another example of a normal, non dominant, right coronary.

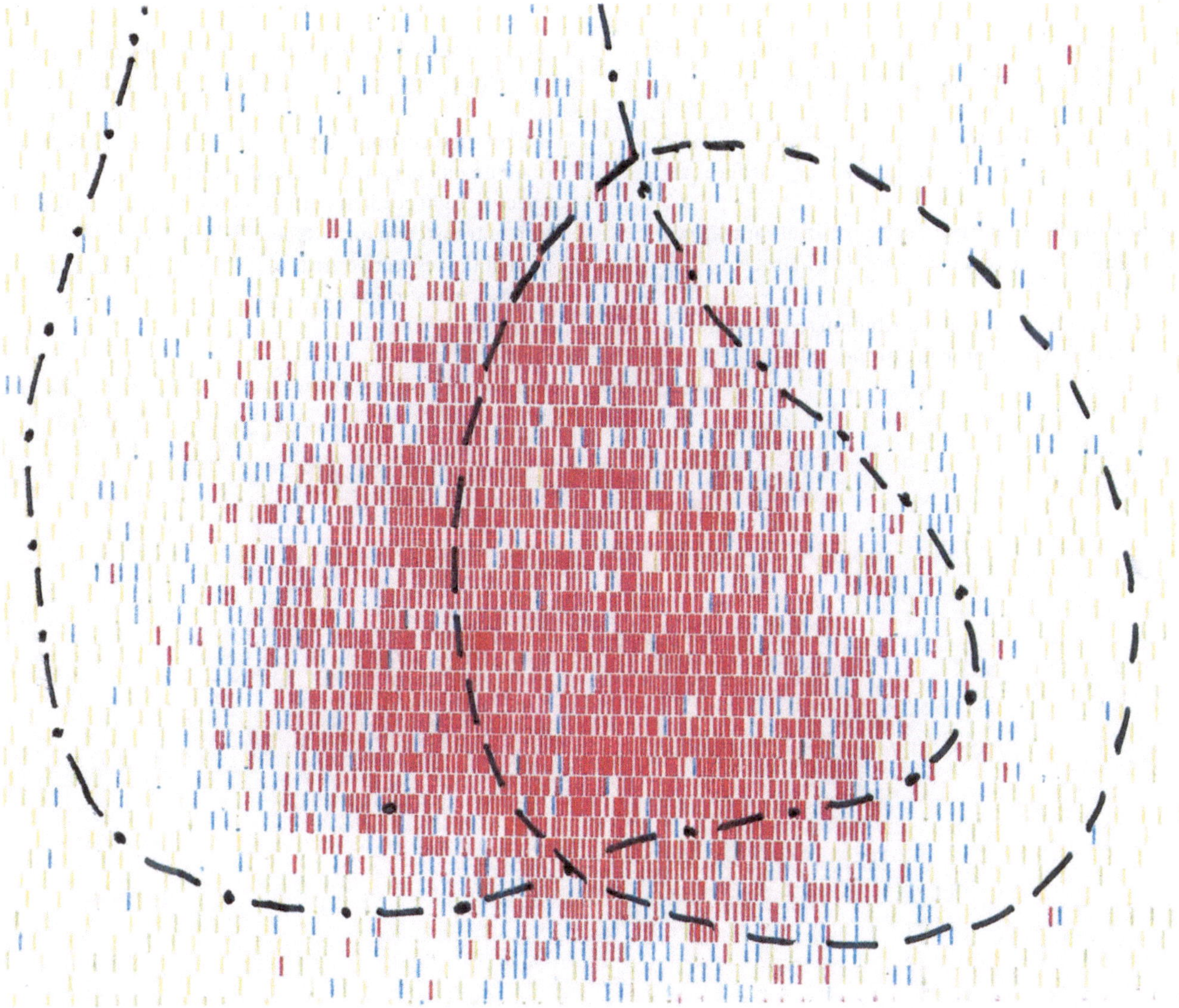

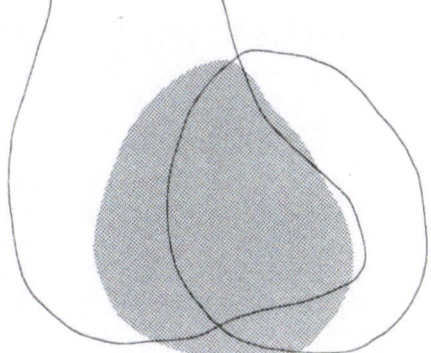

Scintigraphie coronarienne sélective par double marquage
d'un sujet normal. Incidence face antérieure.

A: scintigraphie coronarienne sélective gauche après injec-
   tion de microsphères de sérumalbumine marquées au
   ^{99m}Tc.
B: scintigraphie coronarienne sélective droite après injec-
   tion de microsphères de sidérophiline marquées à
   ^{113m}In.
C: schéma des territoires de distribution respectifs des
   artères IVA, Cx et coronaire droite.

Plate 18

Double isotope selective coronary scintigraphy in a normal
subject. Anterior view.

A: selective left coronary artery scintigraphy after injection
   of albumen microspheres labelled with ^{99m}Tc.
B: selective right coronary artery scintigraphy after injec-
   tion of transferrin microspheres labelled with ^{113m}In.
C: plan of the respective areas of distribution of the LAD,
   Cx and right coronary arteries.

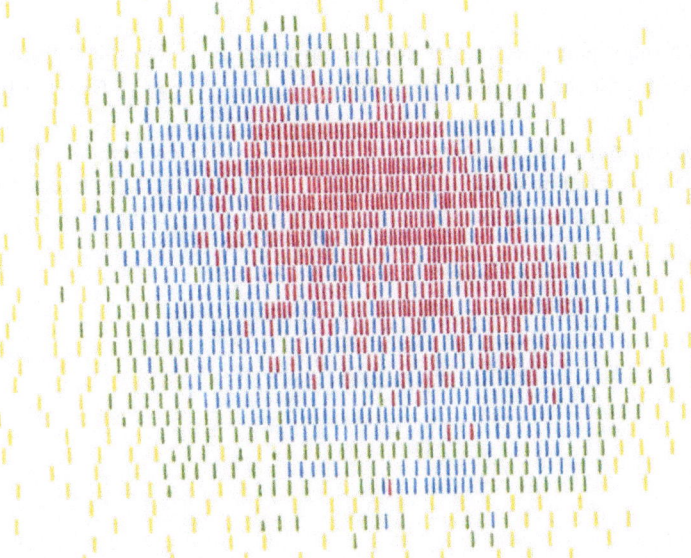

A

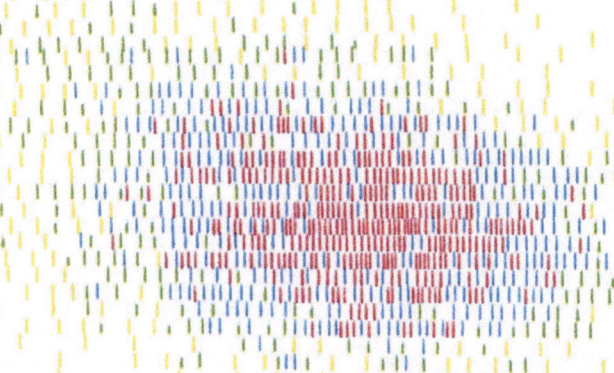

B

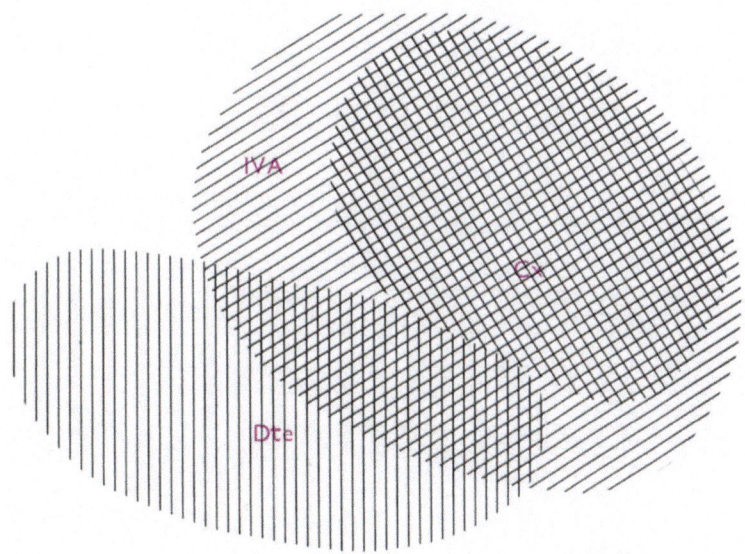

C

Scintigraphie coronarienne sélective par double marquage chez le même sujet (planche 18). Incidence OAG 45°.

A : scintigraphie coronarienne sélective gauche
B : scintigraphie coronarienne sélective droite
C : schéma des territoires de distribution.

Plate 19

Double isotope coronary scintigraphy in a normal subject 45° LAO view (see plate 18).

A : selective left coronary artery scintigraphy
B : selective right coronary artery scintigraphy
C : areas of distribution.

Planche 19

Scintigraphie coronarienne sélective par double marquage chez le même sujet (planche 18). Incidence OAG 45°.

Plate 19

Double isotope coronary scintigraphy in a normal subject 45° LAO view (see plate 18).

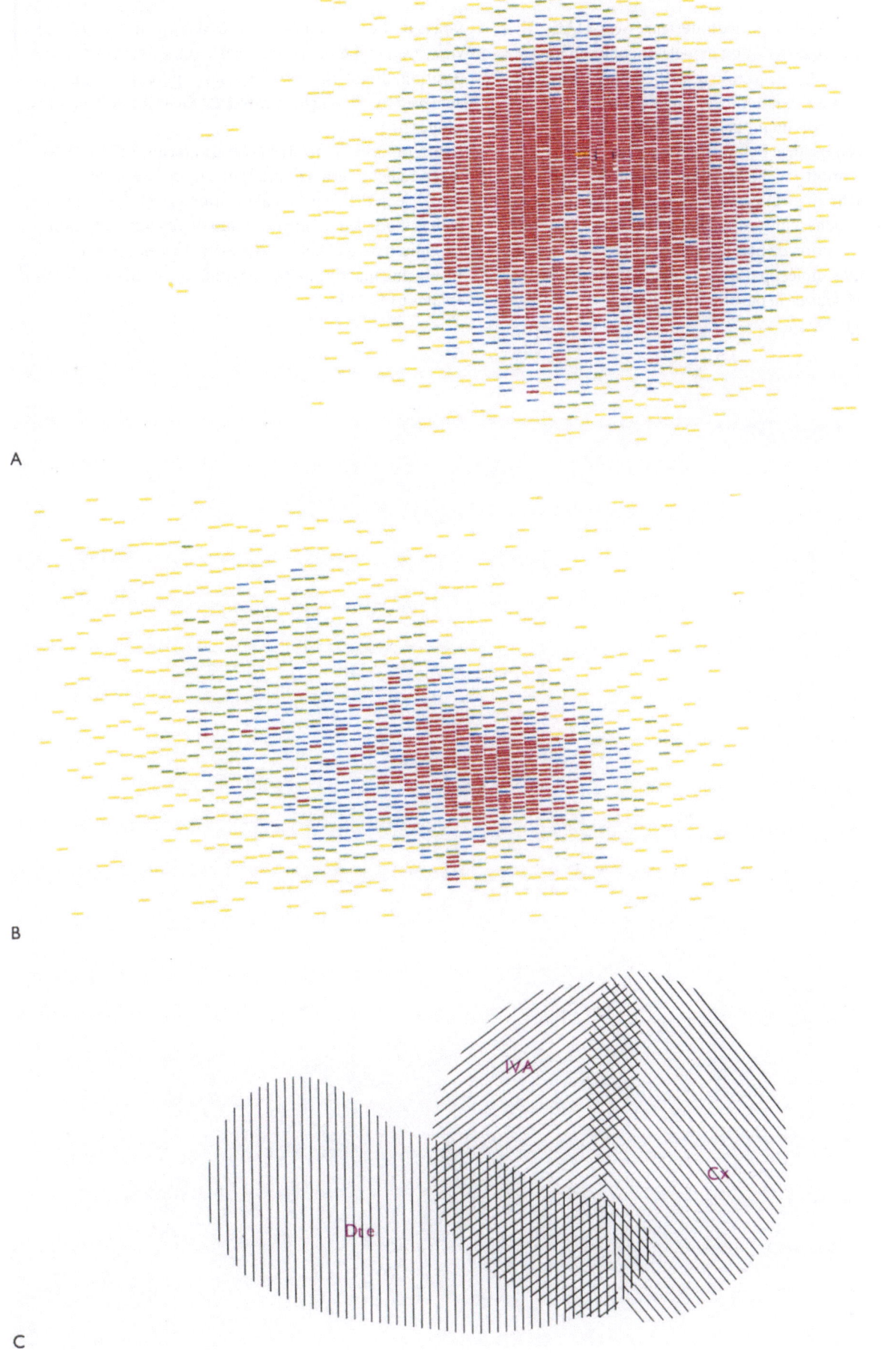

A

B

C

A: radiographies en incidences face antérieure (A1), OAG 45° (A2), profil gauche (A3) d'un modèle de coeur en position anatomique. La projection des différentes zones lésionnelles est obtenue grâce à des caches en plomb disposés sur les parois du modèle (planches 61 à 68).

B: scintigraphies en incidences face antérieure (B1), OAG 45° (B2), profil gauche (B3) d'un modèle de ventricule gauche en position anatomique. La paroi ventriculaire gauche, contre-modelée en polyester est remplie d'une solution de pertechnétate de sodium. Les lésions sont simulées par mise en place d'une masse inactive à l'intérieur de la paroi ventriculaire (planches 61 à 68).

Plate 20

A: x-rays in the anterior (A1), 45° LAO (A2) and left lateral views (A3) of a model of the heart in the anatomical position. Simulation of a lesion in different zones is achieved by placing lead sheets on the walls of the model (plates 61 to 68).

B: scintigrams in the 30° RAO (B1), anterior (B2), 45° LAO (B3) and left lateral view (B4) of a model of the left ventricle in the anatomical position. The left ventricular wall is modelled in polyester and filled with a solution of sodium pertechnetate. Abnormal areas are simulated by placing inactive material within the ventricular wall (plates 61 to 68).

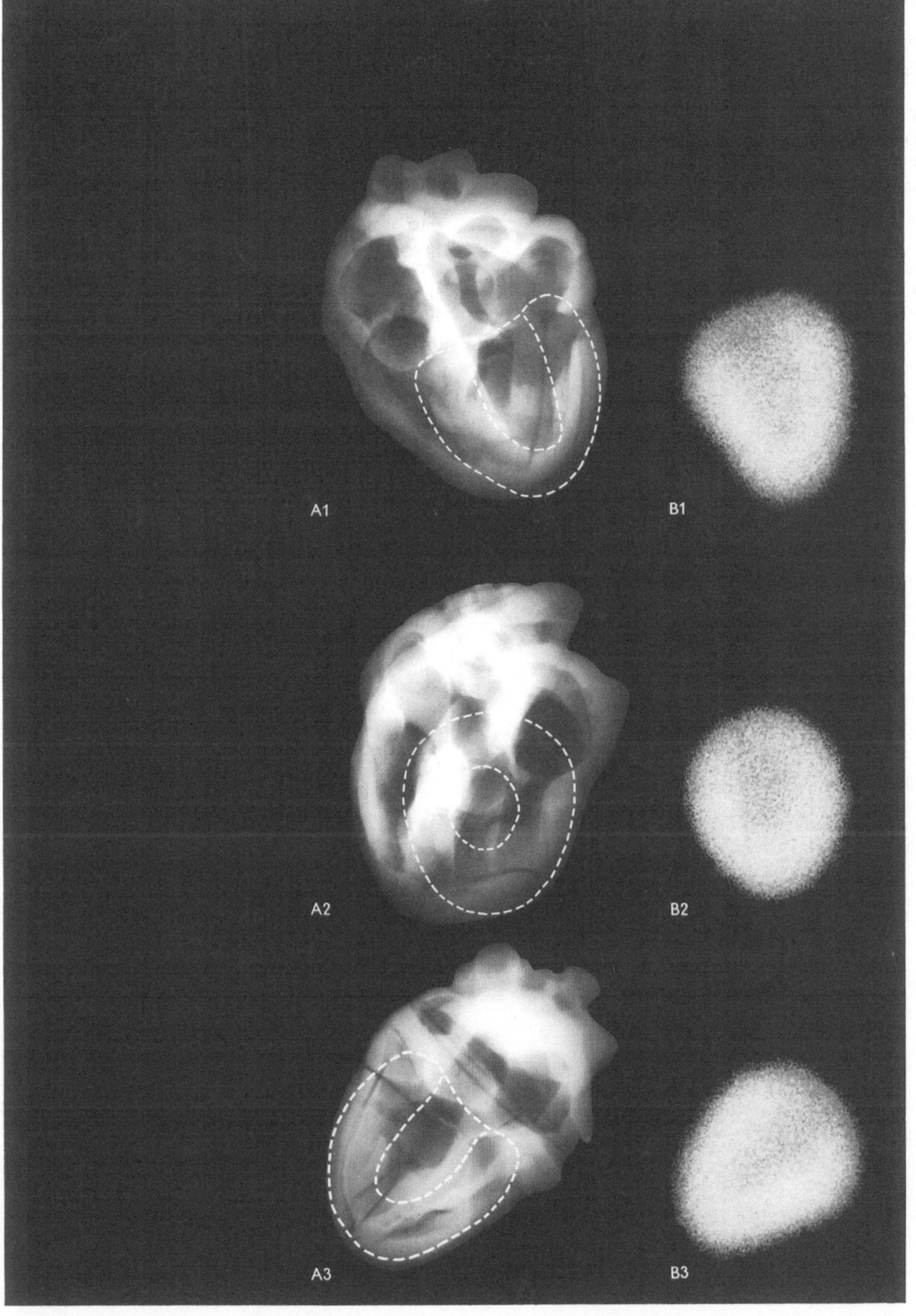

A1

B1

A2

B2

A3

B3

Projection des différentes zones myocardiques antérieures, latérales et postérieures en:

FA: face antérieure
OAG 45°: oblique antérieure gauche 45°
PG: profil gauche
OAD 30°: oblique antérieure droite 30°

A et AS: myocarde antérieur et antéro-septal
AP: myocarde apical
L: myocarde latéral
LH: myocarde latéral haut
PI: myocarde postéro-inférieur
B: myocarde basal

Plate 21

Scintigraphic localisation of the various anterior, lateral and posterior myocardial areas in:

anterior view
45° left anterior oblique view
left lateral view
30° right anterior oblique view

anterior and anteroseptal myocardium
apical myocardium
lateral myocardium
high lateral myocardium
inferior myocardium
true posterior myocardium

Plate 21

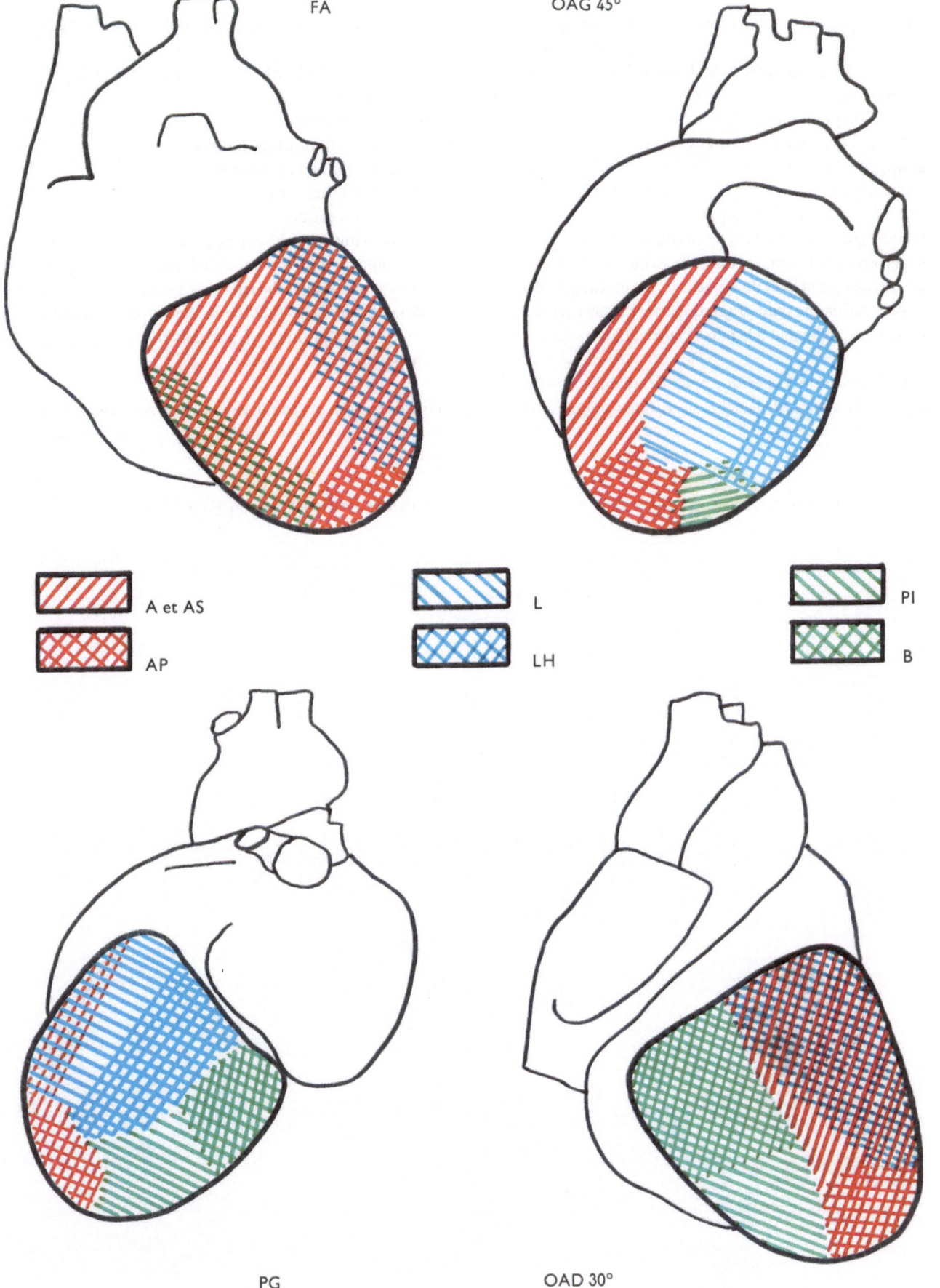

FA   OAG 45°

A et AS

AP

L

LH

PI

B

PG   OAD 30°

Gamma-angiocardiographie et scintigraphie myocardique.

1 : injection des cavités droites et début de la circulation pulmonaire
2 : circulation pulmonaire
3 : début de l'injection des cavités gauches
4 : temps gauche
5 : temps gauche
6 : injection de la crosse aortique
7 : image digitalisée du temps de circulation droit
8 : superposition des images digitalisées des cavités droites, des cavités gauches et du myocarde, montrant que le muscle cardiaque scintigraphiquement visible correspond essentiellement à la paroi ventriculaire gauche.

A noter une zone myocardique muette en bande de la base à la pointe du ventricule gauche, siège d'infarctus antéro-septo-apical.

Schéma sur transparent en fin d'ouvrage.

Plate 22

Isotopic angiocardiography and myocardial scintigraphy.

1 : filling of the right heart cavities and the beginning of pulmonary circulation
2 : pulmonary circulation
3 : beginning of filling of the left heart cavities
4 : period of left heart circulation
5 : period of left heart circulation
6 : filling of the aortic arch
7 : smoothed image of the period of right heart circulation
8 : superimposition of the smoothed images of the right heart cavities and of the left heart cavities on the myocardial image shows that the cardiac muscle which is visible on scintigraphy is essentially that of the left ventricular wall.

A cold area of myocardium can be seen as a band running from the base to the left ventricular apex, centre of an anterosepto-apical infarct.

Transparent diagram at the end of the book.

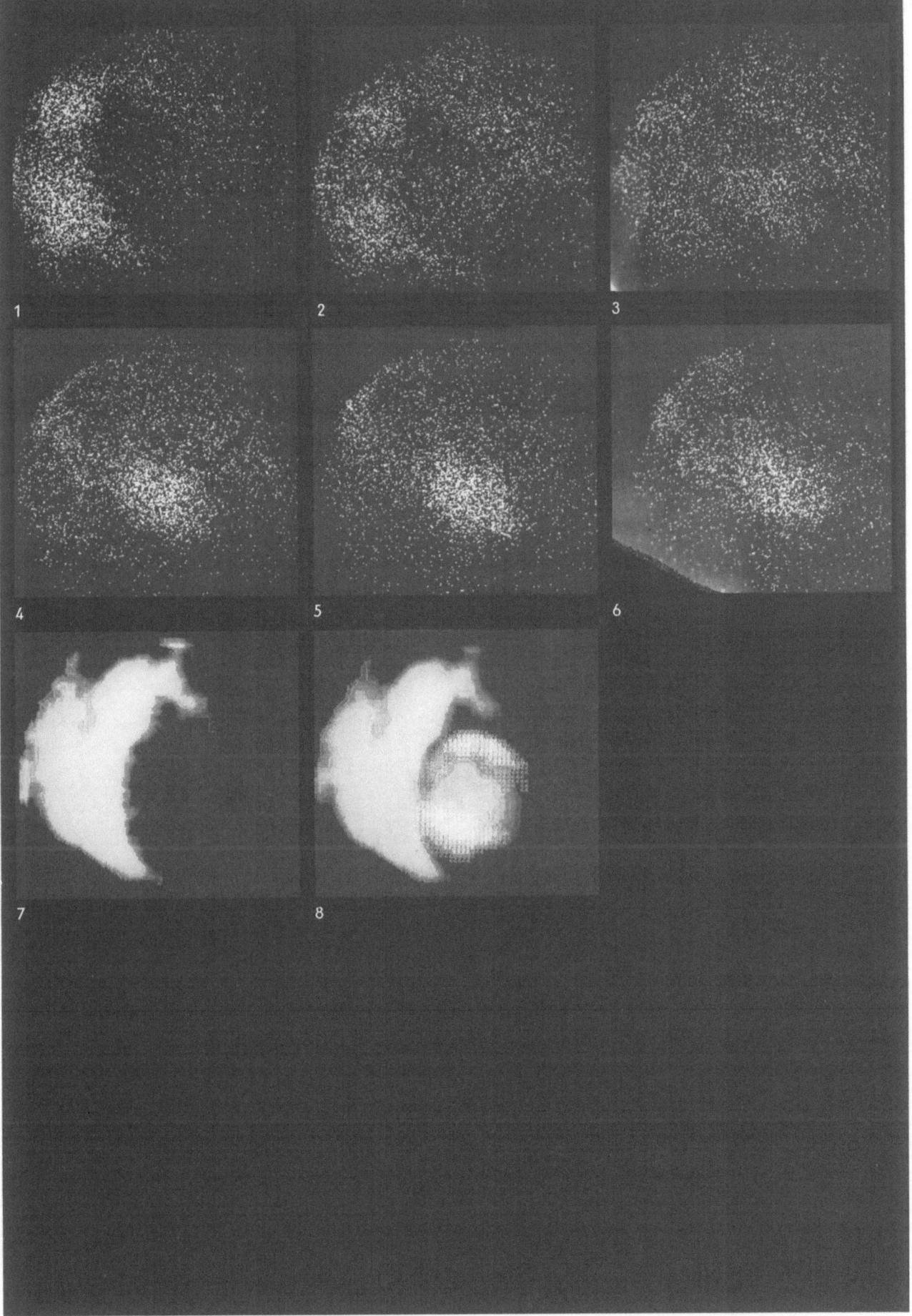

A : scintigraphie myocardique au ^{201}Tl chez un sujet normal réalisée avec une caméra à scintillation munie d'une collimation à trou sténopéique.
A1 : incidence face antérieure
A2 : OAG 45°

B : schémas correspondants

C : scintigraphie myocardique au ^{201}Tl chez un sujet normal. Incidence face antérieure. Image digitalisée.
C1 : avant soustraction de l'image des cavités cardiaques
C2 : après soustraction.

Plate 23

A : myocardial scintigram in a normal subject using ^{201}Tl and a scintillation camera fitted with a pinhole collimator.
A1 : anterior view
A2 : 45° LAO view

B : diagrams

C : smoothed myocardial scintigram of a normal subject using ^{201}Tl. Anterior view.
C1 : before subtraction of the image of the cardiac cavities
C2 : after subtraction.

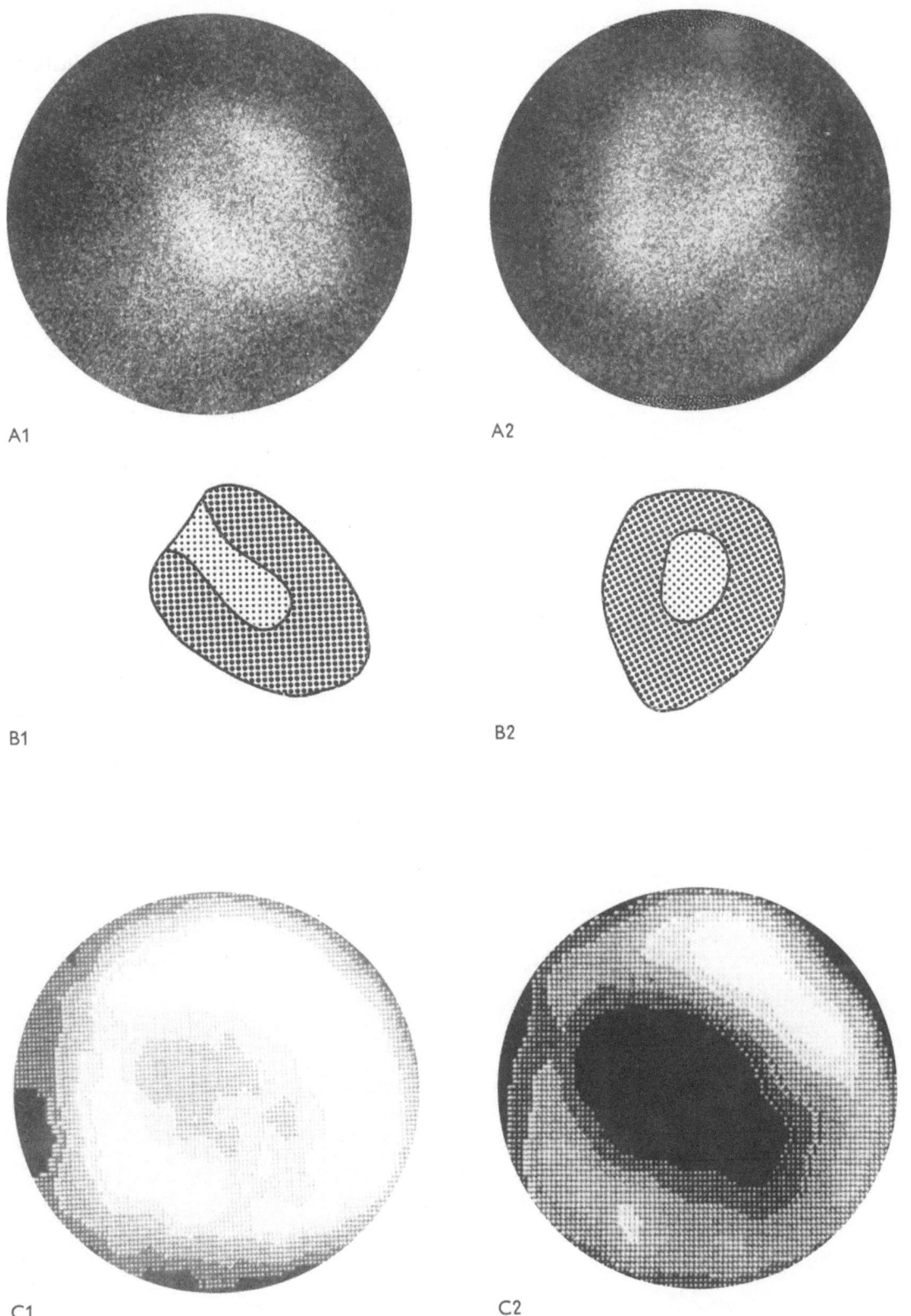

A1

A2

B1

B2

C1

C2

Planche 24

Scintigraphie myocardique au ^{201}Tl chez un sujet normal.

A : incidence face antérieure
B : incidence profil gauche

Plate 24

Myocardial scintigraphy with ^{201}Tl in a normal subject.

A : anterior view
B : left lateral view

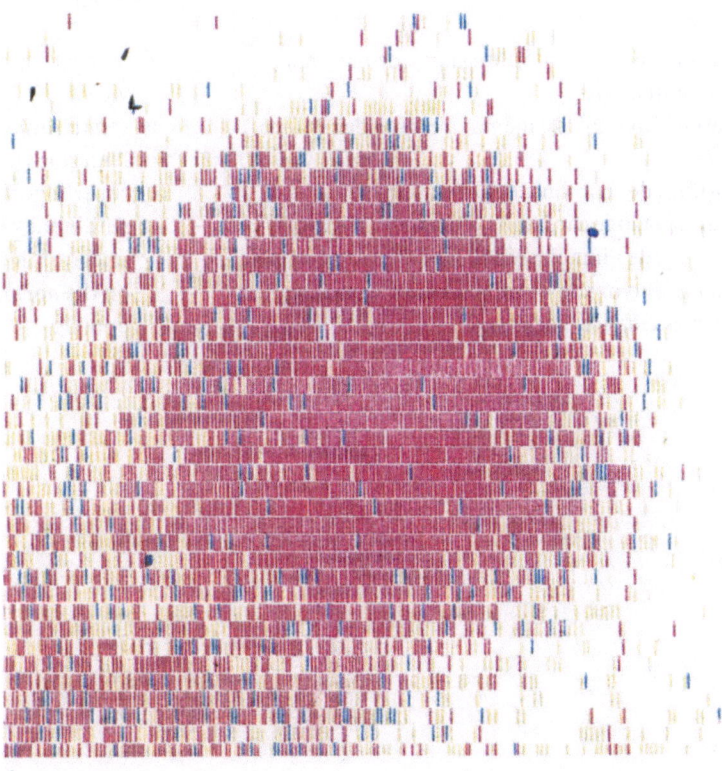

A

^{201}Tl

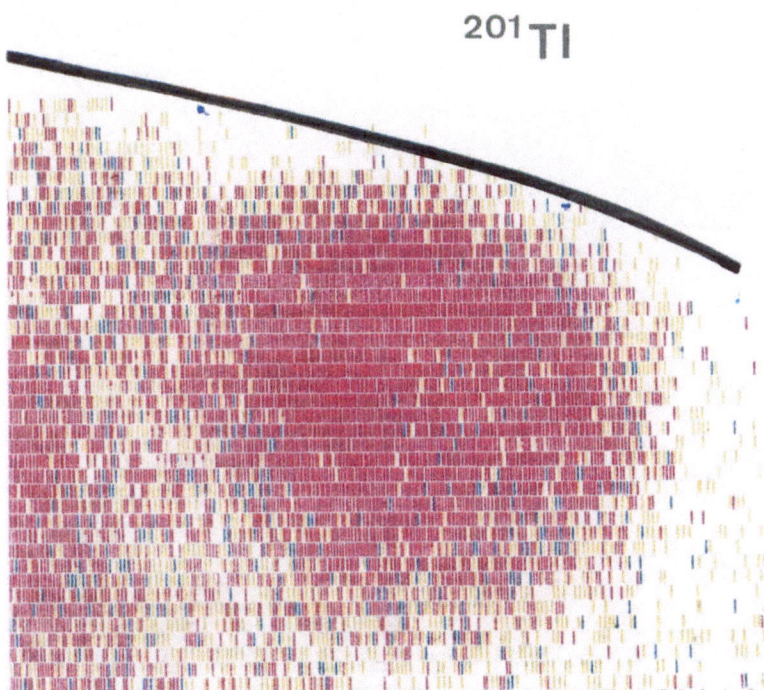

B

A: scintigraphie myocardique d'un sujet normal. Incidence face antérieure.

B: scintigraphie cavitaire du même sujet. Incidence face antérieure.

C: superposition des contours des deux scintigraphies à l'intérieur de la loge cardiaque. On notera la stricte superposition de l'image cavitaire ventriculaire gauche et de la zone d'hypoactivité myocardique centrale normale en incidence face antérieure.

Plate 25

A: myocardial scintigraphy in a normal subject. Anterior view.

B: scintigraphy of the cardiac cavities in the same subject. Anterior view.

C: superimposition of the outlines of the two scintigrams within the pericardial space. It is obvious that the image of the left ventricular cavity superimposes exactly on the normal, central zone of reduced myocardial uptake.

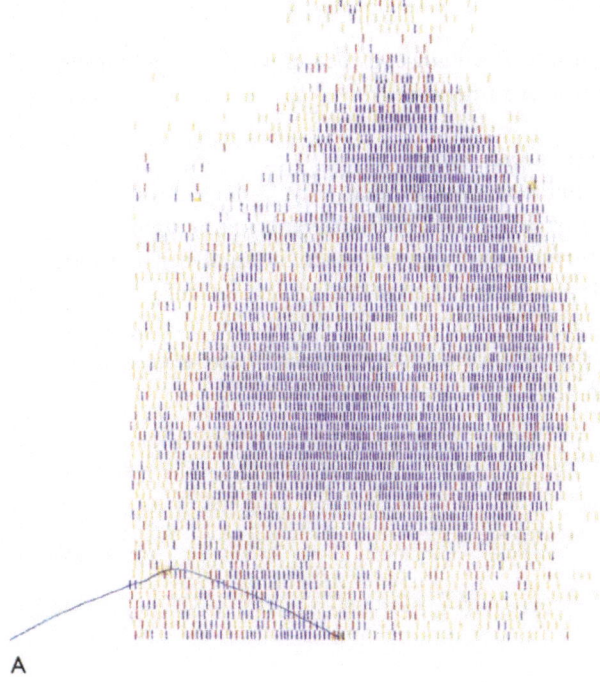

A

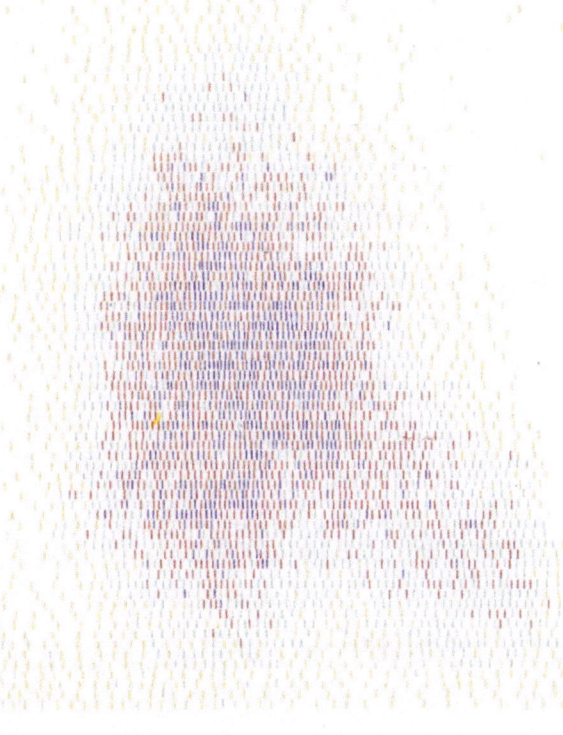

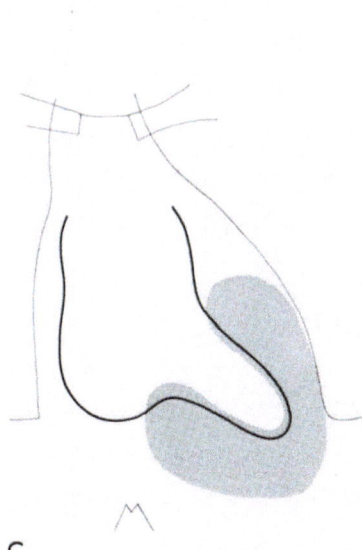

C

B

Scintigraphies cavitaire et myocardique d'un sujet normal. Incidence face antérieure.

A : scintigraphie cavitaire
B : scintigraphie myocardique
C : schéma des niveaux d'activité sur la scintigraphie cavitaire : on remarquera l'hypoactivité au niveau du ventricule gauche. (rouge : 100-80 % ; bleu : 80-50 % ; vert : 50-20 %.)
D : superposition des scintigraphies cavitaire et myocardique.

Plate 26

Scintigrams of the cardiac cavities and of the myocardium in a normal subject. Anterior view.

A : scintigram of the cardiac cavities
B : myocardial scintigram
C : diagram of the levels of activity in the scintigram of the cavities. The reduced activity in the region of the left ventricle can be seen. (red : 100-80 % ; blue : 80-50 % ; green : 50-20 %.)
D : superimposition of A and B.

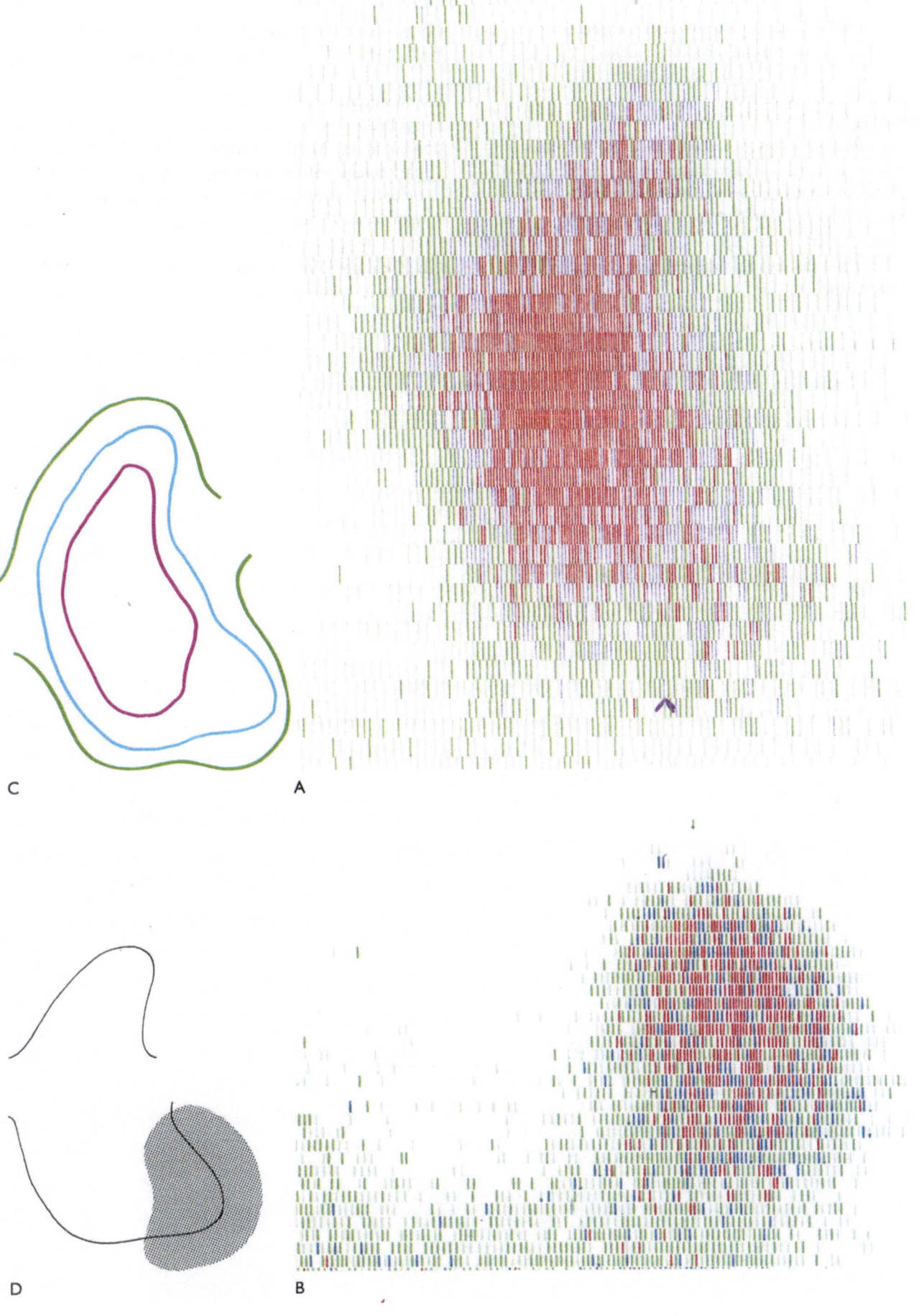

C

A

D

B

Scintigraphie myocardique après injection sélective de thallium 201 dans le tronc coronaire gauche.

A : incidence face antérieure

B : OAG 45°

C et D : schémas des niveaux d'activité sur les deux incidences : on remarquera en particulier sur le schéma OAG 45° la zone centrale correspondant à la cavité ventriculaire. (rouge : 100-80 % ; bleu : 80-60 % ; violet : 60-40 % ; vert : 40-20 %.)

NB. Les pointillés correspondent à des niveaux d'activité intermédiaire.

Plate 27

Myocardial scintigraphy after selective injection of thallium-201 into the right coronary trunk.

A : anterior view

B : 45° LAO

C and D : diagram of the levels of activity in the two views. In particular it will be noted that on the 45° LAO view there is a central cold area which corresponds to the ventricular cavity. (red : 100-80 % ; blue : 80-60 % ; violet : 60-40 % ; green : 40-20 %.)

NB. The dotted line corresponds to zones of intermediate activity.

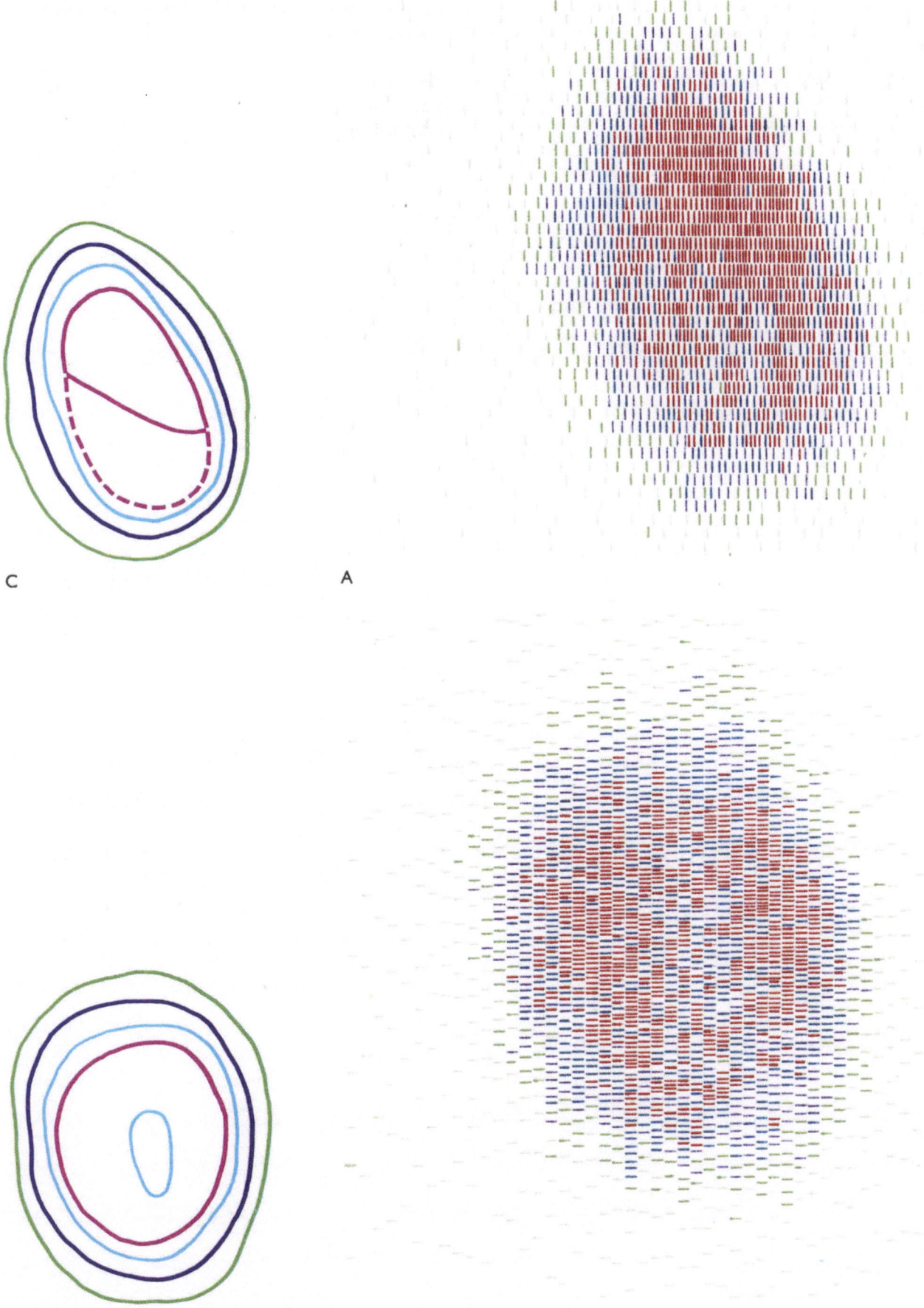

C

A

D

B

Cinéscintigraphie myocardique au ^{201} Tl chez un sujet normal. Incidence face antérieure.

A : image en diastole
B : image en systole
C : image non synchronisée

Plate 28

Myocardial scintigraphy with ^{201} Tl in a normal subject. Anterior view.

A : diastolic image
B : systolic image
C : non gated image

Plate 28

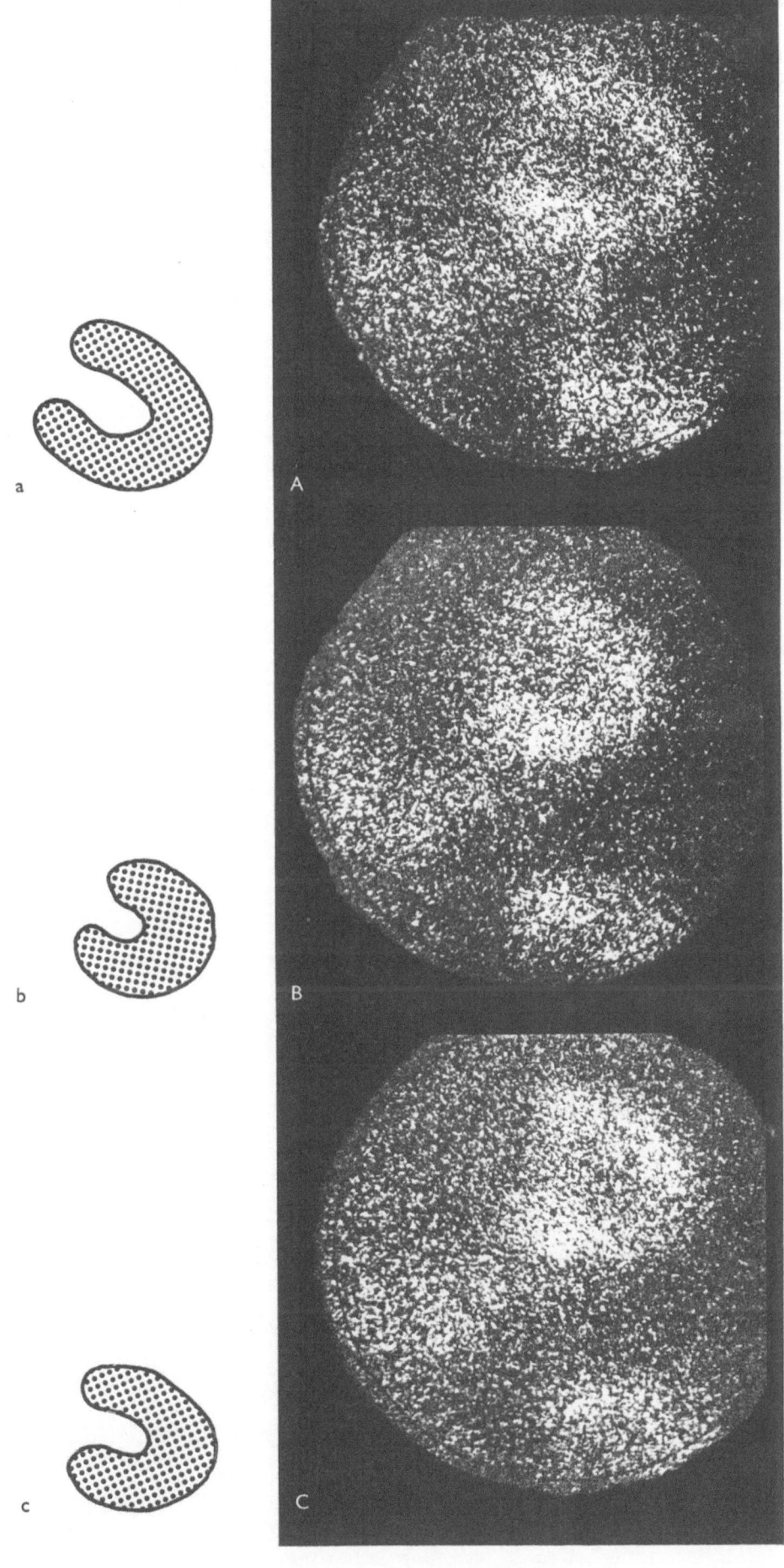

Scintigraphie par transmission réalisée avec un scintigraphe à balayage.

Plate 29

Transmission scintigram produced with a rectilinear scanner.

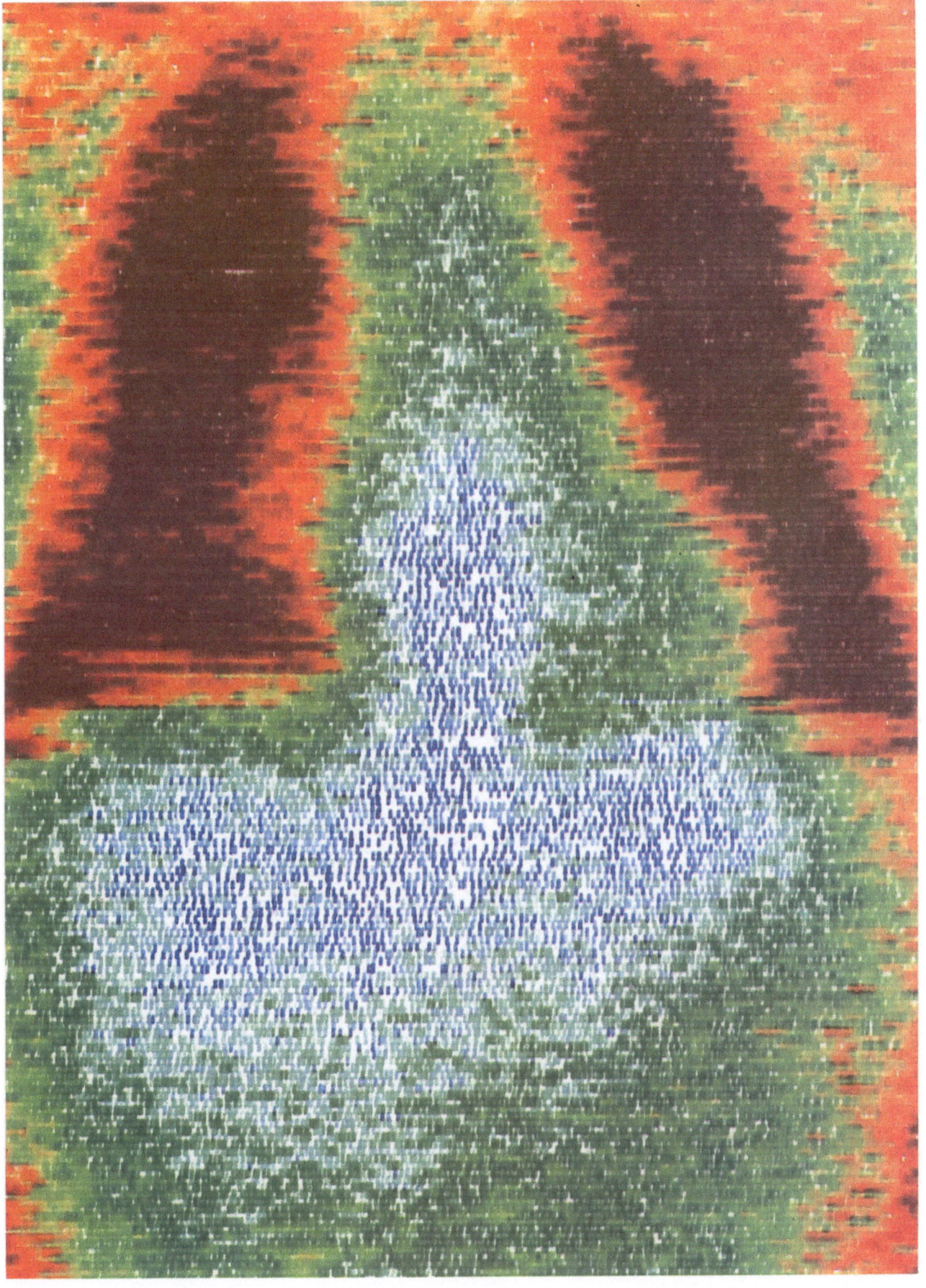

Superposition des scintigraphies pulmonaire, cavitaire et myocardique d'un sujet normal.

A : superposition des scintigraphies digitalisées (incidence face antérieure).
B : représentation schématique des structures anatomiques et de leurs rapports.

Plate 30

Superimposition of scintigrams of the lungs, the cardiac cavities and the myocardium in a normal subject.

A : superimposition of smoothed images (anterior view).
B : schematic representation of the anatomical structures and their relationship.

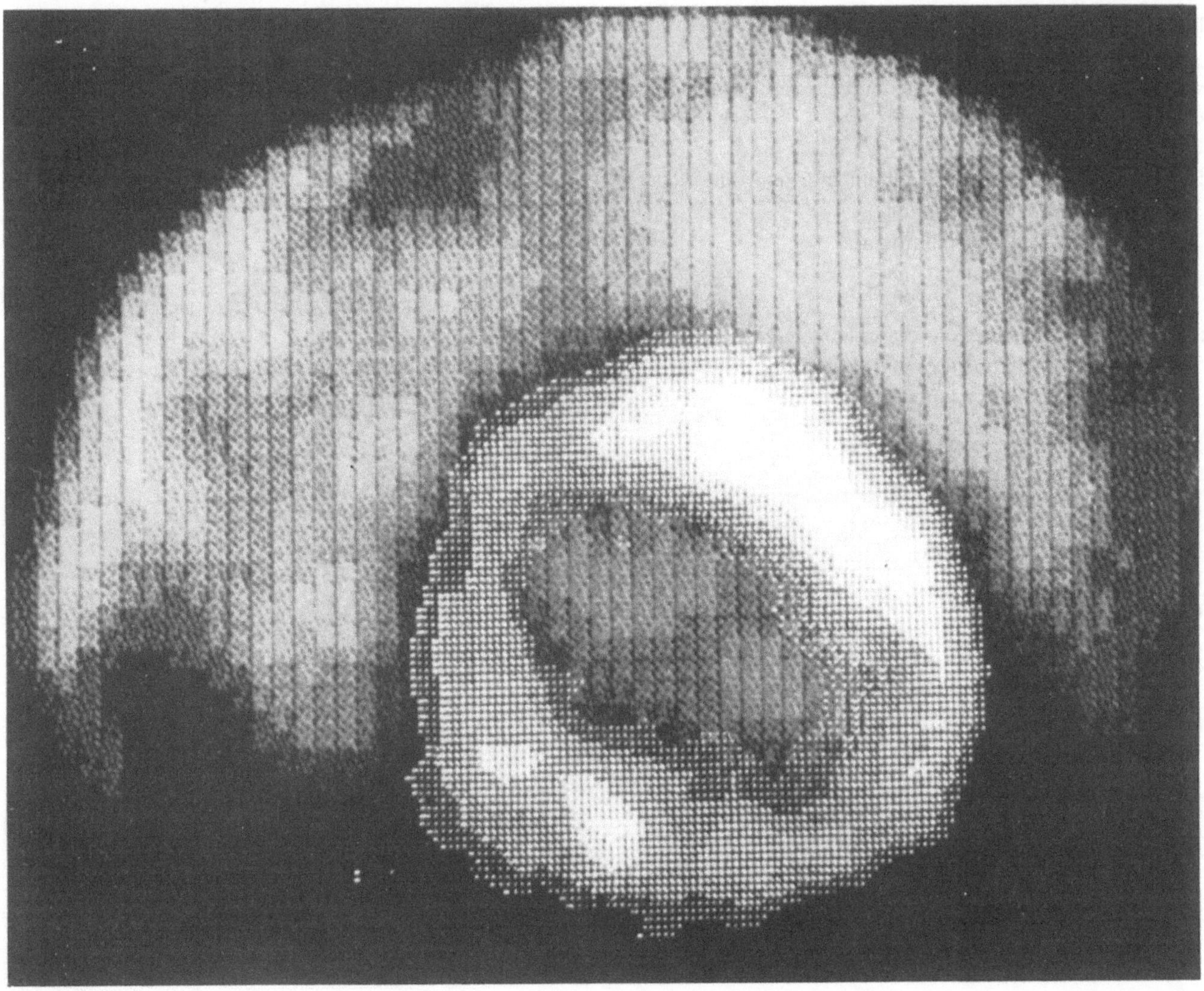

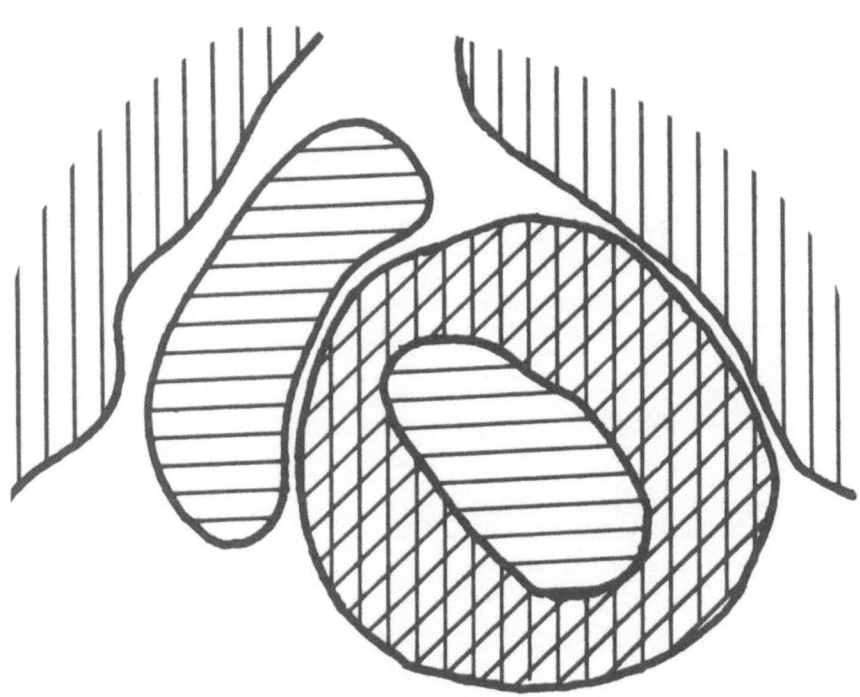

A

B ||||||| poumon   ——— cavités   XXXXX myocarde

Gamma-angiocardiographie : incidence face antérieure (schéma).

A : cardiopathie congénitale avec shunt gauche-droite
 A1 : temps de circulation droit
 A2 : temps de circulation pulmonaire
 A3 : temps de circulation gauche

B : cardiopathie congénitale avec shunt droite-gauche
 B1 : temps de circulation droit
 B2 : temps de circulation pulmonaire
 B3 : temps de circulation gauche

OD: oreillette droite
VD: ventricule droit
AP: tronc artériel pulmonaire
CP: circulation pulmonaire
VG: ventricule gauche
CAo: crosse aortique

Plate 31

Isotopic angiocardiography : anterior view (diagram).

A : congenital heart disease with a left to right shunt
 A1 : right heart circulation
 A2 : pulmonary circulation
 A3 : left heart circulation

B : congenital heart disease with a right to left shunt
 B1 : right heart circulation
 B2 : pulmonary circulation
 B3 : left heart circulation

OD: right atrium
VD: right ventricle
AP: pulmonary artery
CP: pulmonary circulation
VG: left ventricle
CAo: aortic arch

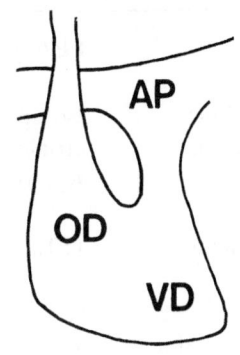
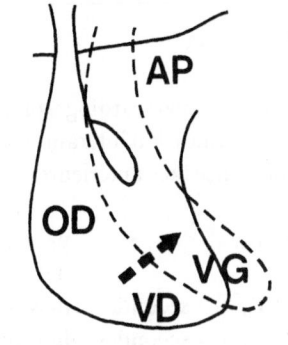

A1

B1

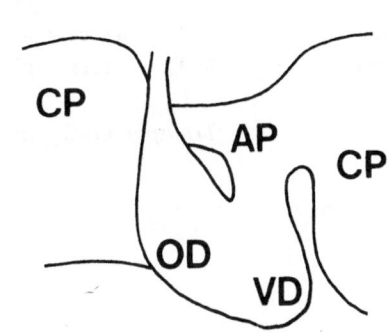
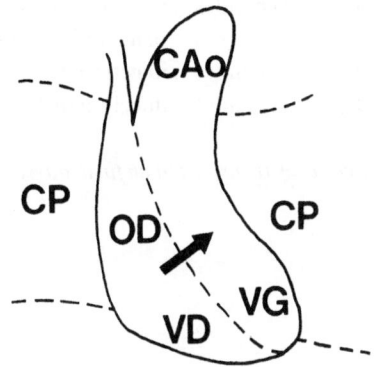

A2

B2

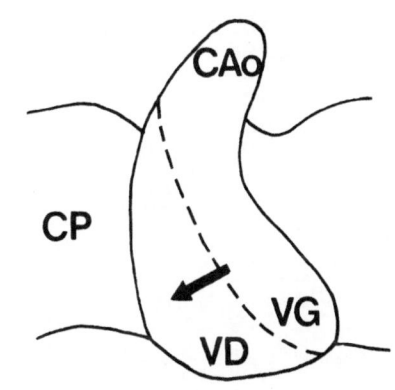
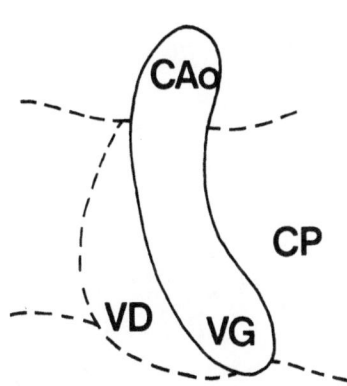

A3

B3

Gamma-angiocardiographie d'un enfant porteur d'une communication interauriculaire (shunt droite-gauche). Incidence face antérieure.

1 : T_0 : progression de l'embol radioactif dans la veine cave supérieure
2 : $T_0 + 1$ seconde : injection des cavités droites
3 : $T_0 + 2$ secondes : injection simultanée de la circulation pulmonaire et de l'oreillette gauche
4 : $T_0 + 3$ secondes : visualisation des cavités gauches pendant le temps pulmonaire
5 : $T_0 + 4$ secondes : injection de la crosse aortique
6 : $T_0 + 5$ secondes : injection de l'aorte descendante

Schéma sur transparent en fin d'ouvrage.

Plate 32

Isotopic angiocardiography of a child suffering from an atrial septal defect (with right to left shunt). Anterior view.

1 : T_0 : passage of the radioactive bolus within the superior vena cava
2 : $T_0 + 1$ sec : filling of the right heart
3 : $T_0 + 2$ secs : simultaneous filling of the pulmonary circulation and of the left atrium
4 : $T_0 + 3$ secs : visualization of the left heart during the period of pulmonary circulation
5 : $T_0 + 4$ secs : filling of the aortic arch
6 : $T_0 + 5$ secs : filling of the descending aorta

Transparent diagram at the end of the book.

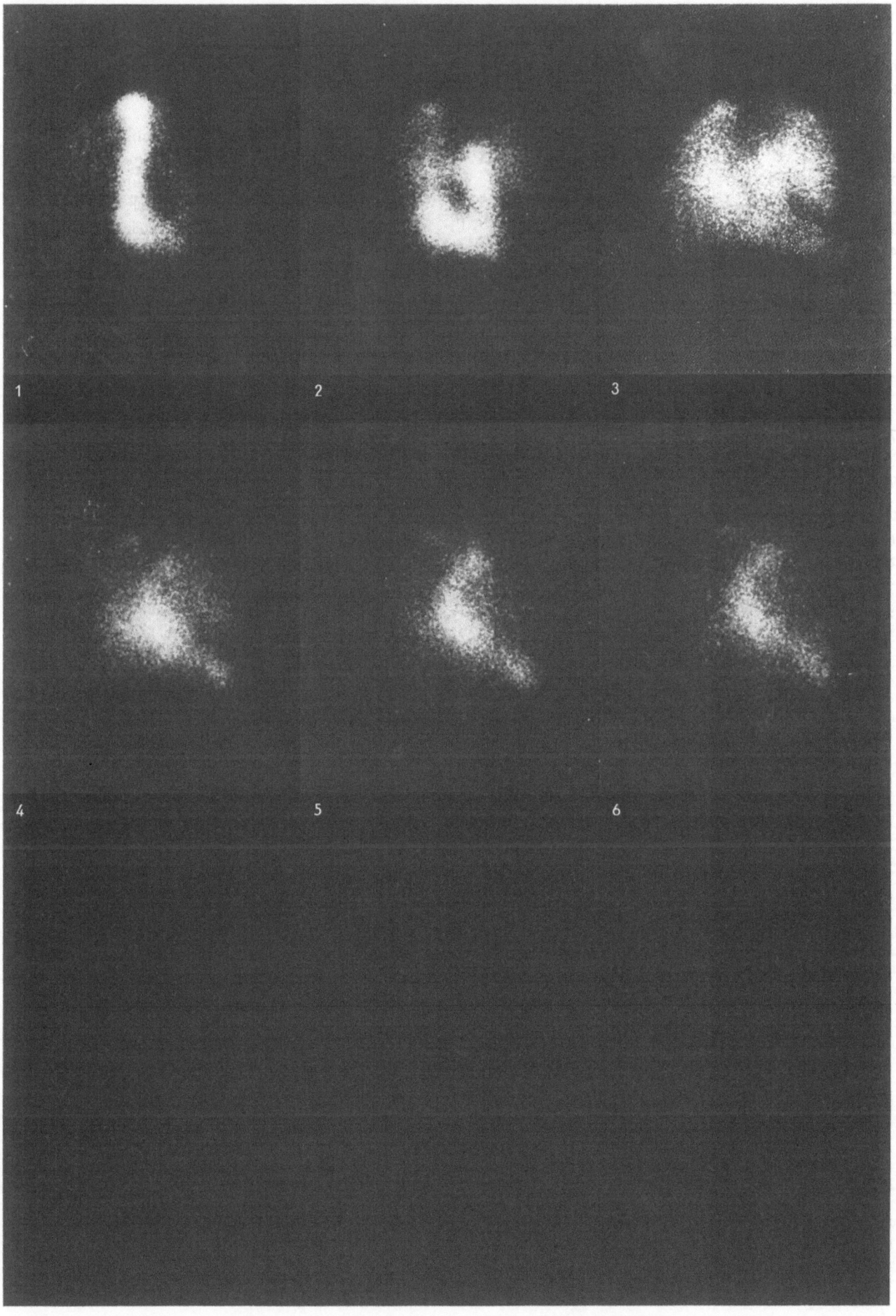

Gamma-angiocardiographie d'un enfant porteur d'une atrésie tricuspidienne (communication interauriculaire: shunt droit-gauche). Incidence face antérieure.

$1: T_0$: injection sous-clavière droite
$2: T_0 + 0,4$ seconde : visualisation du tronc cave supérieure
$3: T_0 + 0,8$ seconde : injection de l'oreillette droite
$4: T_0 + 1,2$ seconde : passage précoce dans l'oreillette gauche
$5: T_0 + 1,6$ seconde : début d'injection du ventricule gauche
$6: T_0 + 2,0$ secondes: injection du ventricule gauche; absence de visualisation de la circulation pulmonaire très déficitaire
$7: T_0 + 2,4$ secondes ⎫
$8: T_0 + 2,8$ secondes ⎬ temps gauche
$9: T_0 + 3,2$ secondes ⎭
$10: T_0 + 3,6$ secondes ⎫
$11: T_0 + 4,0$ secondes ⎬ chasse ventriculaire gauche
$12: T_0 + 4,4$ secondes ⎭

Schéma sur transparent en fin d'ouvrage.

Plate 33

Isotopic angiocardiography in a child with tricuspid atresia (atrial septal defect: right to left shunt). Anterior view.

$1: T_0$: right subclavian injection
$2: T_0 + 0.4$ secs: visualization of the superior vena cava
$3: T_0 + 0.8$ secs: filling of the right atrium
$4: T_0 + 1.2$ secs: early passage into the left atrium
$5: T_0 + 1.6$ secs: beginning of left ventricular filling
$6: T_0 + 2.0$ secs: filling of the left ventricle: failure to visualize the very defective pulmonary circulation
$7: T_0 + 2.4$ secs ⎫
$8: T_0 + 2.8$ secs ⎬ period of left heart circulation
$9: T_0 + 3.2$ secs ⎭
$10: T_0 + 3.6$ secs ⎫
$11: T_0 + 4.0$ secs ⎬ left ventricular emptying
$12: T_0 + 4.4$ secs ⎭

Transparent diagram at the end of the book.

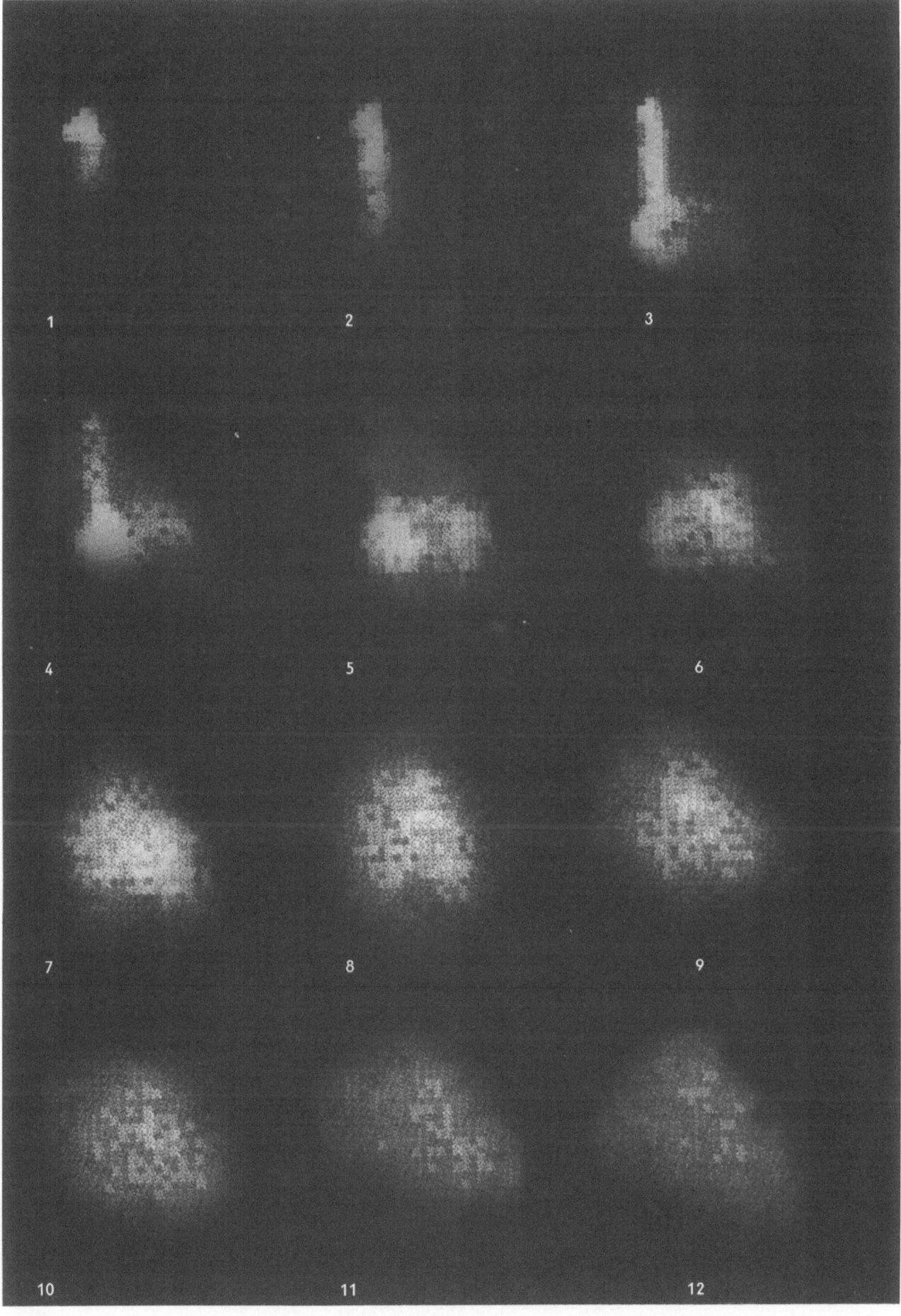

Gamma-angiocardiographie d'un malade porteur d'une communication interventriculaire (shunt droite-gauche) avec hypertension pulmonaire sévère. Incidence FA.

1: $T_0 + 2$ secondes: injection des cavités droites
2: $T_0 + 3$ secondes: visualisation du tronc pulmonaire et injection simultanée des cavités gauches
3: $T_0 + 4$ secondes: mauvaise injection de la circulation pulmonaire et début de visualisation de l'aorte ascendante

4: $T_0 + 5$ secondes
5: $T_0 + 6$ secondes
} persistance de l'image ventriculaire droite et du tronc pulmonaire pendant le temps gauche (mauvaise visualisation des cavités gauches par dilution de l'embol radioactif)

6: $T_0 + 7$ secondes
7: $T_0 + 8$ secondes
} injection médiocre de la crosse aortique
8: $T_0 + 9$ secondes: chasse ventriculaire gauche

Schéma sur transparent en fin d'ouvrage

Plate 34

Isotopic angiocardiography in a patient suffering from a ventricular septal defect (right to left shunting) with severe pulmonary hypertension. Anterior view.

1: $T_0 + 2$ secs: filling of the right heart
2: $T_0 + 3$ secs: visualization of the pulmonary artery trunk with simultaneous filling of the left heart
3: $T_0 + 4$ secs: poor filling of the pulmonary circulation and the beginning of visualization of the ascending aorta

4: $T_0 + 5$ secs
5: $T_0 + 6$ secs
} persistence of the image of the right ventricle and the pulmonary artery trunk during the period of left heart circulation (poor filling of the left heart because of dilution of the radioactive bolus)

6: $T_0 + 7$ secs
7: $T_0 + 8$ secs
} poor filling of the aortic arch
8: $T_0 + 9$ secs: left ventricular emptying

Transparent diagram at the end of the book.

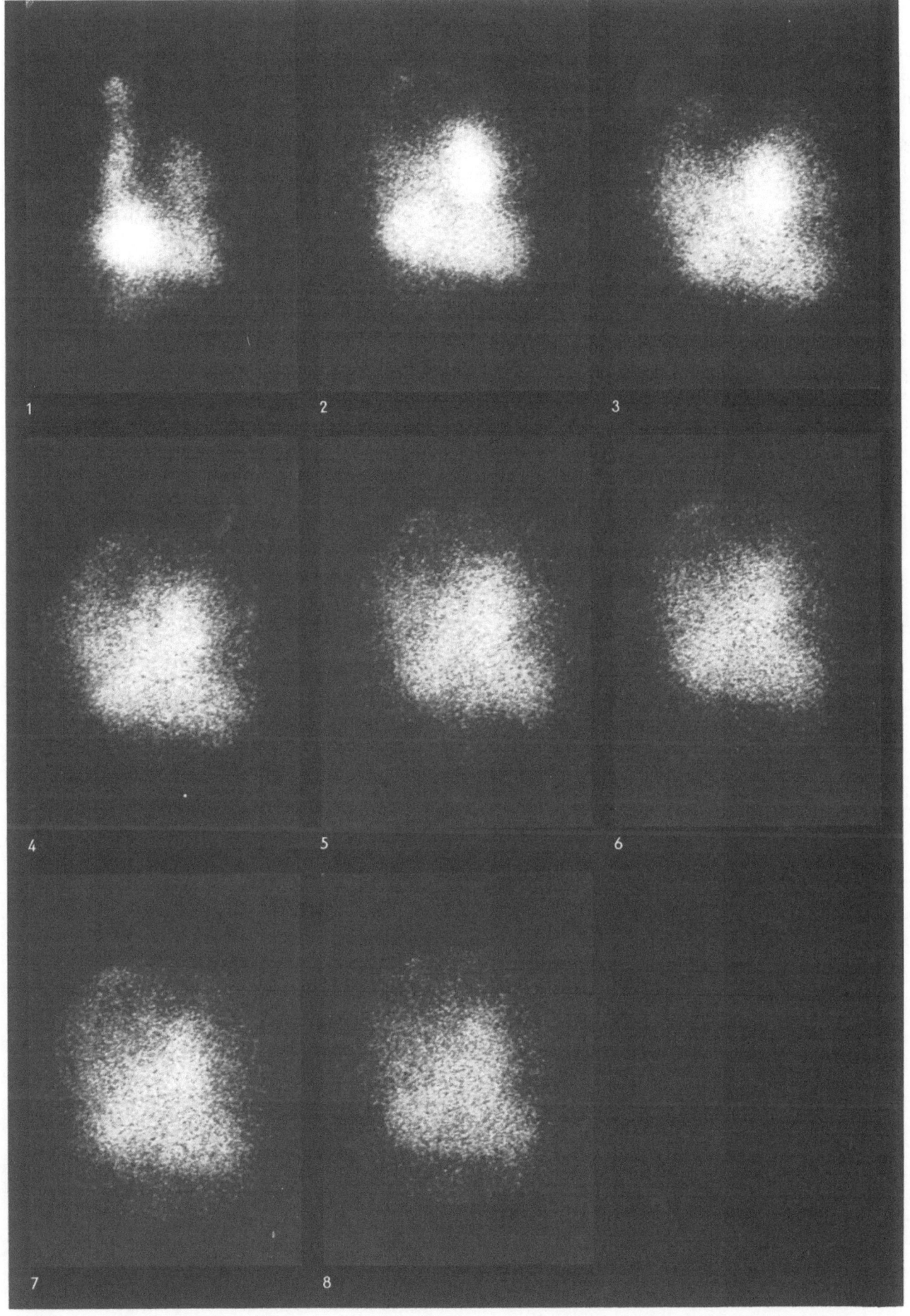

Gamma-angiocardiographie chez un malade porteur d'une
communication interauriculaire avec shunt droite-gauche.
Incidence face antérieure.

1 : T_0 : injection de la veine cave supérieure
2 : $T_0 + 1$ seconde : injection des cavités droites avec
visualisation très précoce de l'oreil-
lette gauche. A noter une impreg-
nation jugulaire
3 : $T_0 + 3$ secondes : début de la circulation pulmonaire
et visualisation simultanée du ven-
tricule gauche
4 : $T_0 + 5$ secondes ⎫ circulation pulmonaire
5 : $T_0 + 7$ secondes ⎭
6 : $T_0 + 9$ secondes : apparition précoce de la crosse aortique
7 : $T_0 + 11$ secondes : chasse ventriculaire

Schéma sur transparent en fin d'ouvrage.

Plate 35

Isotopic angiocardiography of a patient suffering from an
atrial septal defect with right to left shunt.
Anterior view.

1 : T_0 : injection into the superior vena cava
2 : $T_0 + 1$ second : filling of the right heart with very
early visualization of the left atrium.
Note visualization of the jugular
vein
3 : $T_0 + 3$ seconds : beginning of pulmonary circulation
and simultaneous visualization of
the left ventricle
4 : $T_0 + 5$ seconds ⎫ pulmonary circulation
5 : $T_0 + 7$ seconds ⎭
6 : $T_0 + 9$ seconds : early appearance of the aortic arch
7 : $T_0 + 11$ seconds : ventricular emptying

Transparent diagram at the end of the book.

Plate 35

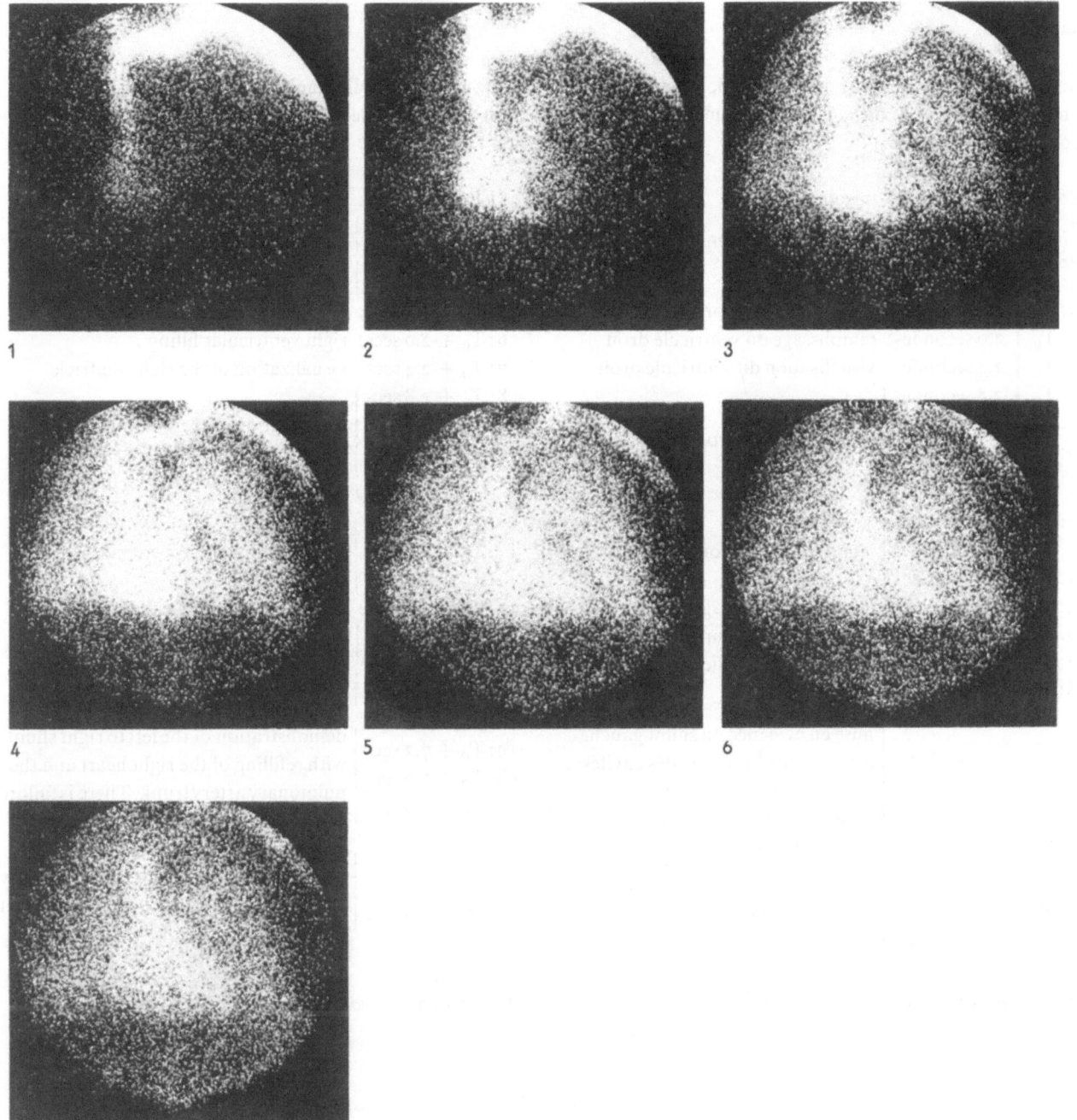

1 2 3

4 5 6

7

Gamma-angiocardiographie d'un enfant porteur d'une communication interventriculaire avec shunt gauche-droite. Incidence OAG 45°

1: T_0		: injection
2: $T_0 + 0,4$ seconde	⎫	
3: $T_0 + 0,8$ seconde	⎬ progression de l'embol radioactif dans le tronc cave
4: $T_0 + 1,2$ seconde	⎭	
5: $T_0 + 1,6$ seconde	: visualisation de l'oreillette droite
6: $T_0 + 2,0$ secondes	: remplissage du ventricule droit
7: $T_0 + 2,4$ secondes	: visualisation du ventricule droit
8: $T_0 + 2,8$ secondes	⎫
9: $T_0 + 3,2$ secondes	⎬ visualisation du tronc pulmonaire
10: $T_0 + 3,6$ secondes	
11: $T_0 + 4,0$ secondes	⎭
12: $T_0 + 4,4$ secondes	⎫
13: $T_0 + 4,8$ secondes	⎬ temps de circulation pulmonaire
14: $T_0 + 5,2$ secondes	⎭
15: $T_0 + 5,6$ secondes	: début de remplissage gauche
16: $T_0 + 6,0$ secondes	visualisation de l'oreillette gauche
17: $T_0 + 6,4$ secondes	avec début de réinjection des
18: $T_0 + 6,8$ secondes	cavités droites
	mise en évidence du shunt gauche-droite avec réinjection des cavités
19: $T_0 + 7,2$ secondes	droites et du tronc pulmonaire.
20: $T_0 + 7,6$ secondes	Absence de visualisation de la
21: $T_0 + 8,0$ secondes	crosse aortique
22: $T_0 + 8,4$ secondes	deuxième passage dans la circula-
23: $T_0 + 8,8$ secondes	tion pulmonaire et réinjection des
24: $T_0 + 9,2$ secondes	cavités gauches

Schéma sur transparent en fin d'ouvrage.

Plate 36

Isotopic angiocardiography in a child with a ventricular septal defect and left to right shunting
45° LAO view.

1: T_0		: injection
2: $T_0 + 0.4$ secs	⎫	
3: $T_0 + 0.8$ secs	⎬ passage of the radioactive bolus within the superior vena cava
4: $T_0 + 1.2$ secs	⎭	
5: $T_0 + 1.6$ secs	: visualization of the right atrium
6: $T_0 + 2.0$ secs	: right ventricular filling
7: $T_0 + 2.4$ secs	: visualization of the right ventricle
8: $T_0 + 2.8$ secs	⎫
9: $T_0 + 3.2$ secs	⎬ visualization of the pulmonary artery trunk
10: $T_0 + 3.6$ secs	
11: $T_0 + 4.0$ secs	⎭
12: $T_0 + 4.4$ secs	⎫
13: $T_0 + 4.8$ secs	⎬ period of pulmonary circulation
14: $T_0 + 5.2$ secs	⎭
15: $T_0 + 5.6$ secs	: beginning of left heart filling
16: $T_0 + 6.0$ secs	visualization of the left atrium with the
17: $T_0 + 6.4$ secs	beginning of refilling of the right heart
18: $T_0 + 6.8$ secs	
19: $T_0 + 7.2$ secs	demonstration of the left to right shunt
20: $T_0 + 7.6$ secs	with refilling of the right heart and the pulmonary artery trunk. There is failure
21: $T_0 + 8.0$ secs	of visualization of the aortic arch
22: $T_0 + 8.4$ secs	second passage through the pulmonary
23: $T_0 + 8.8$ secs	circulation and refilling of the left heart
24: $T_0 + 9.2$ secs	

Transparent diagram at the end of the book.

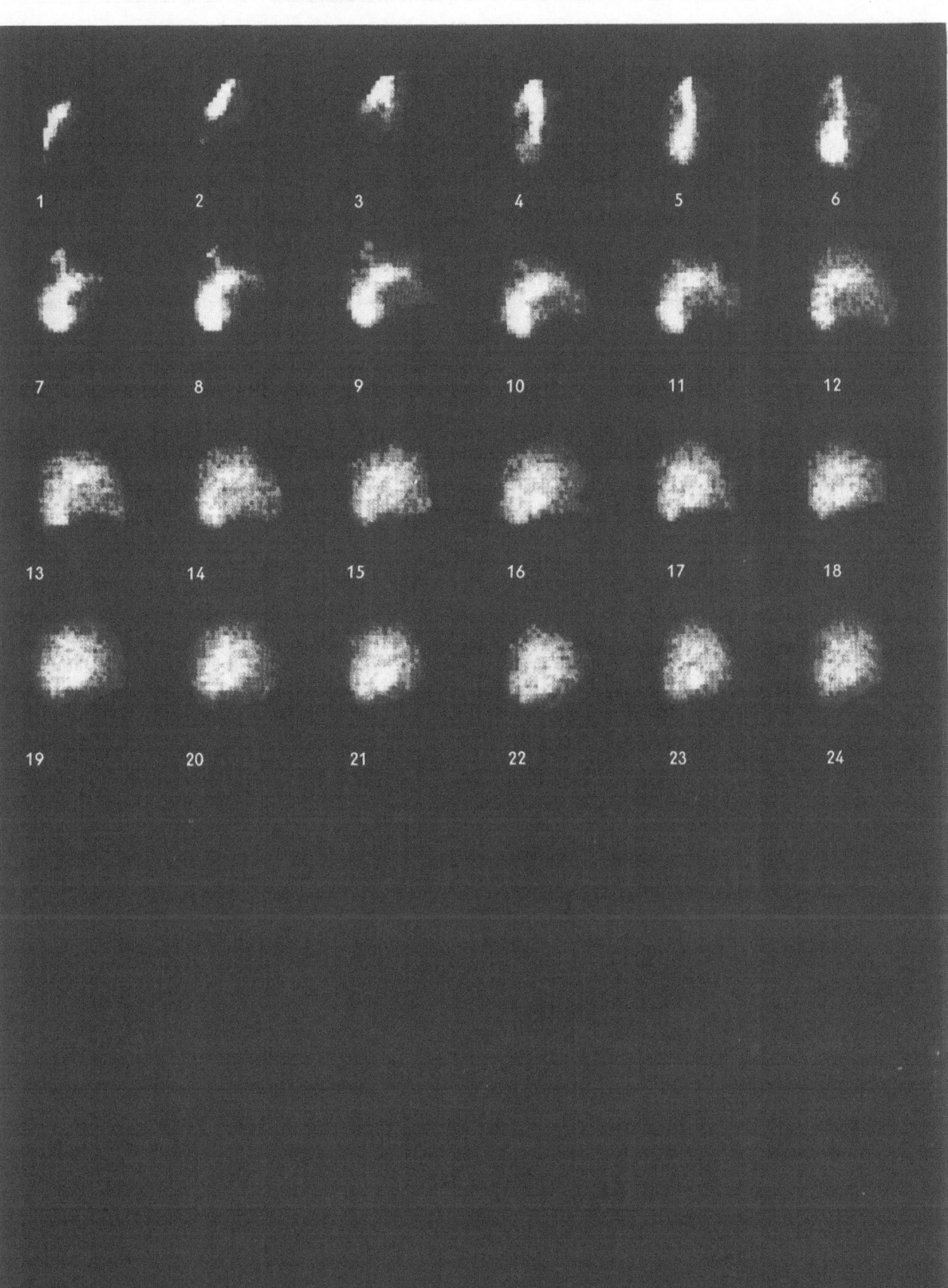

Gamma-angiocardiographie d'un malade présentant une persistance du canal artériel. Incidence face antérieure.

1 : $T_0 + 1,0$ seconde : injection des cavités droites
2 : $T_0 + 1,4$ secondes : début de la circulation pulmonaire
3 : $T_0 + 1,8$ secondes ⎫
4 : $T_0 + 2,2$ secondes ⎪
5 : $T_0 + 2,6$ secondes ⎬ temps de circulation pulmonaire
6 : $T_0 + 3,0$ secondes ⎭
7 : $T_0 + 3,4$ secondes début du temps de circulation gauche
8 : $T_0 + 3,8$ secondes ⎫ circulation gauche avec réinjection
9 : $T_0 + 4,2$ secondes ⎬ du tronc de l'artère pulmonaire
10 : $T_0 + 4,6$ secondes ⎭ droite

11 : $T_0 + 5,0$ secondes ⎫ réinjection pulmonaire droite mettant en évidence la persistance du canal artériel avec flux préférentiel vers la circulation pulmonaire droite
12 : $T_0 + 5,4$ secondes ⎭

13 : $T_0 + 5,8$ secondes ⎫
14 : $T_0 + 6,2$ secondes ⎬ visualisation très médiocre de l'aorte descendante
15 : $T_0 + 6,6$ secondes ⎭

16 : $T_0 + 7,0$ secondes ⎫ persistance tardive de l'image des
17 : $T_0 + 7,4$ secondes ⎬ cavités gauches dûe à la re-
18 : $T_0 + 7,8$ secondes ⎭ circulation pulmonaire

Schéma sur transparent en fin d'ouvrage.

Plate 37

Isotopic angiocardiography of a patient presenting with a patent ductus arteriosus. Anterior view.

1 : $T_0 + 1.0$ sec : filling of the right sided chambers
2 : $T_0 + 1.4$ secs : beginning of pulmonary circulation
3 : $T_0 + 1.8$ secs ⎫
4 : $T_0 + 2.2$ secs ⎪
5 : $T_0 + 2.6$ secs ⎬ period of pulmonary circulation
6 : $T_0 + 3.0$ secs ⎭
7 : $T_0 + 3.4$ secs : beginning of the period of left heart circulation
8 : $T_0 + 3.8$ secs ⎫ left sided circulation with refilling of
9 : $T_0 + 4.2$ secs ⎬ the right pulmonary artery trunk
10 : $T_0 + 4.6$ secs ⎭

11 : $T_0 + 5.0$ secs ⎫ refilling of the right pulmonary circulation demonstrating a patent ductus arteriosus with preferential flow towards the right pulmonary circulation
12 : $T_0 + 5.4$ secs ⎭

13 : $T_0 + 5.8$ secs ⎫ very poor visualization of the
14 : $T_0 + 6.2$ secs ⎬ descending aorta
15 : $T_0 + 6.6$ secs ⎭

16 : $T_0 + 7.0$ secs ⎫ abnormally long persistence of the
17 : $T_0 + 7.4$ secs ⎬ image of the left sided chambers as a
18 : $T_0 + 7.8$ secs ⎭ result of pulmonary recirculation

Transparent diagram at the end of the book.

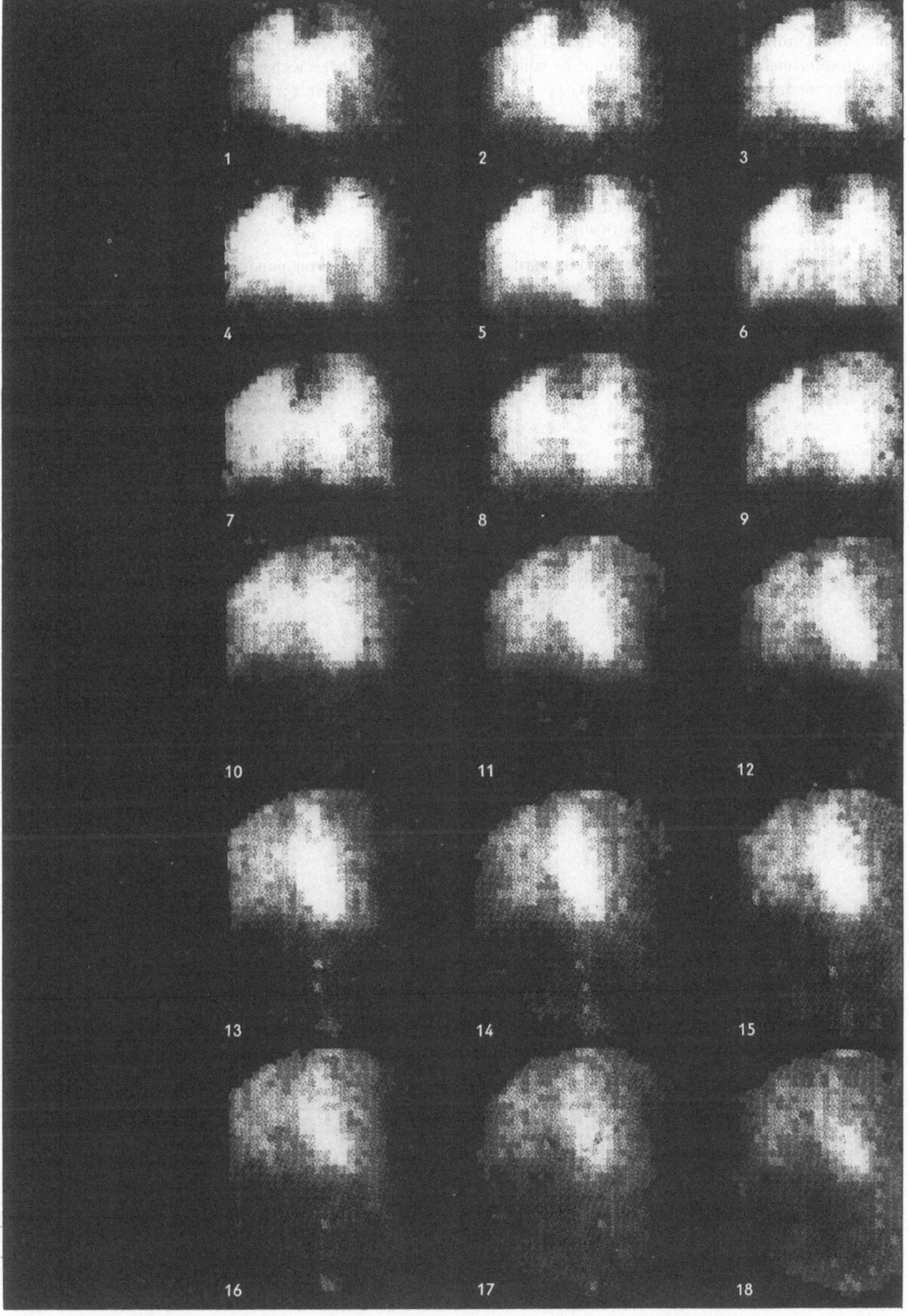

Gamma-angiocardiographie d'un malade porteur d'une communication interauriculaire avec shunt bidirectionnel à prédominance droite-gauche. Incidence OAG 45°.

$1 : T_0$: injection par cathétérisme

$2 : T_0 + 1$ seconde : injection des cavités droites avec visualisation très précoce de l'oreillette gauche (shunt droite-gauche)

$3 : T_0 + 3$ secondes : apparition du ventricule gauche

$4 : T_0 + 5$ secondes
$5 : T_0 + 7$ secondes } circulation pulmonaire et apparition précoce de la crosse aortique
$6 : T_0 + 9$ secondes

$7 : T_0 + 11$ secondes } réapparition des cavités droites, mettant en évidence le shunt gauche-droite. Absence de visualisation de l'aorte abdominale
$8 : T_0 + 13$ secondes

Schéma sur transparent en fin d'ouvrage.

Plate 38

Isotopic angiocardiography of a patient suffering from an atrial septal defect with bidirectional shunting, predominantly right to left. 45° LAO view.

$1 : T_0$: injection through a catheter

$2 : T_0 + 1$ sec   : filling of the right heart with very early visualization of the left atrium (right to left shunt)

$3 : T_0 + 3$ secs : appearance of the left ventricle

$4 : T_0 + 5$ secs
$5 : T_0 + 7$ secs } pulmonary circulation and early appearance of the aortic arch
$6 : T_0 + 9$ secs

$7 : T_0 + 11$ secs } reappearance of the right sided chambers demonstrating the presence of left to right shunting. Failure to visualize the abdominal aorta
$8 : T_0 + 13$ secs

Transparent diagram at the end of the book.

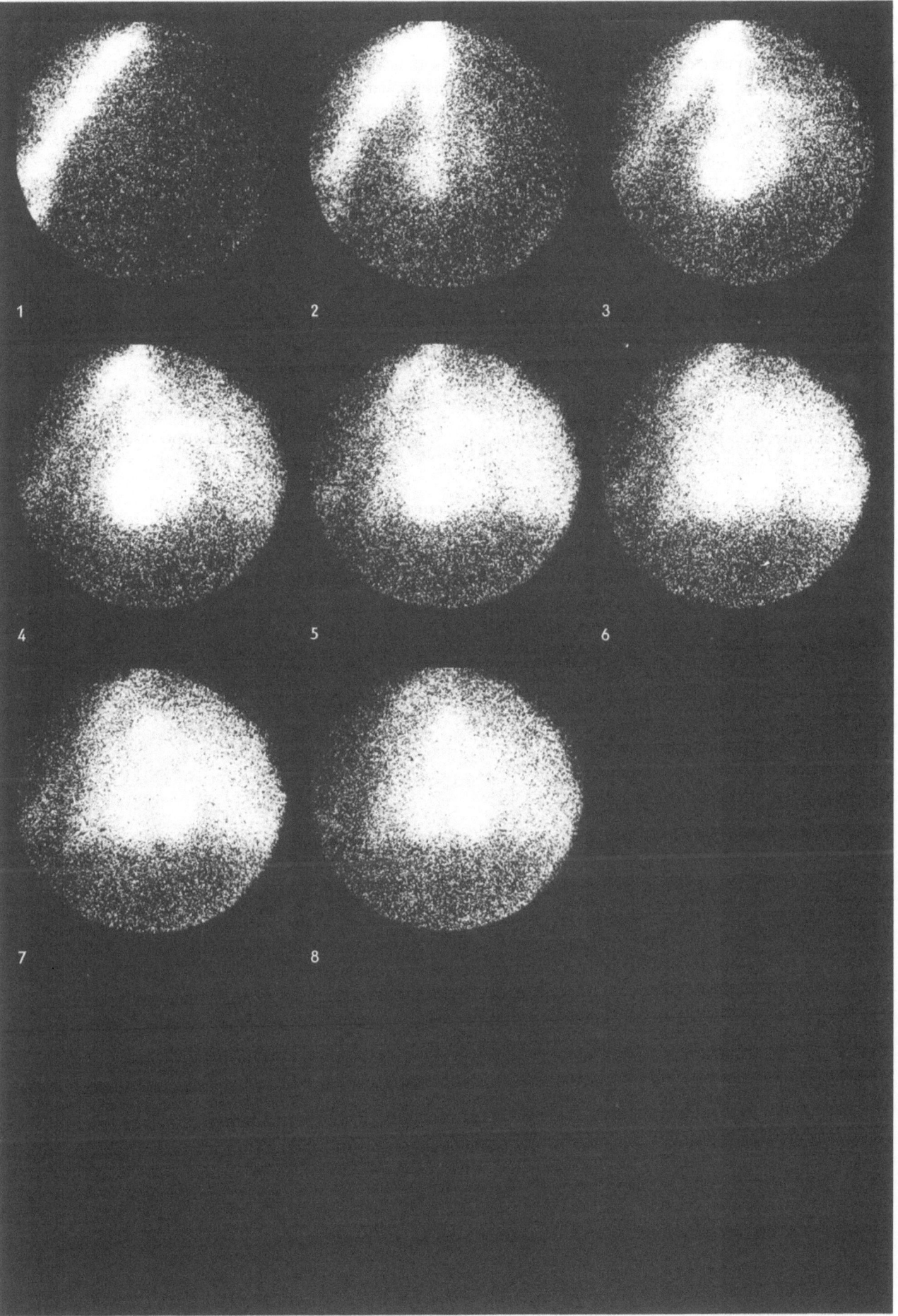

1 2 3
4 5 6
7 8

Gamma-angiocardiographie d'un malade porteur d'une communication interventriculaire avec persistance d'un canal artériel. Incidence face antérieure.

1: $T_0 + 1$ seconde : injection des cavités droites
2: $T_0 + 3$ secondes : apparition très précoce de l'image ventriculaire gauche traduisant le shunt droite-gauche
3: $T_0 + 5$ secondes : importante radioactivité au niveau de la superposition artère pulmonaire-aorte ascendante
4: $T_0 + 7$ secondes : circulation pulmonaire et circulation gauche simultanées
5: $T_0 + 9$ secondes : réinjection des artères pulmonaires au temps gauche traduisant la persistance du canal artériel
6: $T_0 + 11$ secondes ⎫ flux préférentiel vers l'artère pulmo-
7: $T_0 + 13$ secondes ⎭ naire droite

Schéma sur transparent en fin d'ouvrage.

Plate 39

Isotopic angiocardiography of a patient suffering from a ventricular septal defect and patent ductus arteriosus. Anterior view.

1: $T_0 + 1$ sec : filling of the right heart
2: $T_0 + 3$ secs : very early appearance of the left ventricular image demonstrating the right to left shunt
3: $T_0 + 5$ secs : marked radioactivity where the pulmonary artery and ascending aorta are superimposed
4: $T_0 + 7$ secs : simultaneous pulmonary circulation and left sided circulation
5: $T_0 + 9$ secs : refilling of the pulmonary arteries during left sided circulation demonstrating the patent ductus arteriosus
6: $T_0 + 11$ secs ⎫ preferential flow towards the right
7: $T_0 + 13$ secs ⎭ pulmonary artery

Transparent diagram at the end of the book.

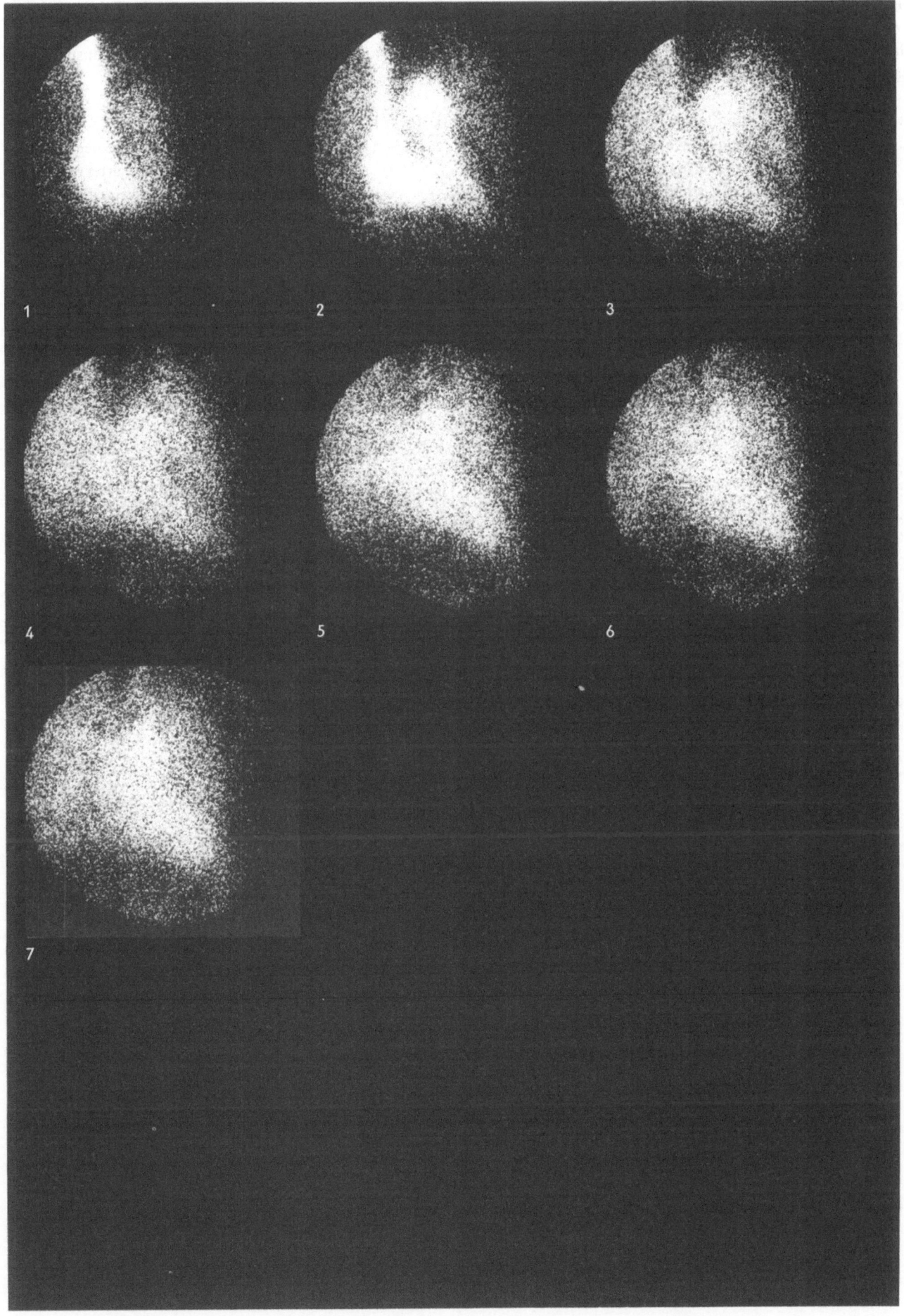

Gamma-angiocardiographie chez un malade porteur d'une transposition des gros vaisseaux. Incidence OAG 45°.

1 : T_0 + 1 seconde   : injection de l'oreillette gauche
2 : T_0 + 3 secondes : remplissage ventriculaire gauche et début d'injection du tronc pulmonaire ; simultanément, mise en évidence d'une communication interventriculaire par imprégnation du ventricule droit de petit volume, au-dessus du ventricule gauche
3 : T_0 + 5 secondes : visualisation de la bifurcation pulmonaire par chasse ventriculaire gauche et, simultanément, de la crosse aortique par chasse ventriculaire droite
4 : T_0 + 7 secondes : circulation pulmonaire faible et circulation aortique thoracique
5 : T_0 + 9 secondes
6 : T_0 + 11 secondes } vidange ventriculaire, circulations pulmonaire et systémique simultanées
7 : T_0 + 13 secondes
8 : T_0 + 15 secondes
9 : T_0 + 15 minutes : image cavitaire après dilution homogène de l'indicateur dans l'espace vasculaire mettant en évidence le ventricule gauche, le ventricule droit et la crosse aortique

Schéma sur transparent en fin d'ouvrage.

Plate 40

Isotopic angiocardiography in a patient with transposition of the great vessels. 45° LAO view.

1 : T_0 + 1 sec   : left atrial filling
2 : T_0 + 3 secs : left ventricular filling and the beginning of filling of the pulmonary artery trunk. Simultaneously, an interventricular shunt is demonstrated by flow into the small volume right ventricle which lies above the left ventricle
3 : T_0 + 5 secs : visualization of the pulmonary artery bifurcation due to left ventricular emptying with simultaneous visualization of the aortic arch following right ventricular emptying
4 : T_0 + 7 secs : poor pulmonary circulation and flow within the thoracic aorta
5 : T_0 + 9 secs
6 : T_0 + 11 secs } ventricular emptying with simultaneous flow in the pulmonary and systemic circulations
7 : T_0 + 13 secs
8 : T_0 + 15 secs
9 : T_0 + 15 min : image of the cardiac cavities after homogeneous mixing of the indicator throughout the vascular compartment. This shows the left ventricle, the right ventricle and the aortic arch

Transparent diagram at the end of the book.

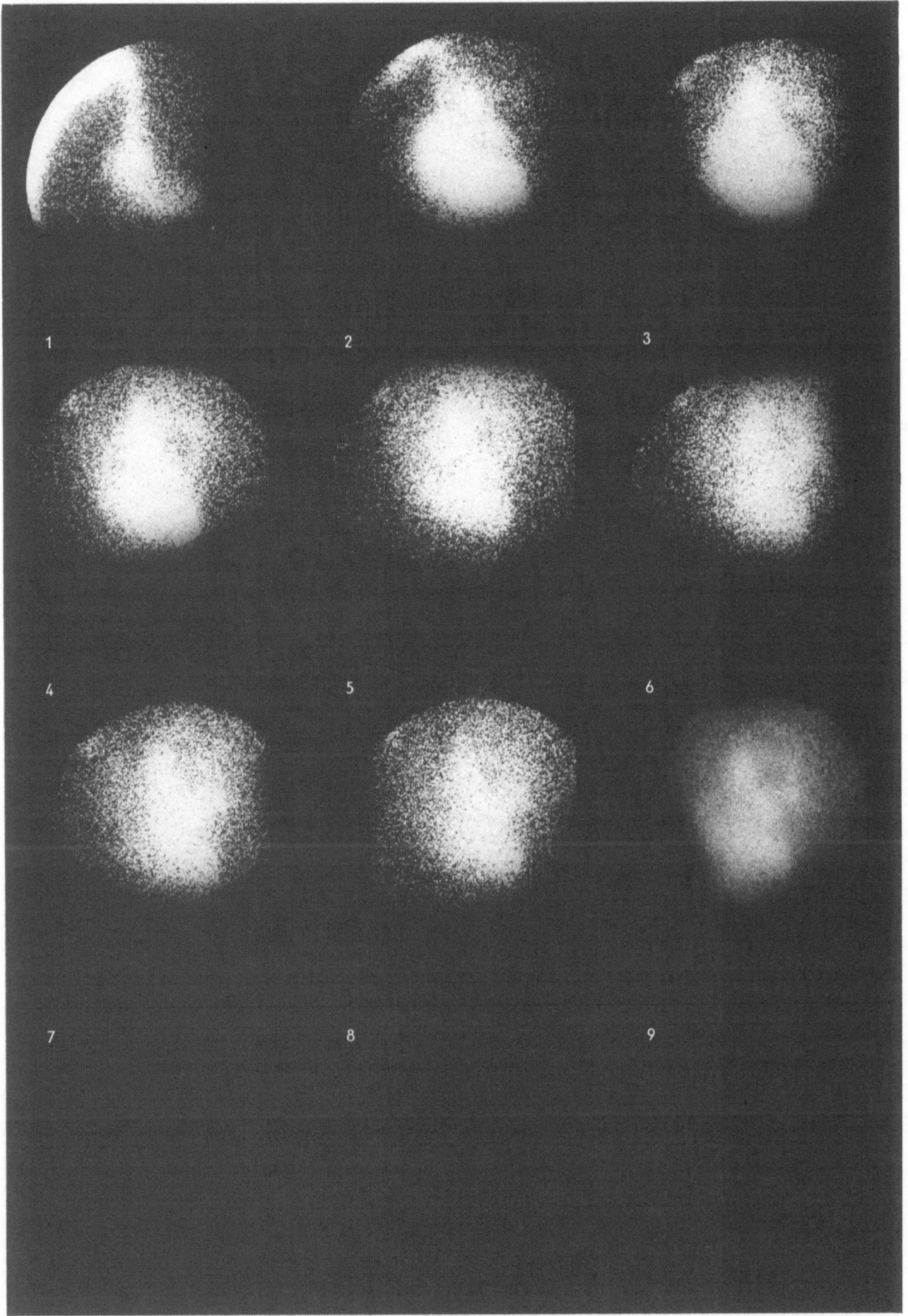

Gamma-angiocardiographie d'un malade porteur d'une coarctation aortique. Incidence face antérieure.

1: T_0 + 1 seconde : injection des cavités droites
2: T_0 + 2 secondes : temps de circulation pulmonaire
3: T_0 + 3 secondes : début d'injection des cavités gauches
4: T_0 + 4 secondes : injection de la crosse aortique avec absence de visualisation de l'aorte thoracique descendante et injection des troncs carotidiens
5: T_0 + 5 secondes
6: T_0 + 6 secondes } chasse ventriculaire gauche
7: T_0 + 7 secondes
8: T_0 + 15 minutes : image cavitaire après dilution homogène de l'indicateur dans l'espace vasculaire.

Schéma sur transparent en fin d'ouvrage.

Plate 41

Isotopic angiocardiography of a patient suffering from coarctation of the aorta. Anterior view.

1: T_0 + 1 sec : filling of the right heart
2: T_0 + 2 secs : period of pulmonary circulation
3: T_0 + 3 secs : beginning of filling of the left heart
4: T_0 + 4 secs : filling of the aortic arch with failure of visualization of the thoracic aorta
5: T_0 + 5 secs
6: T_0 + 6 secs } left ventricular emptying
7: T_0 + 7 secs
8: T_0 + 15 min : image of the cardiac cavities after homogeneous mixing of the indicator throughout the vascular compartment.

Transparent diagram at the end of the book.

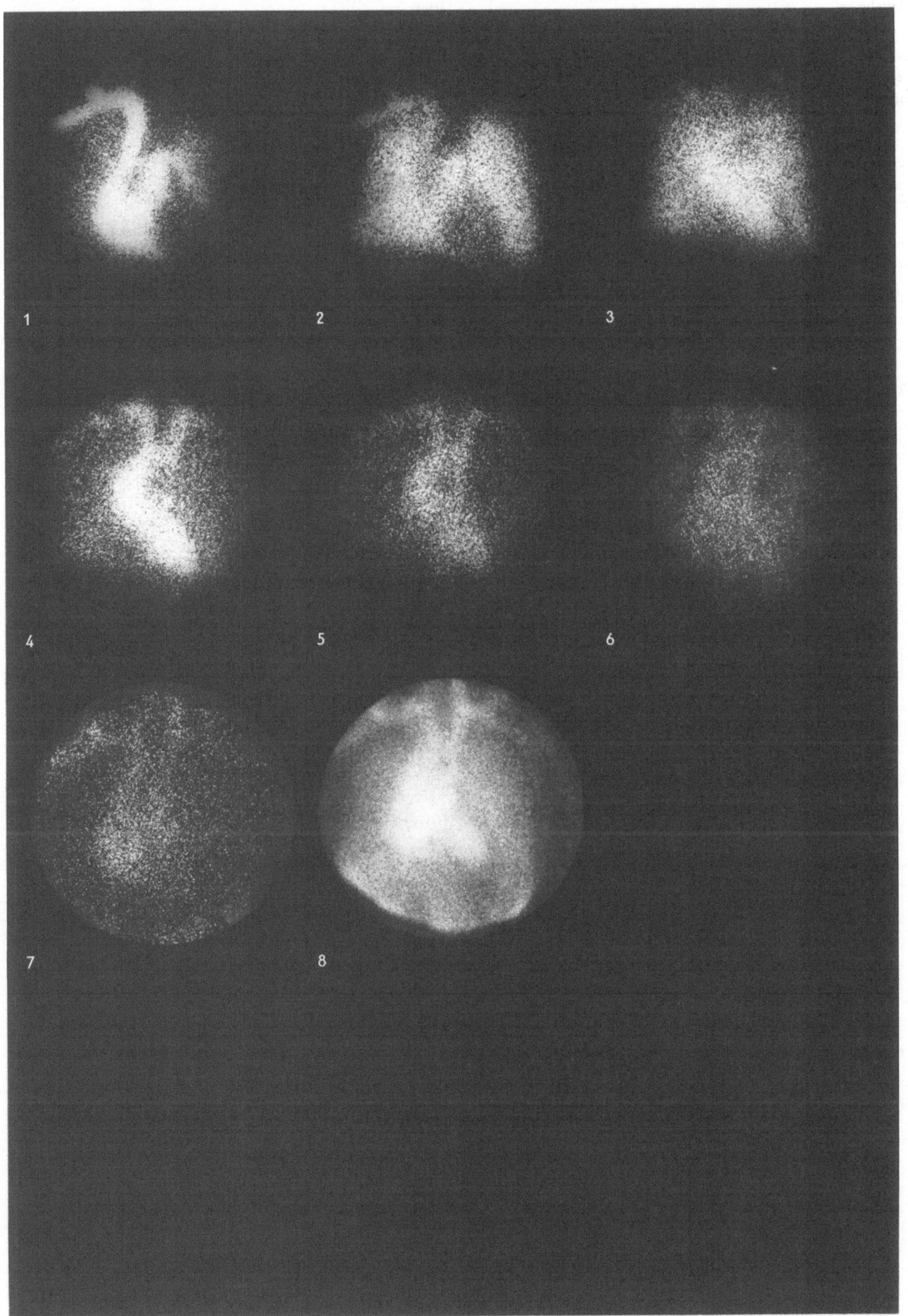

Planche 42

Gamma-angiocardiographie d'un malade porteur d'une sténose congénitale de l'artère pulmonaire gauche. Incidence face antérieure.

1: $T_0 + 1$ seconde : injection des cavités droites
2: $T_0 + 3$ secondes } absence d'injection de l'artère pul-
3: $T_0 + 5$ secondes } monaire gauche

4: $T_0 + 7$ secondes } temps de circulation pulmonaire:
5: $T_0 + 9$ secondes } seul le réseau vasculaire droit est
                      } injecté
6: $T_0 + 11$ secondes : début d'injection des cavités gauches
7: $T_0 + 13$ secondes }
8: $T_0 + 15$ secondes } temps de circulation gauche

Schéma sur transparent en fin d'ouvrage.

Plate 42

Isotopic angiocardiography of a patient suffering from congenital stenosis of the left pulmonary artery. Anterior view.

1: $T_0 + 1$ sec : filling of the right heart
2: $T_0 + 3$ secs } failure of filling of the left pulmonary
3: $T_0 + 5$ secs } artery

4: $T_0 + 7$ secs } period of pulmonary circulation. Only
5: $T_0 + 9$ secs } the right vascular network is filled
6: $T_0 + 11$ secs: beginning of filling of the left heart
7: $T_0 + 13$ secs }
8: $T_0 + 15$ secs } period of left heart circulation

Transparent diagram at the end of the book.

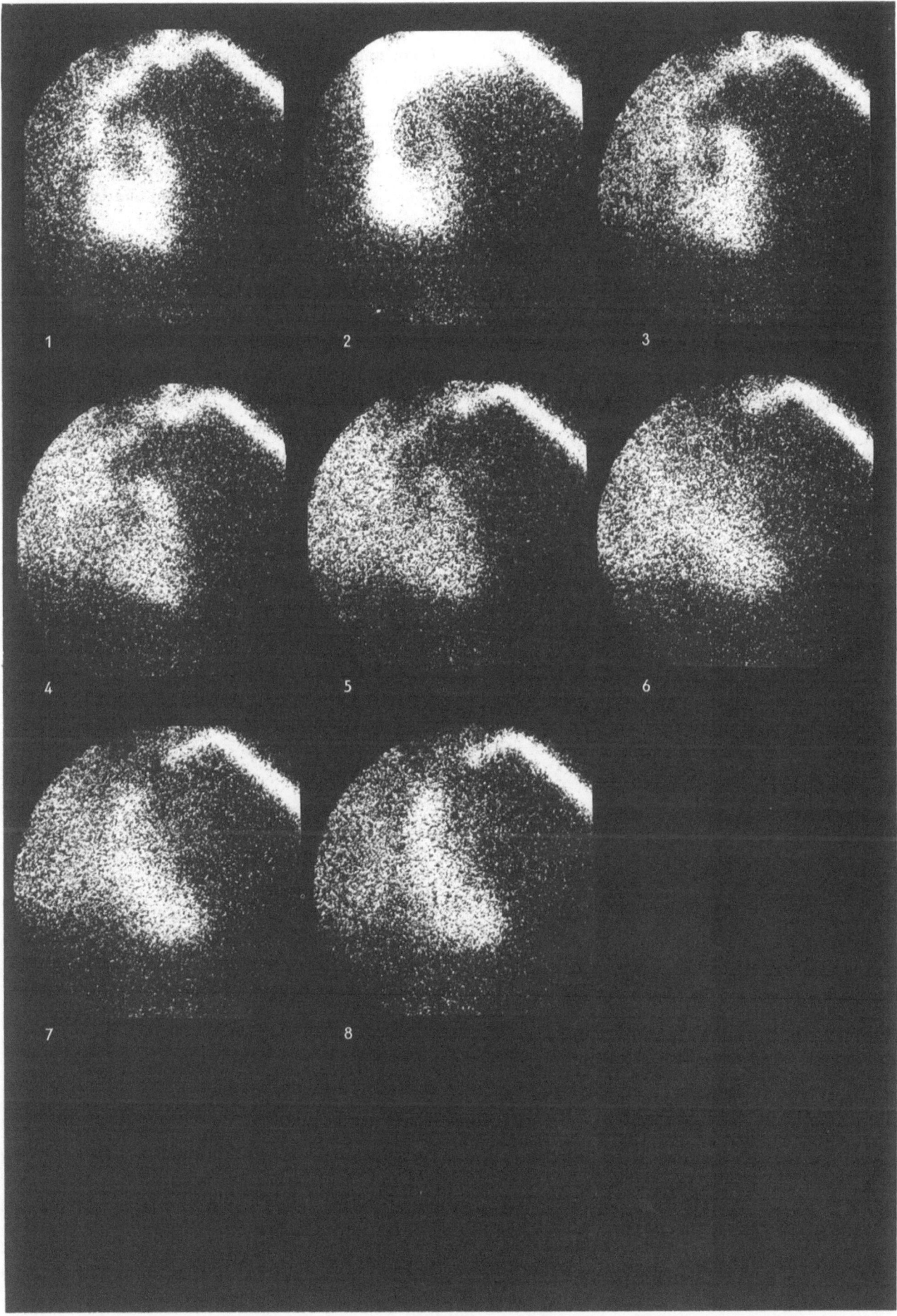

Gamma-angiocardiographie d'un malade porteur d'une sténose pulmonaire peu serrée. Incidence OAG 45°.

1 : $T_0 + 0{,}4$ seconde
2 : $T_0 + 0{,}8$ seconde } injection des cavités droites

3 : $T_0 + 1{,}2$ seconde : début de visualisation du tronc pulmonaire avec mise en évidence de la sténose

4 : $T_0 + 1{,}6$ seconde
5 : $T_0 + 2{,}0$ secondes } retard dans l'apparition du temps pulmonaire avec persistance de
6 : $T_0 + 2{,}4$ secondes } l'image cavitaire droite

7 : $T_0 + 2{,}8$ secondes
8 : $T_0 + 3{,}2$ secondes } temps de circulation pulmonaire
9 : $T_0 + 3{,}6$ secondes

10 : $T_0 + 4{,}0$ secondes
11 : $T_0 + 4{,}4$ secondes } début d'injection des cavités gauches
12 : $T_0 + 4{,}8$ secondes

13 : $T_0 + 5{,}2$ secondes
14 : $T_0 + 5{,}6$ secondes } temps de circulation gauche
15 : $T_0 + 6{,}0$ secondes

16 : $T_0 + 6{,}4$ secondes
17 : $T_0 + 6{,}8$ secondes } chasse ventriculaire gauche et
18 : $T_0 + 7{,}2$ secondes } visualisation de la crosse aortique

Schéma sur transparent en fin d'ouvrage.

Plate 43

Isotopic angiocardiography in a patient with a tight pulmonary stenosis. 45° LAO view.

1 : $T_0 + 0.4$ secs
2 : $T_0 + 0.8$ secs } filling of the right heart

3 : $T_0 + 1.2$ secs : beginning of visualization of the pulmonary artery trunk and demonstration of the stenosis

4 : $T_0 + 1.6$ secs } delay in the appearance of the pulmonary circulation and persistence of the
5 : $T_0 + 2.0$ secs } right ventricular image
6 : $T_0 + 2.4$ secs

7 : $T_0 + 2.8$ secs
8 : $T_0 + 3.2$ secs } period of pulmonary circulation
9 : $T_0 + 3.6$ secs

10 : $T_0 + 4.0$ secs
11 : $T_0 + 4.4$ secs } beginning of left heart filling
12 : $T_0 + 4.8$ secs

13 : $T_0 + 5.2$ secs
14 : $T_0 + 5.6$ secs } period of left heart circulation
15 : $T_0 + 6.0$ secs

16 : $T_0 + 6.4$ secs
17 : $T_0 + 6.8$ secs } left ventricular emptying and visualization of the aortic arch
18 : $T_0 + 7.2$ secs

Transparent diagram at the end of the book.

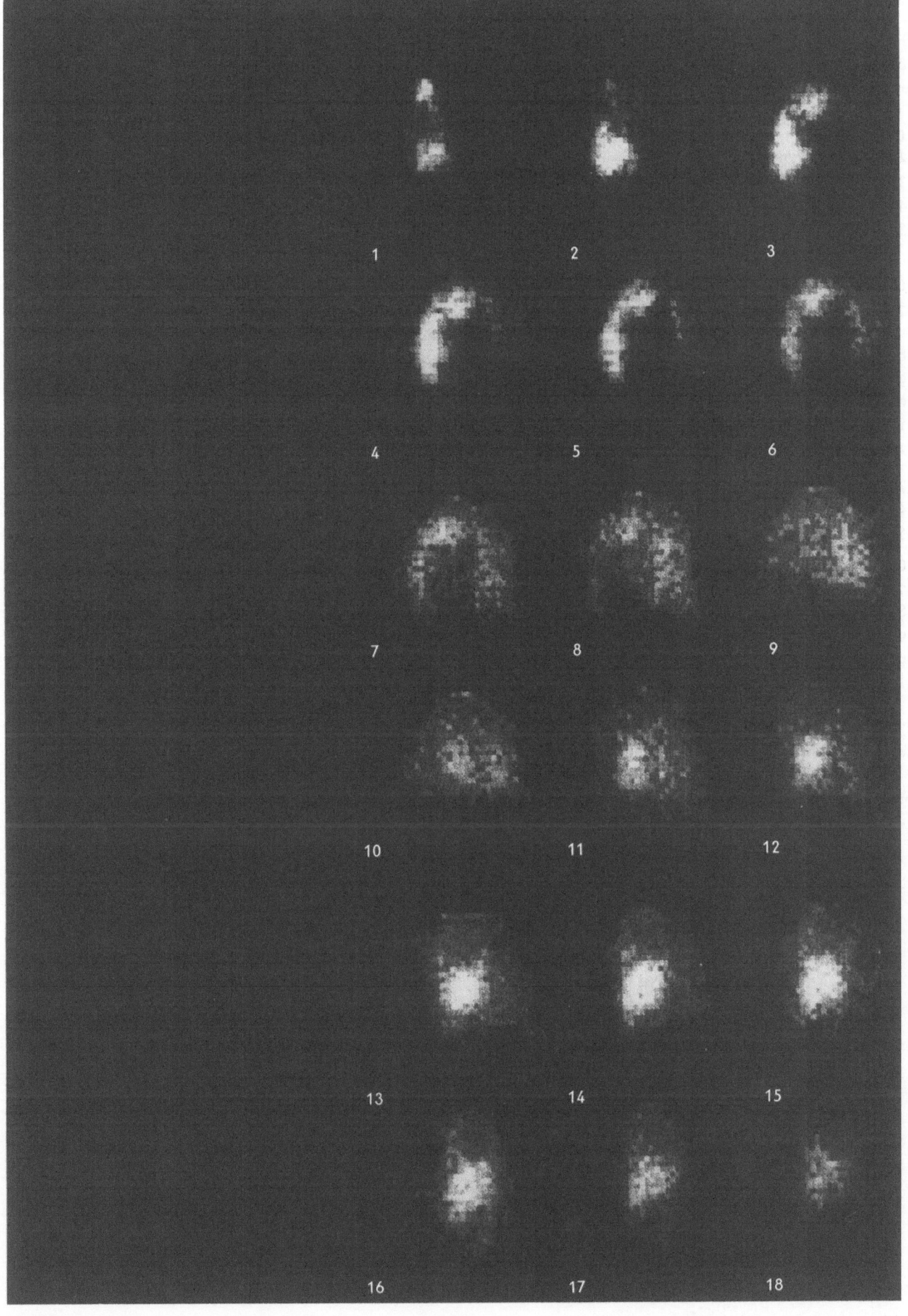

Gamma-angiocardiographie d'un malade porteur d'une atrésie tricuspidienne opérée (anastomose cavopulmonaire). Incidence face antérieure.

1 : T_0 : injection
2 : $T_0 + 0,4$ seconde ⎫
3 : $T_0 + 0,8$ seconde ⎬ progression veineuse de l'embol radioactif
4 : $T_0 + 1,2$ seconde ⎭
5 : $T_0 + 1,6$ seconde : injection de la veine cave supérieure
6 : $T_0 + 2,0$ secondes ⎫ injection précoce de l'artère pulmonaire et de la circulation pulmonaire inférieure droite
7 : $T_0 + 2,4$ secondes ⎭
8 : $T_0 + 2,8$ secondes ⎫
9 : $T_0 + 3,2$ secondes ⎪ temps de circulation pulmonaire avec prédominance de la circulation à la base droite
10 : $T_0 + 3,6$ secondes ⎬
11 : $T_0 + 4,0$ secondes ⎪
12 : $T_0 + 4,4$ secondes ⎭
13 : $T_0 + 4,8$ secondes ⎫
14 : $T_0 + 5,2$ secondes ⎬ début de circulation gauche
15 : $T_0 + 5,6$ secondes ⎭
16 : $T_0 + 6,0$ secondes ⎫
17 : $T_0 + 6,4$ secondes ⎪
18 : $T_0 + 6,8$ secondes ⎪
19 : $T_0 + 7,2$ secondes ⎪ temps de circulation gauche avec persistance de l'image de la base pulmonaire droite
20 : $T_0 + 7,6$ secondes ⎬
21 : $T_0 + 8,0$ secondes ⎪
22 : $T_0 + 8,4$ secondes ⎪
23 : $T_0 + 8,8$ secondes ⎪
24 : $T_0 + 9,2$ secondes ⎭

Schéma sur transparent en fin d'ouvrage.

Plate 44

Isotopic angiocardiography of a patient with surgically treated tricuspid atresia (cavo-pulmonary anastomosis). Anterior view.

1 : T_0 : injection
2 : $T_0 + 0.4$ secs ⎫
3 : $T_0 + 0.8$ secs ⎬ venous passage of the radioactive bolus
4 : $T_0 + 1.2$ secs ⎭
5 : $T_0 + 1.6$ secs : filling of the superior vena cava
6 : $T_0 + 2.0$ secs ⎫ early filling of the pulmonary artery and the inferior right pulmonary circulation
7 : $T_0 + 2.4$ secs ⎭
8 : $T_0 + 2.8$ secs ⎫
9 : $T_0 + 3.2$ secs ⎪ period of pulmonary circulation with predominant filling of the right basal circulation
10 : $T_0 + 3.6$ secs ⎬
11 : $T_0 + 4.0$ secs ⎪
12 : $T_0 + 4.4$ secs ⎭
13 : $T_0 + 4.8$ secs ⎫
14 : $T_0 + 5.2$ secs ⎬ beginning of left heart circulation
15 : $T_0 + 5.6$ secs ⎭
16 : $T_0 + 6.0$ secs ⎫
17 : $T_0 + 6.4$ secs ⎪
18 : $T_0 + 6.8$ secs ⎪
19 : $T_0 + 7.2$ secs ⎪ period of left heart circulation with persistence of the image of the right basal pulmonary circulation
20 : $T_0 + 7.6$ secs ⎬
21 : $T_0 + 8.0$ secs ⎪
22 : $T_0 + 8.4$ secs ⎪
23 : $T_0 + 8.8$ secs ⎪
24 : $T_0 + 9.2$ secs ⎭

Transparent diagram at the end of the book.

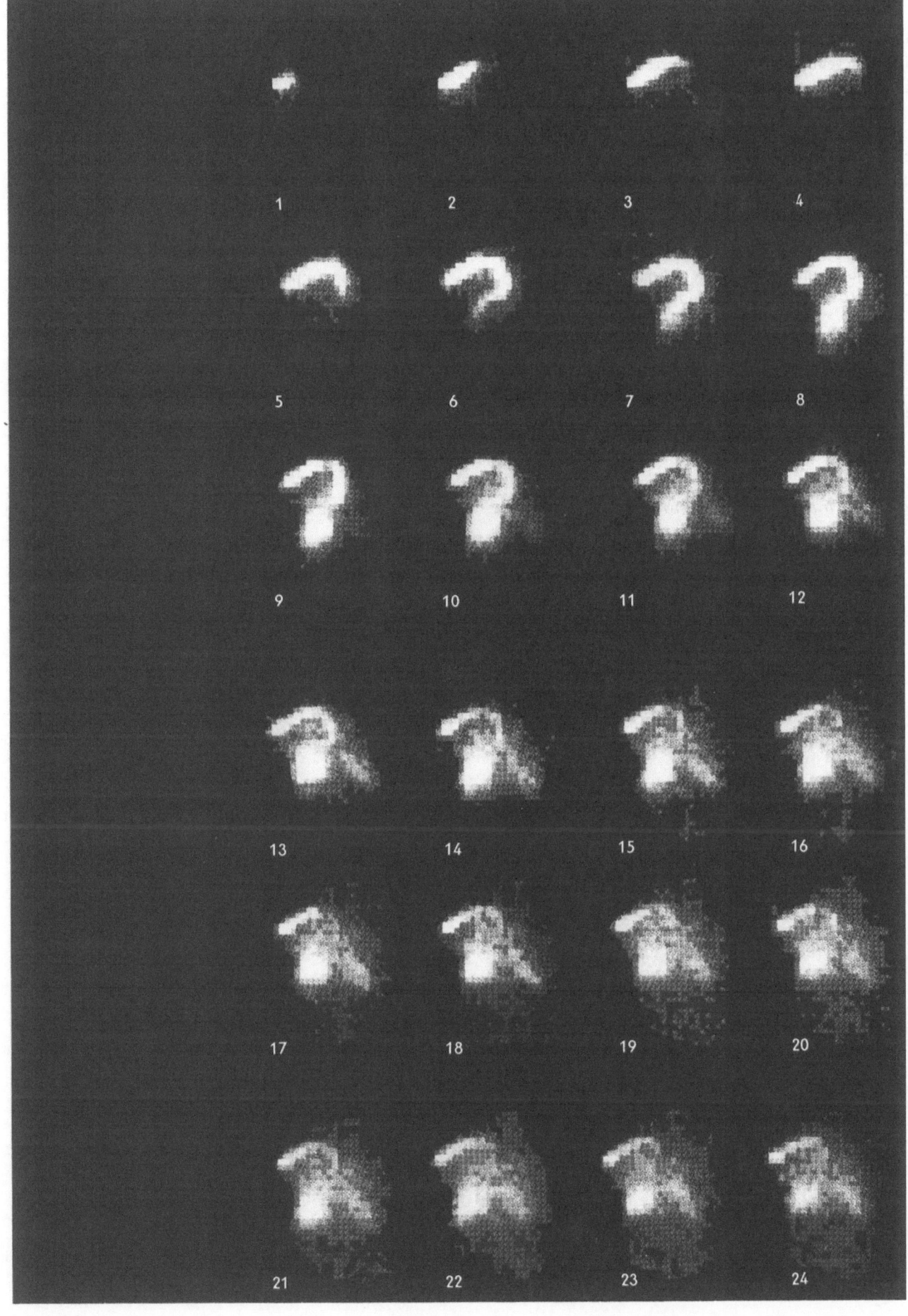

1 2 3 4

5 6 7 8

9 10 11 12

13 14 15 16

17 18 19 20

21 22 23 24

Gamma-angiocardiographie d'un malade porteur d'une dilatation ventriculaire gauche consécutive à un infarctus myocardique antéro-septal.

1 : T_0 + 2 secondes : injection des cavités droites
2 : T_0 + 4 secondes : début de la circulation pulmonaire
3 : T_0 + 6 secondes : temps de circulation pulmonaire. Début d'injection des cavités gauches. Visualisation du septum interventriculaire.
4 : T_0 + 8 secondes : temps de circulation gauche
5 : T_0 + 10 secondes : apparition de la crosse aortique. Dilatation ventriculaire gauche très importante
6 : T_0 + 12 secondes ⎫ ventricule gauche très dilaté et
7 : T_0 + 14 secondes ⎭ hypokinétique
8 : T_0 + 15 minutes : image cavitaire après dilution homogène de l'indicateur dans l'espace vasculaire

Schéma sur transparent en fin d'ouvrage.

Plate 45

Isotopic angiocardiography of a patient with left ventricular dilatation following an anteroseptal myocardial infarct.

1 : T_0 + 2 secs : filling of the right heart
2 : T_0 + 4 secs : beginning of pulmonary circulation
3 : T_0 + 6 secs : period of pulmonary circulation. Beginning of filling of the left heart. The interventricular septum can be seen
4 : T_0 + 8 secs : period of left heart circulation
5 : T_0 + 10 secs : appearance of the aortic arch. Very marked dilatation of the left ventricle
6 : T_0 + 12 secs ⎫ very dilatated and hypokinetic left
7 : T_0 + 14 secs ⎭ ventricle
8 : T_0 + 15 min : image of the chamber after complete mixing of the indicator within the intravascular space

Transparent diagram at the end of the book.

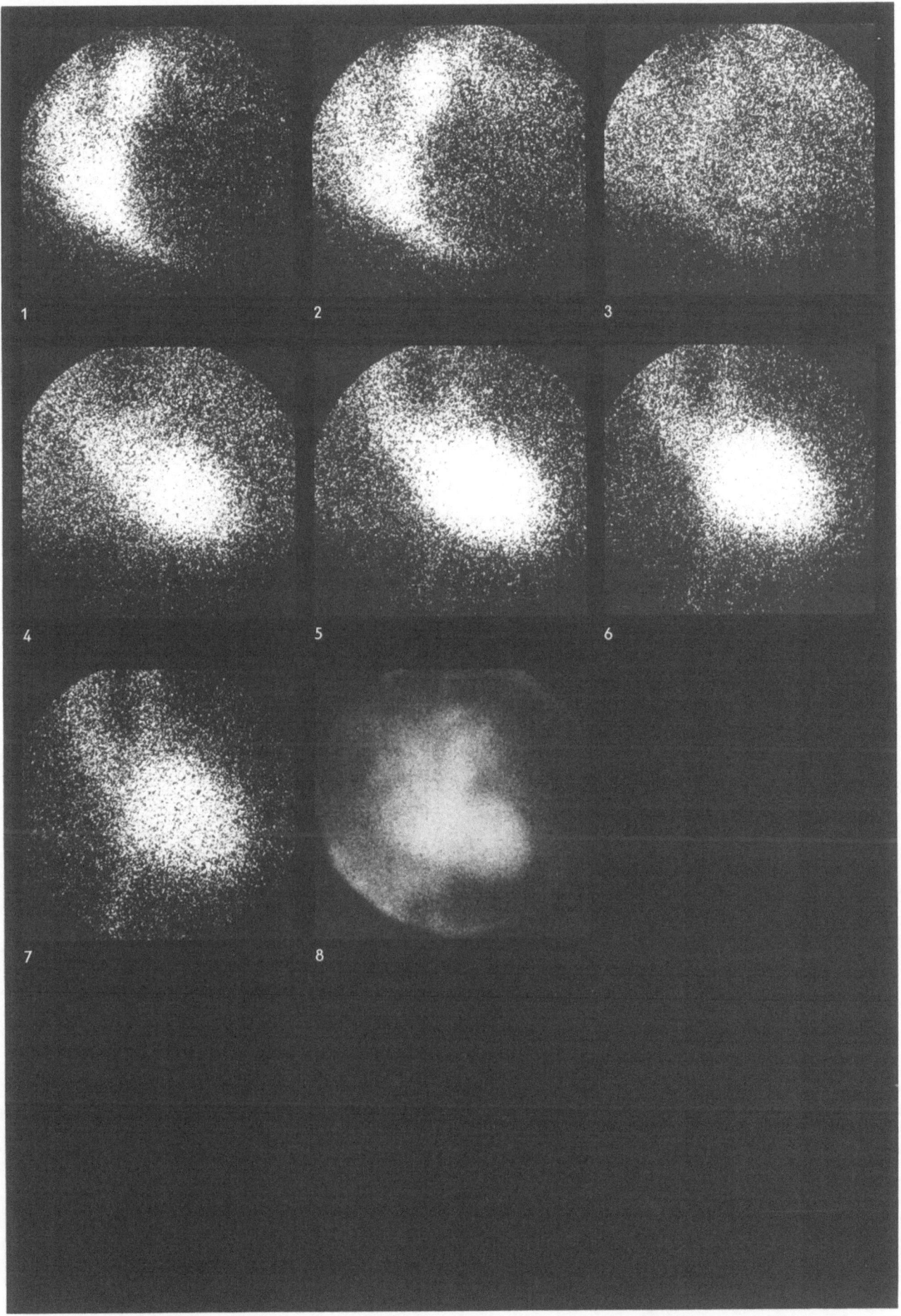

A : ectasie ventriculaire gauche d'apparition récente. On remarque la bascule vers le bas de la pointe du ventricule gauche, réalisant une image 'en chausette' évocatrice d'une poche anévrismale.

B : dilatation ventriculaire gauche. L'uniformité de densité d'information de l'ensemble de l'image cardiaque est en faveur d'une hypokinésie ventriculaire gauche importante.

Plate 46

A : recently developed irregularity of the left ventricular outline. The lower part of the left ventricular apex produces an image suggestive of an aneurysmal sac.

B : left ventricular dilatation. The uniform density of the record together with the cardiac shape is suggestive of a marked degree of left ventricular hypokinesia.

Plate 46

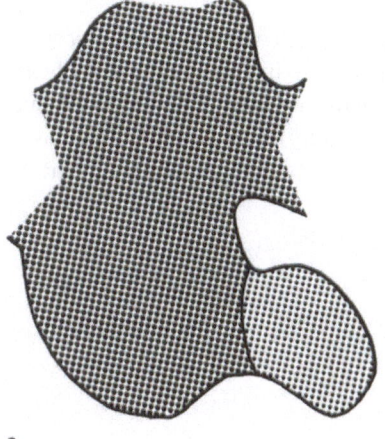

a

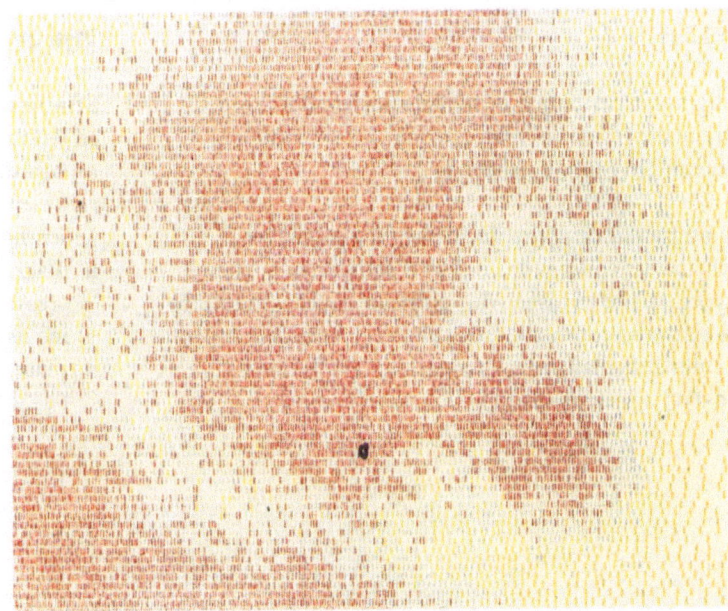

A

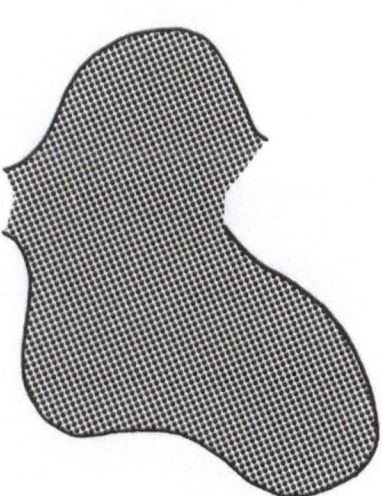

b

B

Scintigraphie cavitaire d'un malade porteur d'une ectasie ventriculaire gauche développée dans les suites d'un infarctus antéro-septal (planche 71).

A: scintigraphie cavitaire. Incidence face antérieure.
B: schéma des courbes de niveaux d'activité: importante hyperactivité au niveau du ventricule gauche traduisant la mauvaise contractilité de celui-ci (schéma à comparer à celui de la planche 26). (rouge: 100-80%; bleu: 80-60%; vert: 60-40%.)

Plate 47

Scintigram of the cardiac cavities in a patient who developed left ventricular dilatation following an anteroseptal myocardial infarct (plate 71).

A: scintigram of the cardiac cavities. Anterior view.
B: diagram of levels of activity: there is a markedly increased activity in the region of the left ventricle suggesting its poor contractility (compare with diagrams in plate 26). (red: 100-80%; blue: 80-60%; green: 60-40%.)

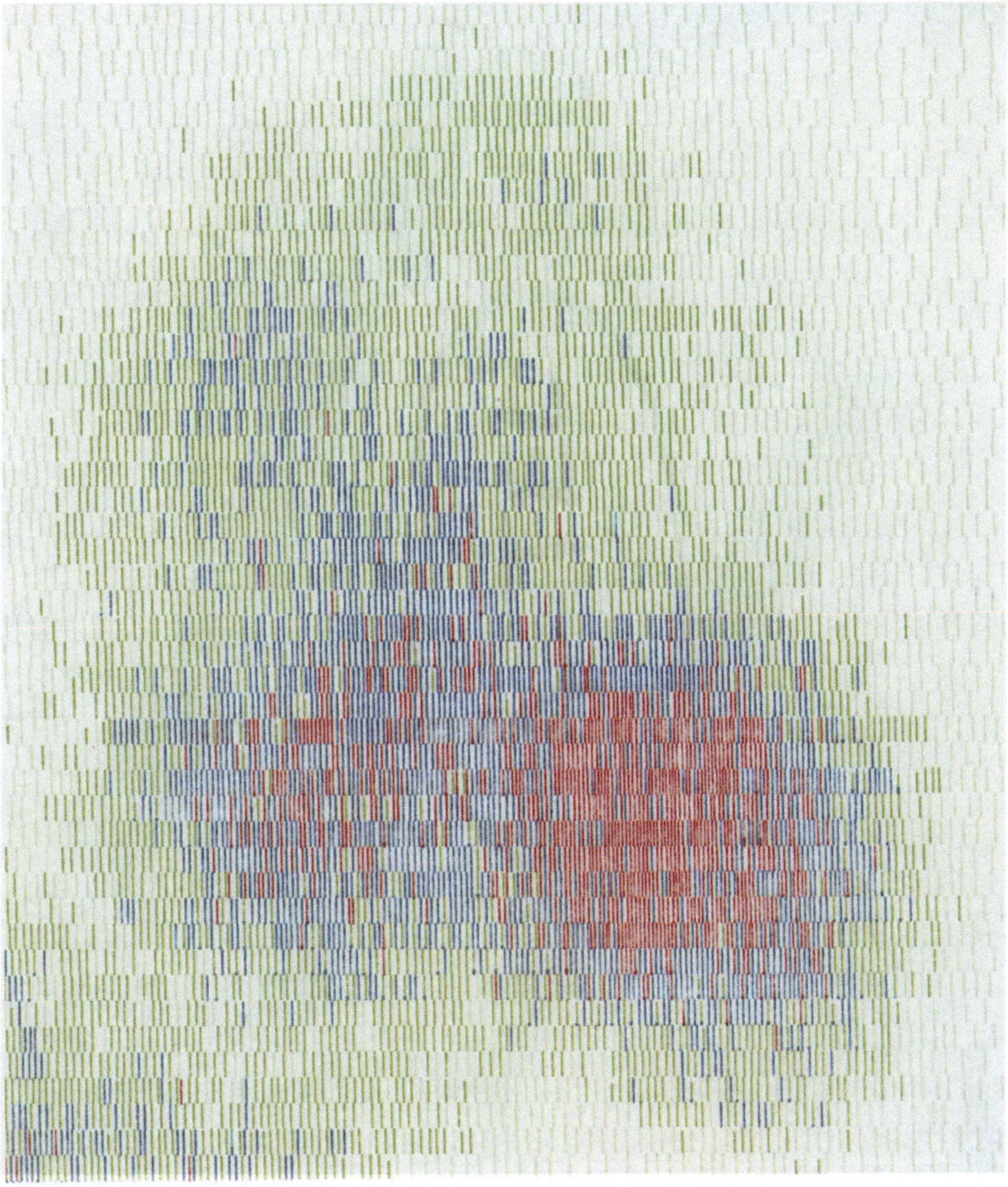

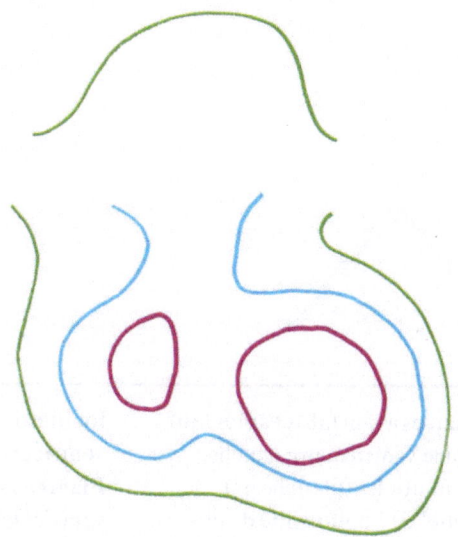

A

B

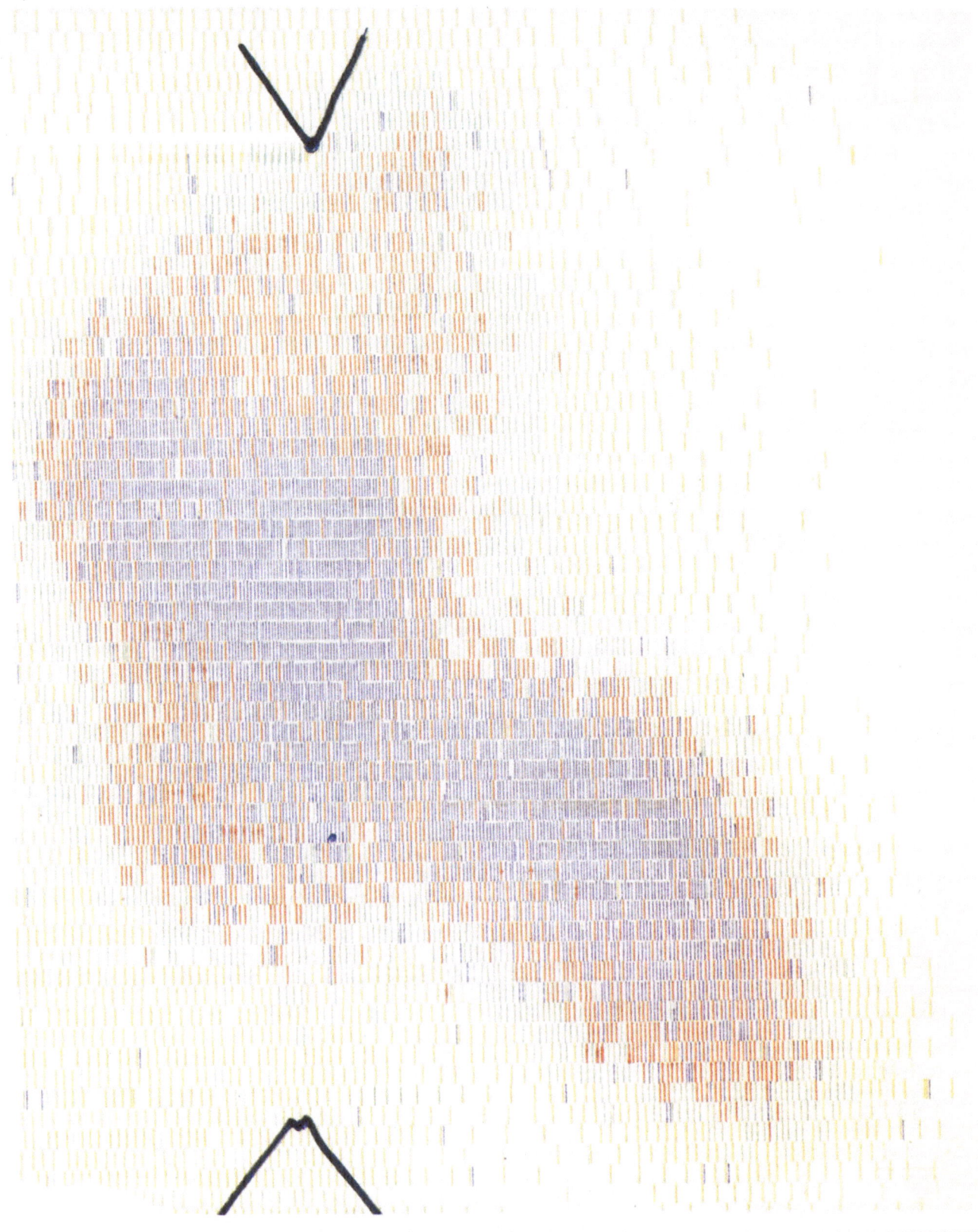

Scintigraphies des cavités cardiaques avant (48) et après (49) résection d'une poche anévrismale ventriculaire gauche, constituée à la suite d'infarctus multiples (planche 94).
Planche 48: l'image 'en chaussette'' et l'uniformité de la densité d'information sont significatives de la dilatation et de l'hypokinésie ventriculaires gauches. Le volume du ventricule gauche est de 235 millilitres, pour un débit sys-

tolique de 35 millilitres par systole. La fraction d'éjection ventriculaire gauche est 0,15 (valeur normale = 0,66).
Planche 49: après résection anévrismale, on note une cavité ventriculaire de taille et de densité d'information norma-les. Le volume ventriculaire gauche télédiastolique est de 100 millilitres, le débit systolique de 58 millilitres par sys-tole, ce qui donne une fraction d'éjection de 0,58.

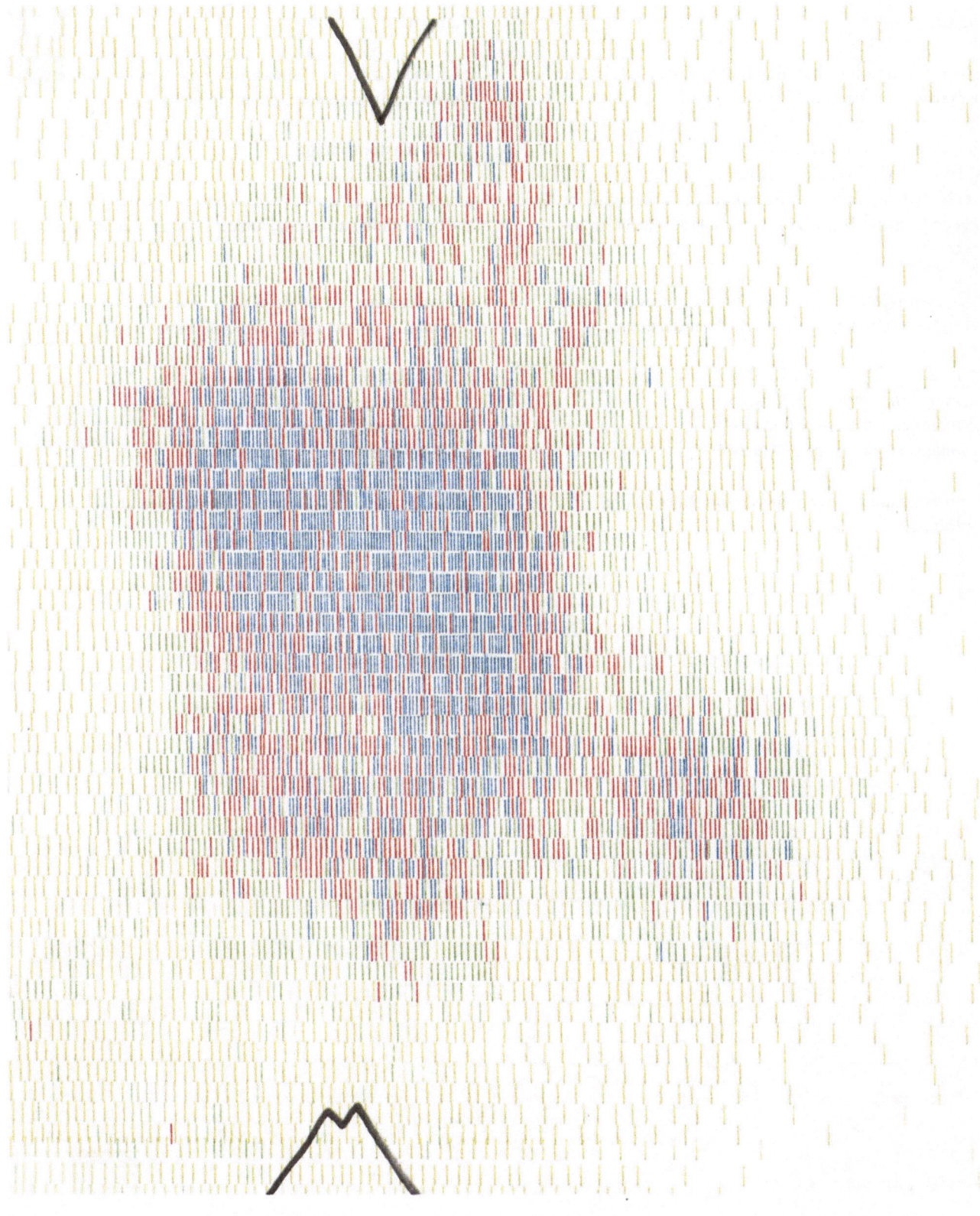

Scintigraphies of the cardiac chambers before (48) and after (49) resection of a left ventricular aneurysm resulting from multiple infarcts (plate 94).

Plate 48: the boot shaped heart and the uniform appearance are suggestive of dilatation and hypokinesia of the left ventricle. The left ventricular volume is 235 ml with a stroke volume of 35 ml. The left ventricular ejection fraction is 0.15 (normal value 0.66).

Plate 49: after resection of the aneurysm, the ventricular cavity seems to be of normal size with an image of normal density. The left ventricular end diastole volume is 100 ml; the stroke volume is 58 ml giving an ejection fraction of 0.58.

1 Cinéscintigraphie cavitaire d'un malade porteur d'un anévrisme ventriculaire. Incidence FA.

A : image cavitaire en télédiastole
B : image cavitaire en télésystole
a et b : la comparaison schématique des 2 phases du cycle met en évidence la poche anévrismale résiduelle en télé-systole.

2 Cinéscintigraphie cavitaire d'un malade porteur d'un infarctus antérieur avec anévrisme ventriculaire.

A : image en télédiastole (OAD 30°)
B : image en télésystole (OAD 30°)
C : image en télédiastole (OAG 45°)
D : image en télésystole (OAG 45°)

A noter la faible contraction ventriculaire en phase systolique.

Plate 50

1 Cinescintigraphy of the cardiac cavities in a patient with a ventricular aneurysm. Anterior view.

A : end diastolic image
B : end systolic image
a and b : diagrammatic comparison of the two phases of the cycle shows a residual aneurysmal sac in end systole.

2 Cinescintigraphy of the cardiac cavities in a patient with an anterior infarct and a ventricular aneurysm.

A : end diastolic image (30° RAO)
B : end systolic image (30° RAO)
C : end diastolic image (45° LAO)
D : end systolic image (45° LAO)

Note the poor ventricular contraction in end systole.

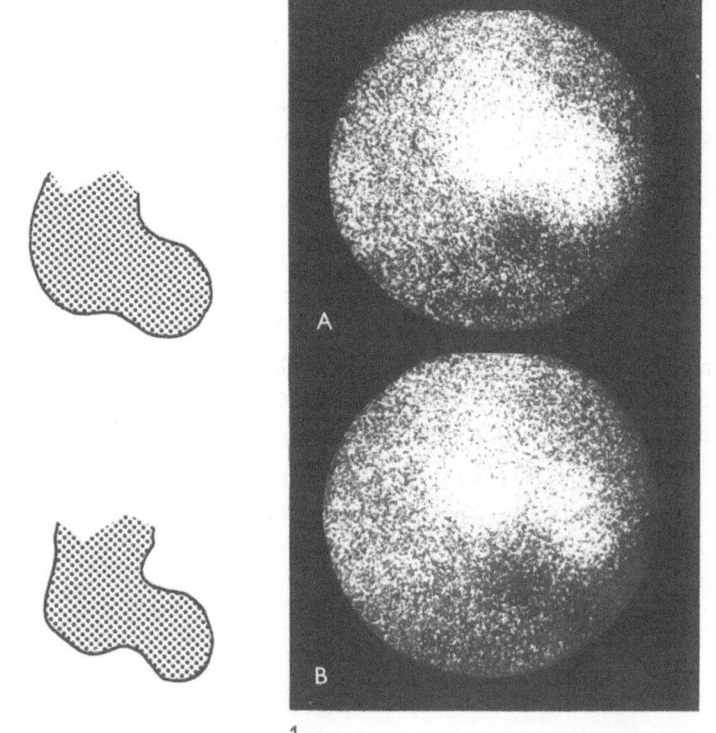

1

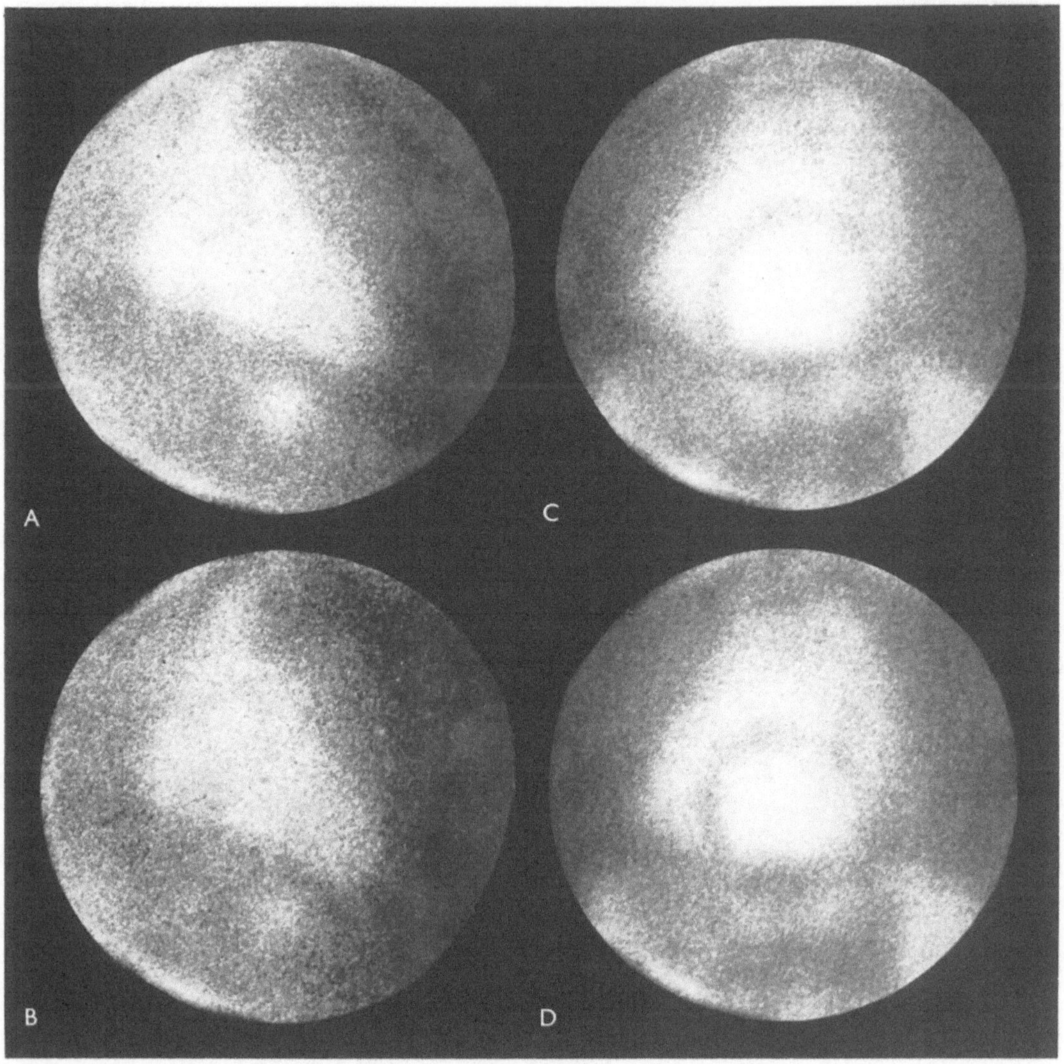

2

Scintigraphie coronarienne sélective gauche d'un malade présentant un infarctus antéro-septo-apical et porteur d'une sténose à 80 % sur la portion proximale de l'IVA.

A : incidence face antérieure : hypoactivité dans le territoire de vascularisation de l'IVA, prédominant dans la partie centro-apicale, siège de l'infarctus.
B : l'OAG 45° confirme le déficit circulatoire dans le territoire de l'IVA.
a et b : schémas des niveaux d'activité sur les deux incidences. (violet : 100-80 % ; rouge : 80-60 % ; vert : 60-40 % ; bleu : 40-20 %.)

Plate 51

Selective left coronary artery scintigraphy of a patient presenting with an antero-septo-apical infarct and an 80 % stenosis of the proximal part of the left anterior descending artery.

A : anterior view : reduced activity in the vascular area of the LAD, predominantly in the apical area which forms the centre of the infarct.
B : 45° LAO confirms the reduced circulation in the area of the LAD.
a and b : diagrams of the level of activity in the two views. (violet : 100-80 % ; red : 80-60 % ; green : 60-40 % ; blue : 40-20 %.)

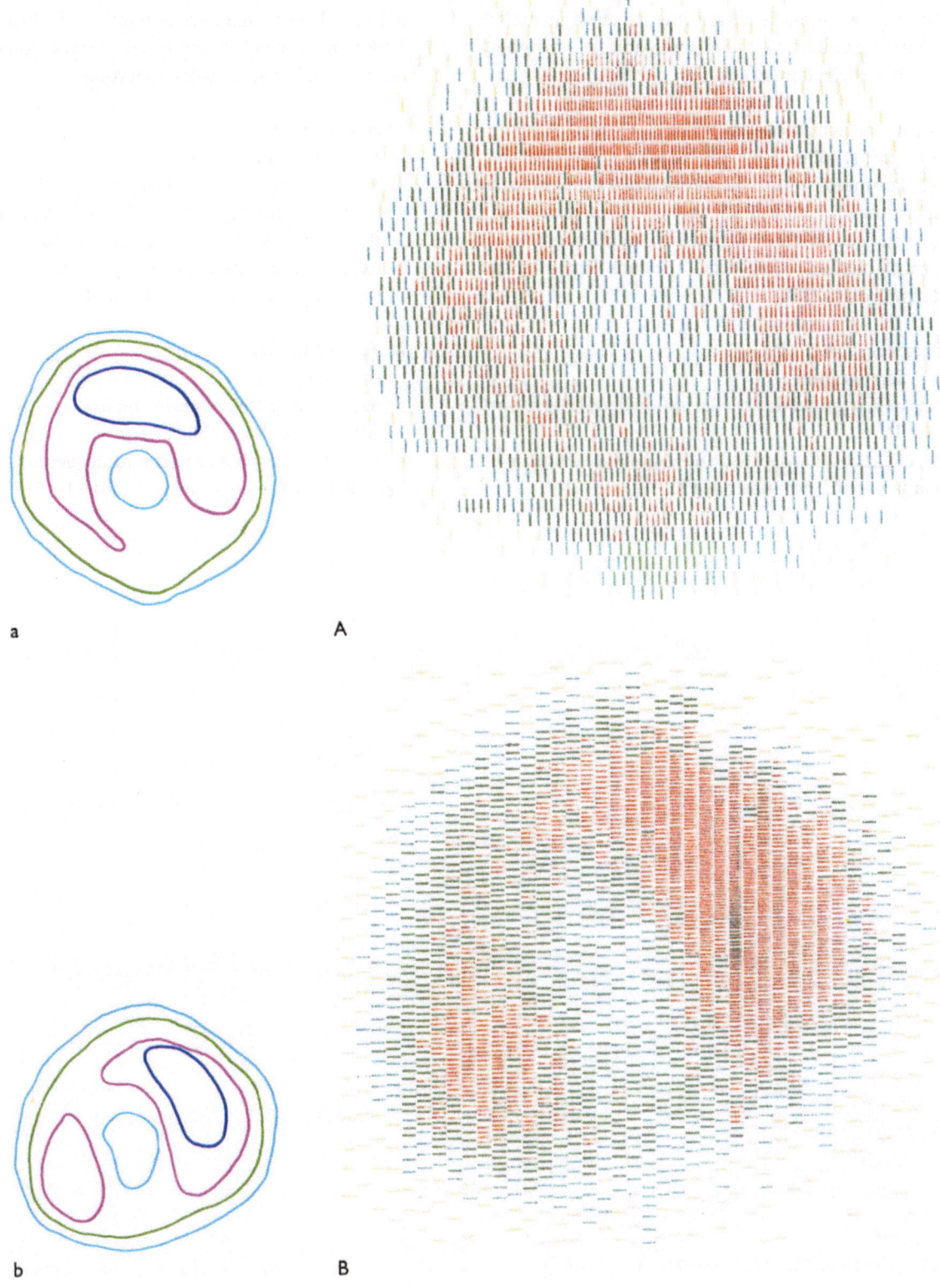

a

A

b

B

Scintigraphie coronarienne sélective gauche d'un malade présentant un infarctus antéro-septo-apical et un début d'ectasie ventriculaire gauche.

A : incidence face antérieure.
   A1 : scintigraphie
   A2 : la superposition des contours cavitaire et myocardique montre un amincissement important de la paroi au niveau de la pointe en regard de la zone lésionnelle. La vascularisation est très déficitaire dans l'ensemble du territoire de l'IVA.

B : incidence OAG 45°.
   B1 : scintigraphie
   B2 : déficit global de vascularisation dans le territoire de l'IVA
   B3 et B4 : coronarographie montrant une sténose à 90 % sur la portion proximale de l'IVA.

Plate 52

Selective left coronary artery scintigraphy in a patient presenting with an antero-septo-apical myocardial infarct and the onset of left ventricular dilatation.

A : anterior view.
   A1 : scintigram
   A2 : superimposition of the outlines of the cardiac cavities and of the myocardium shows marked thinning of the wall in the region of the apex due to the abnormal tissue. Vascularisation is very poor in the whole territory supplied by the left anterior descending artery.

B : 45° LAO view.
   B1 : scintigram
   B2 : complete lack of perfusion in the territory of the left anterior descending artery
   B3 and B4 : coronary arteriography demonstrates a 90 % stenosis of the proximal part of the LAD.

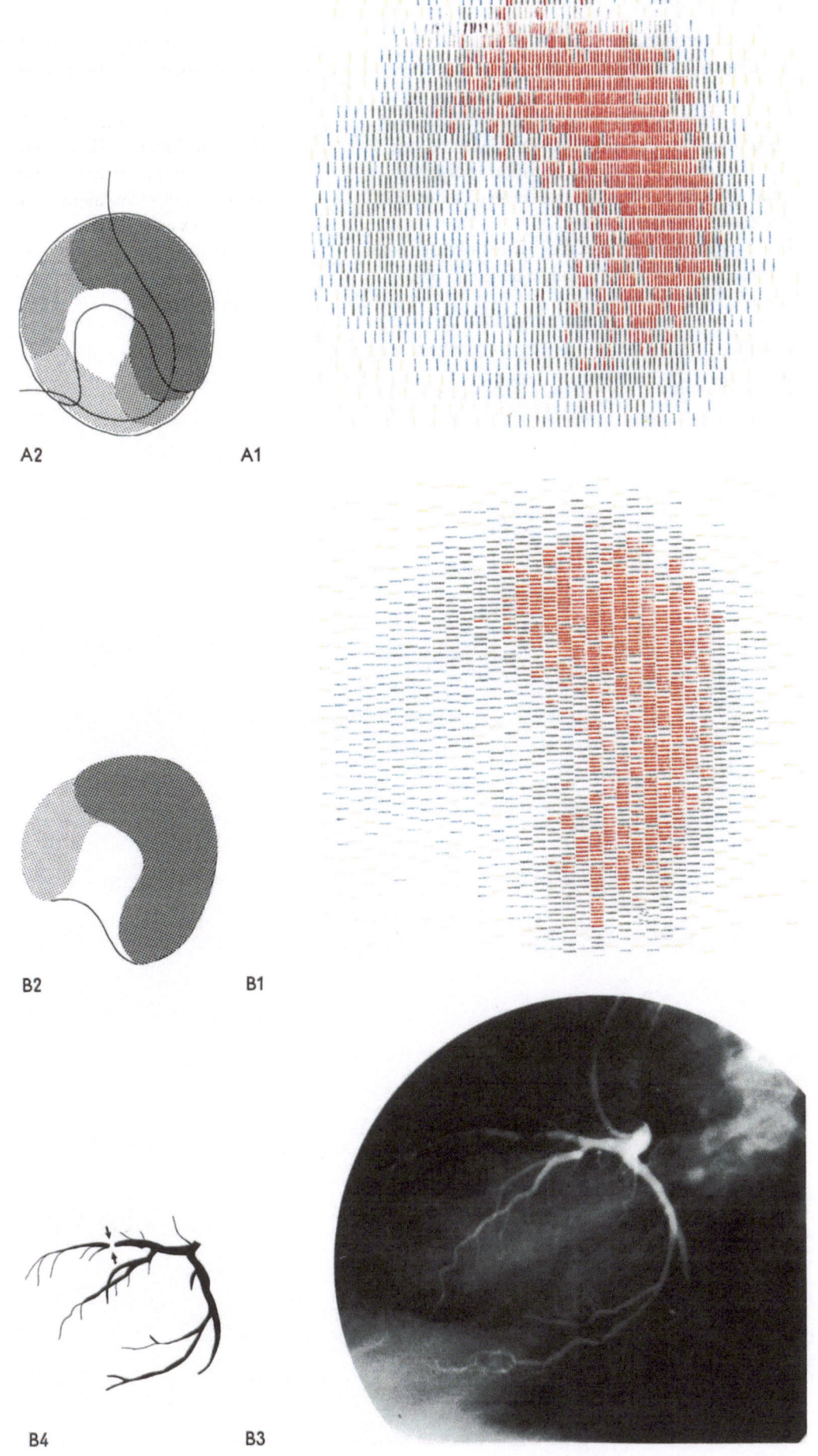

A2   A1

B2   B1

B4   B3

Scintigraphie coronarienne sélective gauche d'un malade porteur d'une sténose distale sur la Cx.

A 1 : incidence face antérieure : cette incidence ne permet pas d'objectiver de façon précise un déficit de vascularisation dans le territoire de distribution de la Cx.

B 1 : OAG 45° : seule cette incidence permet d'affirmer le déficit circulatoire circonflexe.

A2 et B2 : schémas des niveaux d'activité sur les deux incidences. (violet : 100-80 % ; rouge : 80-60 % ; bleu : 60-40 % ; vert : 40-20 %.)

Plate 53

Selective left coronary artery scintigraphy in a patient with a distal stenosis of the circumflex artery.

A 1 : anterior view : it is not possible, in this view, to estimate with any precision a reduction in flow in the territory of the circumflex artery.

B 1 : 45° LAO : this view alone confirms reduced flow in the circumflex artery.

A2 and B2 : diagrams of the levels of activity in the two views. (violet : 100-80 % ; red : 80-60 % ; blue : 60-40 % ; green : 40-20 %.)

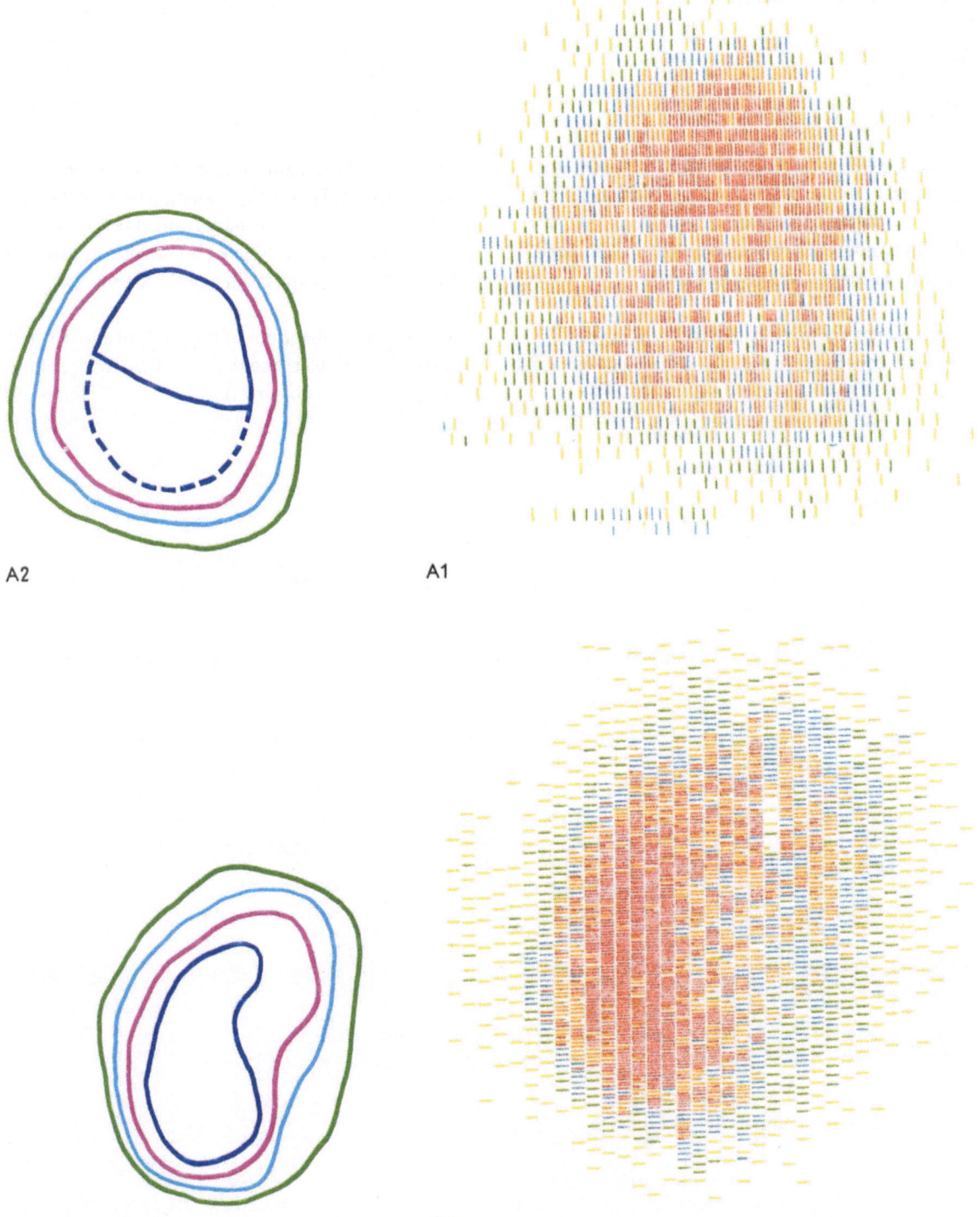

A2

A1

B2

B1

Scintigraphie coronarienne sélective droite.

AI : OAD 30°
BI : face antérieure
CI : OAG 45°

Les incidences OAD 30° et face antérieure montrent une hypovascularisation dans le territoire proximal de l'artère. L'OAG 45°, déroulant beaucoup mieux le tronc coronaire droit, objective l'absence presque complète de vascularisation au niveau des segments 2 et 3 de l'artère.

A2, B2, C2 : schémas des niveaux d'activité sur les 3 incidences. (violet : 100-80 % ; rouge : 80-60 % ; bleu : 60-40 % ; vert : 40-20 %.)

Plate 54

Selective right coronary artery scintigraphy.

AI : 30° RAO
BI : anterior
CI : 45° LAO

The 30° RAO and anterior views show decreased activity in the proximal part of the artery. The 45° LAO, which delineates the right coronary trunk much better, demonstrates the almost complete absence of vascularization at the level of segments 2 and 3 of the artery.

A2, B2 and C2 : diagrams of the levels of activity in the three views. (violet : 100-80 % ; red : 80-60 % ; blue : 60-40 % ; green : 40-20 %.)

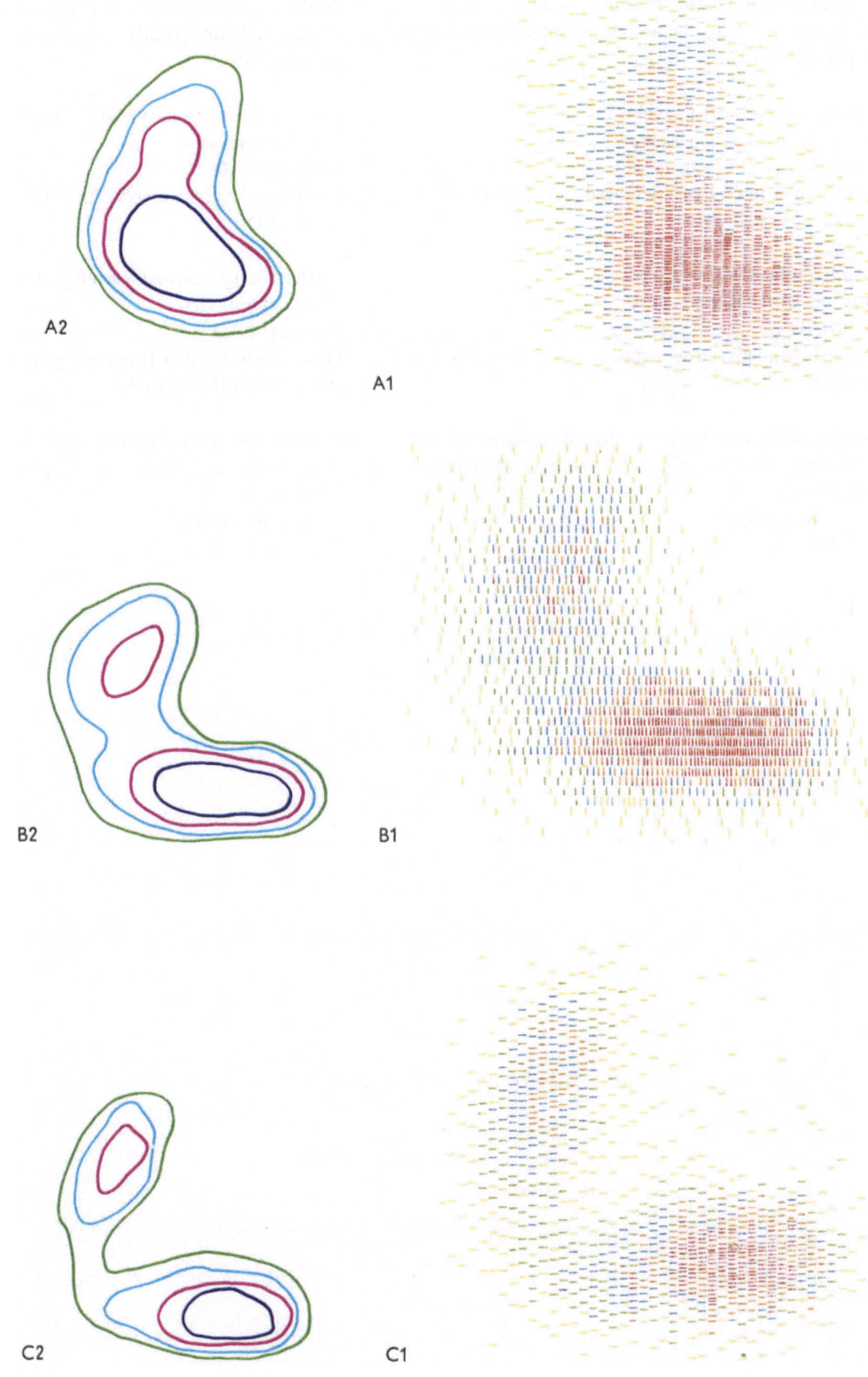

A2

A1

B2

B1

C2

C1

Scintigraphie coronarienne sélective par double marquage chez un malade atteint d'infarctus multiples (antéro-septal puis postéro-basal).

A: scintigraphie sélective gauche
  A1: incidence face antérieure
  A2: OAG 45°
L'hypoactivité intéresse l'ensemble du territoire de distribution de l'IVA.

B: scintigraphie sélective droite
  B1: incidence face antérieure
  B2: OAG 45°
Hypoactivité au niveau des segments 1 et 2 du tronc coronaire droit.

C: superposition des schémas de niveaux d'activité (rouge: 100-80%; bleu: 80-50%; vert: 50-20%) sur les deux incidences.
  C1: face antérieure
  C2: OAG 45°

Plate 55

Double isotope selective coronary scintigraphy in a patient who has had multiple infarcts (first anteroseptal then posterobasal).

A: selective left coronary scintigraphy
  A1: anterior view
  A2: 45° LAO
The reduced activity involves the whole vascular territory of the LAD.

B: selective right coronary scintigraphy
  B1: anterior view
  B2: 45° LAO
There is reduced activity in the region of segments 1 and 2 of the right coronary trunk.

C: superimposition of the diagrams of the levels of activity (red: 100-80%; blue: 80-50%; green: 50-20%) in the two views.
  C1: anterior view
  C2: 45° LAO

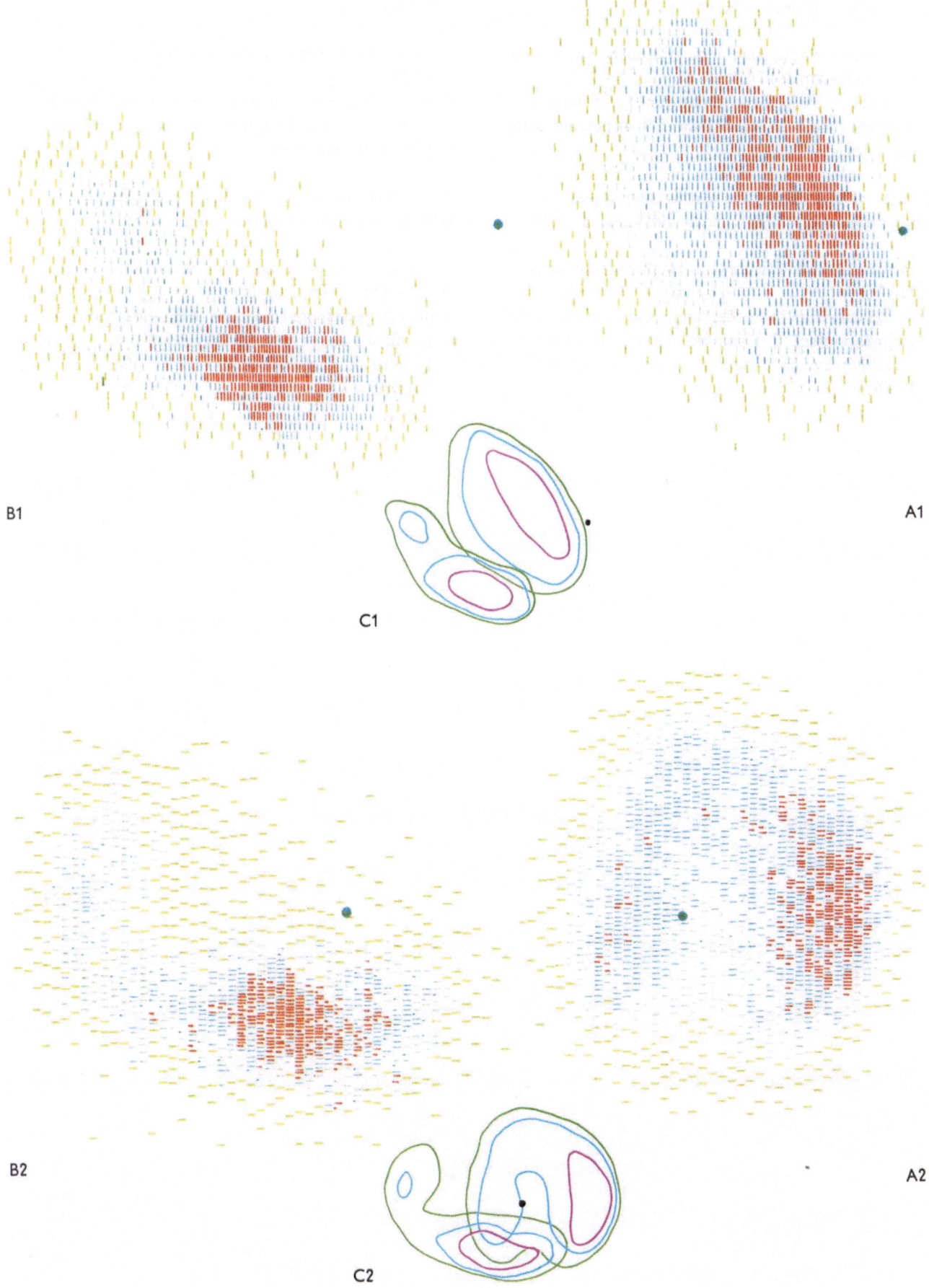

B1

A1

C1

B2

A2

C2

Scintigraphie coronarienne sélective gauche d'un malade porteur d'une sténose à 80 % sur l'IVA.

A: incidence face antérieure: hypofixation dans le territoire de visualisation de l'IVA.

B: OAG 45°: cette incidence montre une perfusion relativement conservée. Bonne indication de pontage aorto-coronarien.

Scintigraphie après injection sélective dans le pontage aorto-coronarien sur l'IVA chez le même malade opéré.

C: incidence face antérieure ⎫ bon résultat fonctionnel du
D: OAG 45°   ⎭ pontage

E et F: schémas superposés des scintigraphies avant (A, B) et après pontage (C, D) montrant en particulier, sur la face antérieure, la bonne perfusion du territoire de l'IVA.

Plate 56

Selective left coronary scintigraphy in a patient with an 80 % LAD stenosis.

A: anterior view: reduced activity in the territory of the LAD.

B: 45° LAO: this view shows that perfusion is relatively well conserved, indicating that aortocoronary bypass is likely to be successful.

Scintigraphy in the same patient after selective injection into the aortocoronary bypass of the LAD.

C: anterior view ⎫ good functional result of the bypass
D: 45° LAO   ⎭ procedure

E and F: superimposed diagrams of the scintigrams before (A, B) and after bypass (C, D), demonstrate, particularly in the anterior view, good perfusion of the area of the LAD.

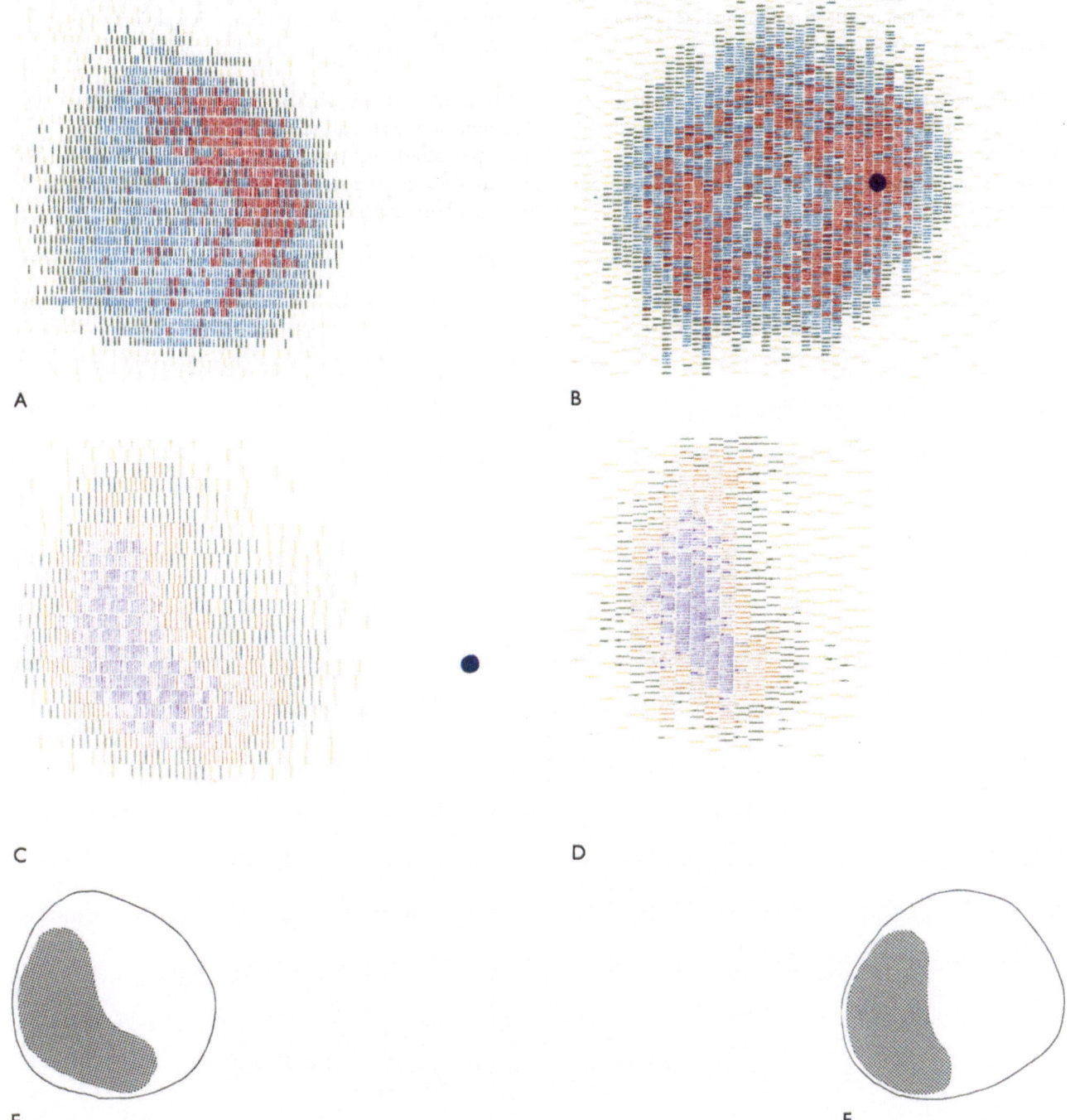

A

B

C

D

E

F

Scintigraphie coronarienne sélective d'un malade porteur d'un double pontage. Incidence FA.

Injection de microsphères de sidérophiline^{113m}In dans le pontage aorto-coronarien droit (A) et de microsphères de serumalbumine^{99m}Tc dans le pontage sur l'IVA (B). Les territoires de vascularisation des 2 greffons sont normalement perfusés (C).

Plate 57

Selective coronary artery scintigraphy in a patient with double aorto-coronary bypass. Anterior view.

^{113m}In-transferrin microspheres have been injected into the shunt between the aorta and the right coronary (A) and ^{99m}Tc-albumen microspheres in the bypass to the left anterior descending artery (B). The vascular areas of both grafts are normally perfused (C).

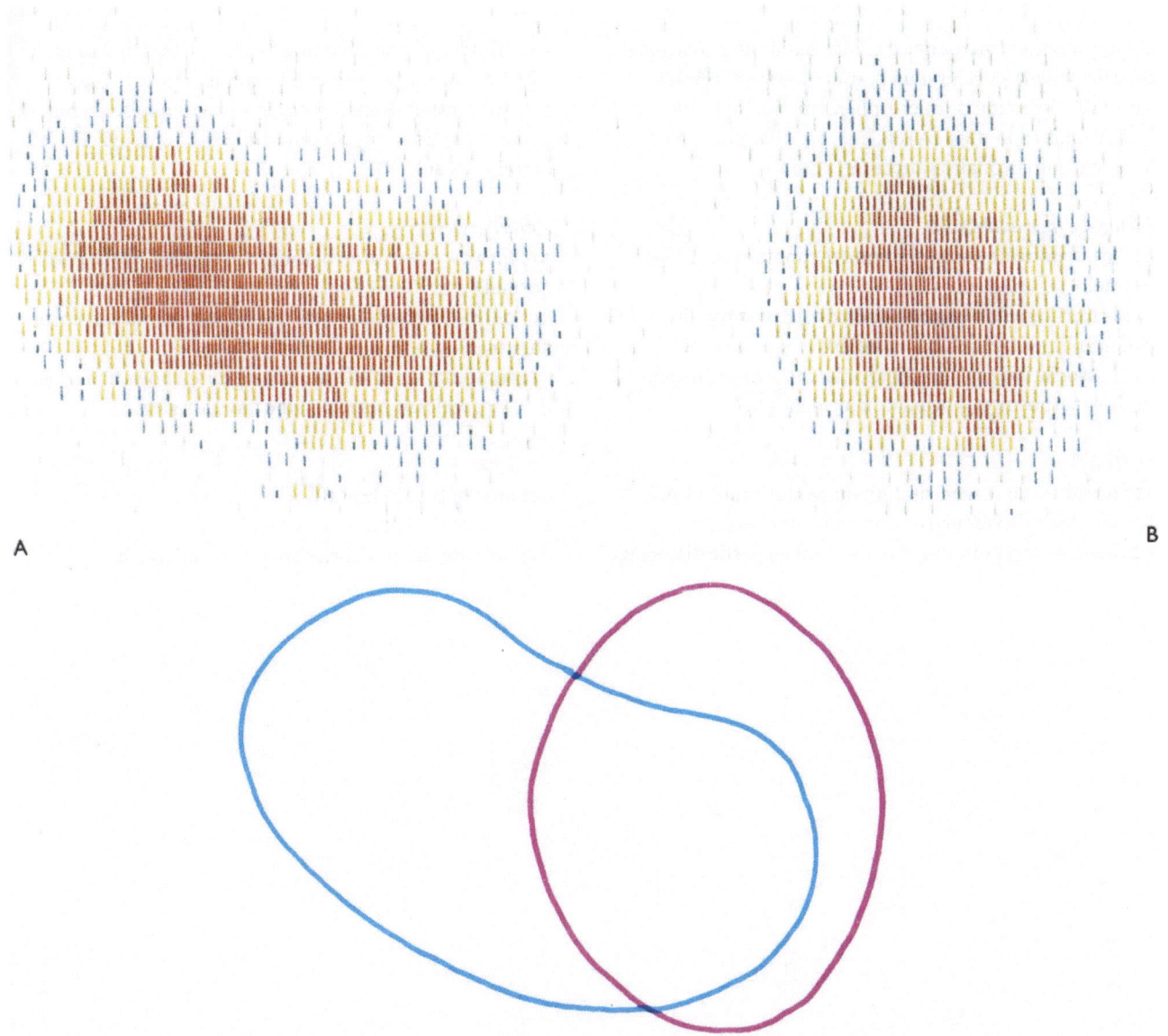

A

B

C

Scintigraphie coronarienne sélective par double marquage chez un malade porteur d'un pontage aorto-coronarien sur l'IVA : injection de microsphères de sidérophiline ^{113m}In dans le pontage (A) et de sérumalbumine ^{99m}Tc dans le tronc coronaire gauche (B).

Incidence face antérieure
AI : le territoire de vascularisation du pontage sur l'IVA est normal
BI : le territoire de vascularisation du tronc coronaire gauche n'intéresse que la circonflexe
CI : l'association des 2 scintigraphies montre une importante superposition, normale en incidence FA.

OAG 45°
A2 : territoire de vascularisation du pontage sur l'IVA
B2 : territoire de vascularisation du tronc gauche
C2 : les deux territoires vasculaires sont en partie dissociés.

Plate 58

Double isotope selective coronary scintigraphy in a patient with an aortic-left anterior descending artery bypass. ^{113m}In transferrin microspheres have been injected into the bypass (A) and ^{99m}Tc albumen microspheres into the left coronary trunk (B).

Anterior view
AI : the vascularization of the area supplied by the graft is normal
BI : only the circumflex artery is filled from the left coronary trunk
CI : combination of the two scintigrams shows a marked overlap, which is normal in the anterior view.

45° LAO
A2 : area of the LAD graft
B2 : area of the left coronary
C2 : the vascular territories are partly separated.

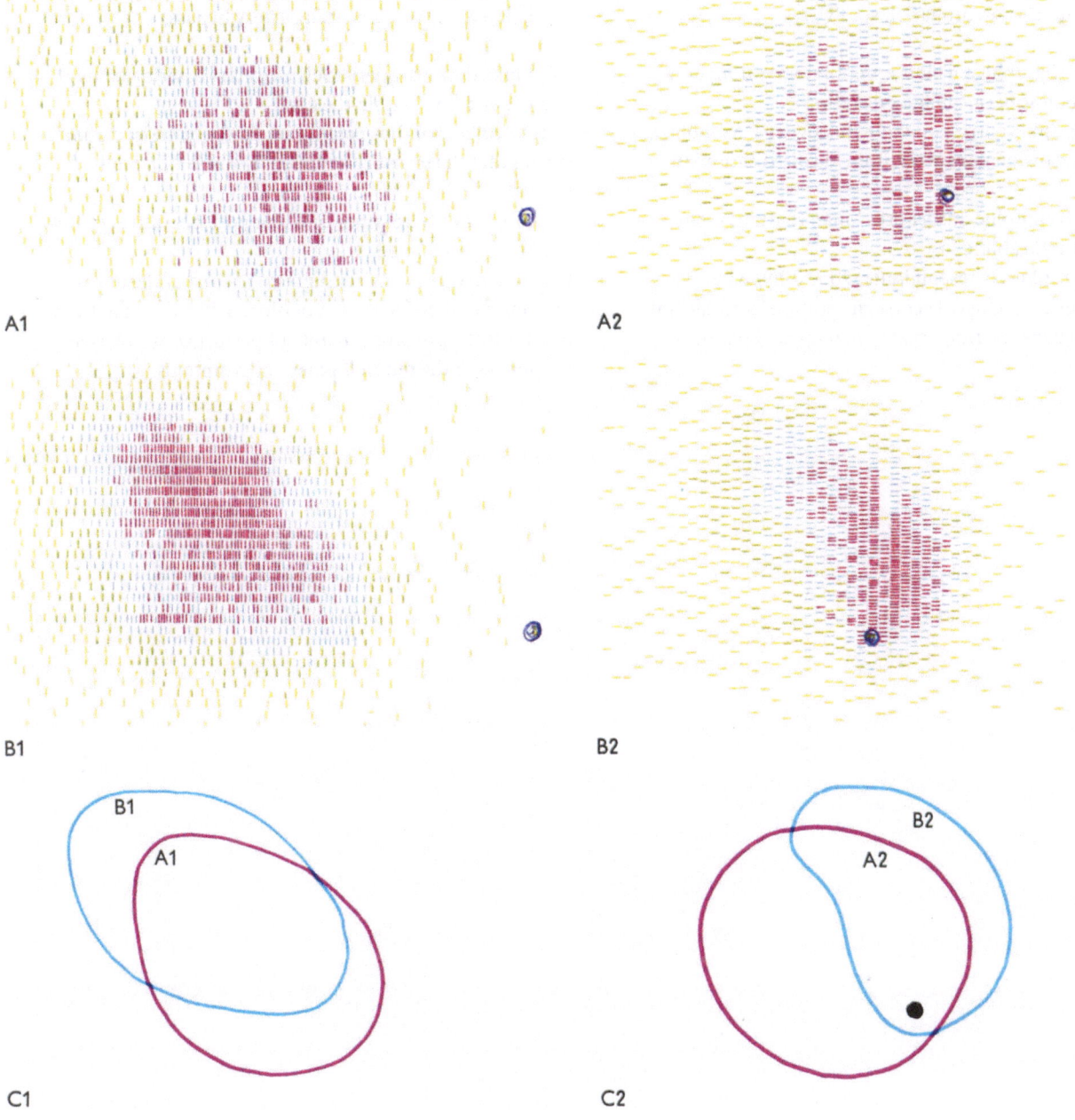

A1

A2

B1

B2

C1

C2

Scintigraphie coronarienne sélective d'un malade porteur d'un pontage aorto-coronarien sur l'IVA.

AI : coronarographie un mois après l'intervention montrant une bonne perméabilité du greffon
A2 : scintigraphie correspondante (incidence FA) montrant la bonne perfusion dans le territoire de distribution du pontage
BI : coronarographie un an après l'intervention : même aspect de perméabilité
B2 : scintigraphie correspondante : zone d'hypoactivité nette traduisant, malgré la coronarographie normale, un déficit vasculaire en rapport avec la réapparition du syndrome clinique.

Plate 59

Selective coronary artery scintigraphy in a patient with an aortic-left anterior descending artery bypass.

AI : 3 months post-operatively coronary arteriography shows good flow within the graft
A2 : the corresponding scintigram (anterior view) demonstrates that the territory supplied by the graft is well perfused
BI : coronary arteriogram one year post-operatively : flow remains equally good
B2 : the corresponding scintigram : in spite of the normal arteriogram there is an area of obviously reduced activity, demonstrating an abnormality of perfusion, which is in keeping with the redevelopment of symptoms.

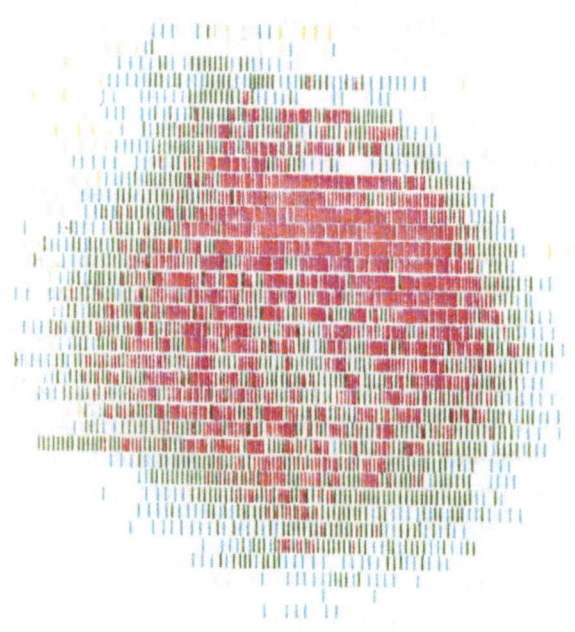

A2

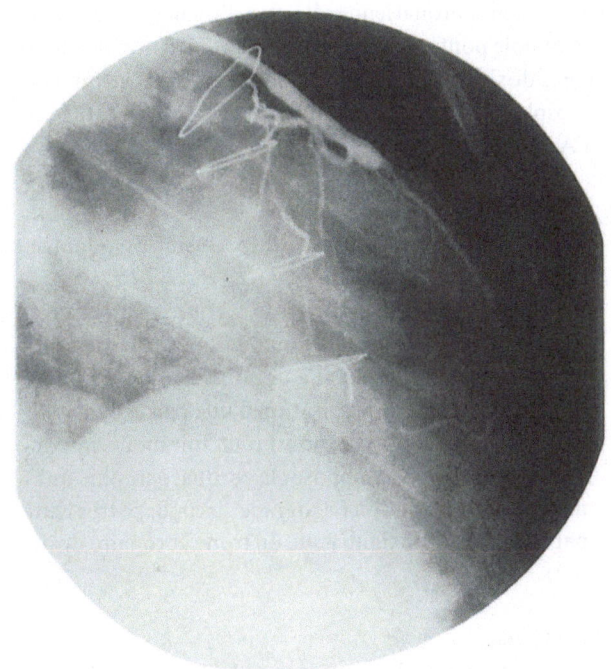

A1

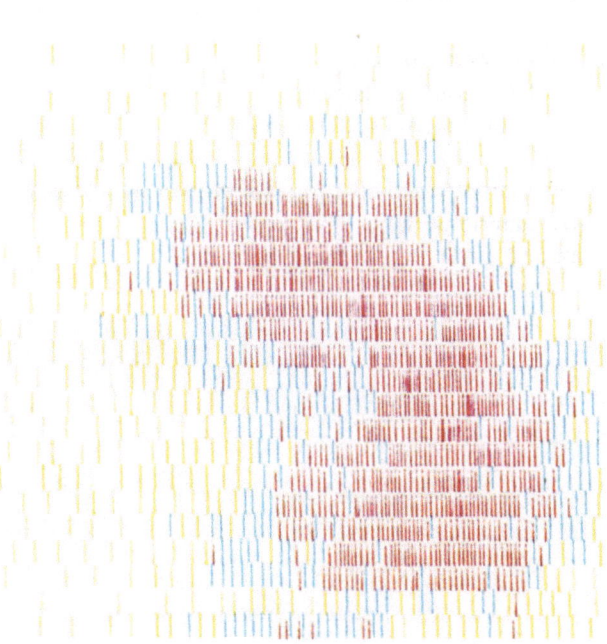

B2

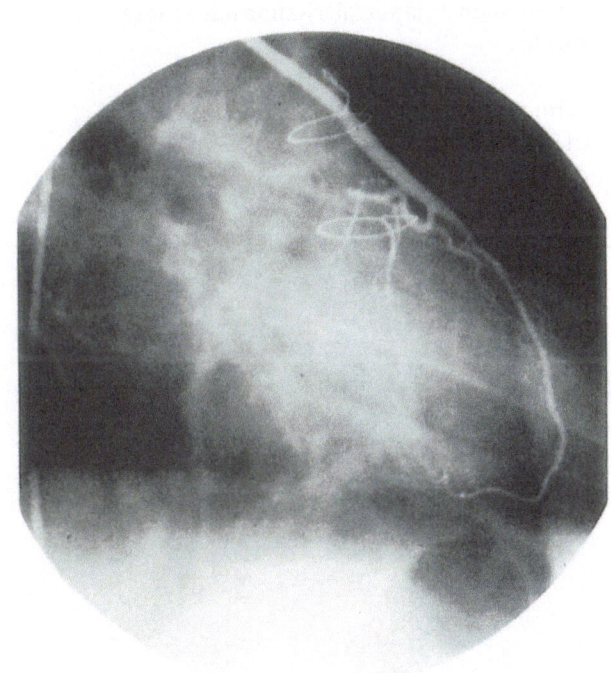

B1

Scintigraphie coronarienne sélective d'un malade porteur d'un double pontage aorto-coronarien: injection de microsphères de sidérophiline ^{113m}In dans le pontage droit, et de microsphères de sérumalbumine ^{99m}Tc dans le pontage sur l'IVA.

A: incidence FA:
    A1: scintigraphie du territoire de perfusion du pontage sur l'IVA: aspect normal.
    A2: scintigraphie du territoire de perfusion du pontage coronarien droit: aspect normal. De plus, zone d'activité externe correspondant à une distribution droite dominante, avec vascularisation d'une partie du territoire circonflexe. Cette zone est toutefois moins importante que ne le laisse supposer la coronarographie qui montre une circulation rétrograde circonflexe très nette par la rétroventriculaire issue du tronc coronaire droit (C2).

B: OAG 45°:
    B1: scintigraphie du pontage sur l'IVA
    B2: scintigraphie du pontage droit: bon déroulement des différents segments du tronc coronarien droit et visualisation de la vascularisation rétroventriculaire gauche.

C: coronarographie:
    C1: pontage IVA (profil)
    C2: pontage droit (FA)

D: superposition des schémas des niveaux d'activité des deux territoires étudiés:
    D1: incidence FA
    D2: OAG 45°

Plate 60

Selective coronary artery scintigraphy in a patient with double aorto-coronary bypass procedures. ^{113m}In-transferrin microspheres have been injected into the graft to the right coronary and ^{99m}Tc-albumen microspheres into the graft to the LAD.

A: anterior view:
    A1: scintigram of the perfusion territory of the LAD graft: normal appearances.
    A2: scintigram of the perfusion territory of the right coronary graft: normal. In addition there is an outer area of activity corresponding to dominant distribution of the right coronary and perfusion in part of the territory of the circumflex. This area is always less extensive than one might suppose from arteriographic appearances, since these show retrograde filling of the circumflex from the retroventricular branch of the right coronary (C2).

B: 45° LAO:
    B1: scintigram of the LAD graft
    B2: scintigram of the right coronary graft: the different segments of the right coronary trunk can be clearly seen and the vascular territory of the retroventricular branch is well visualized.

C: coronary arteriogram:
    C1: LAD graft (left lateral)
    C2: right coronary graft (anterior)

D: superimposed activity curves for the two areas studied:
    D1: anterior view
    D2: 45° LAO

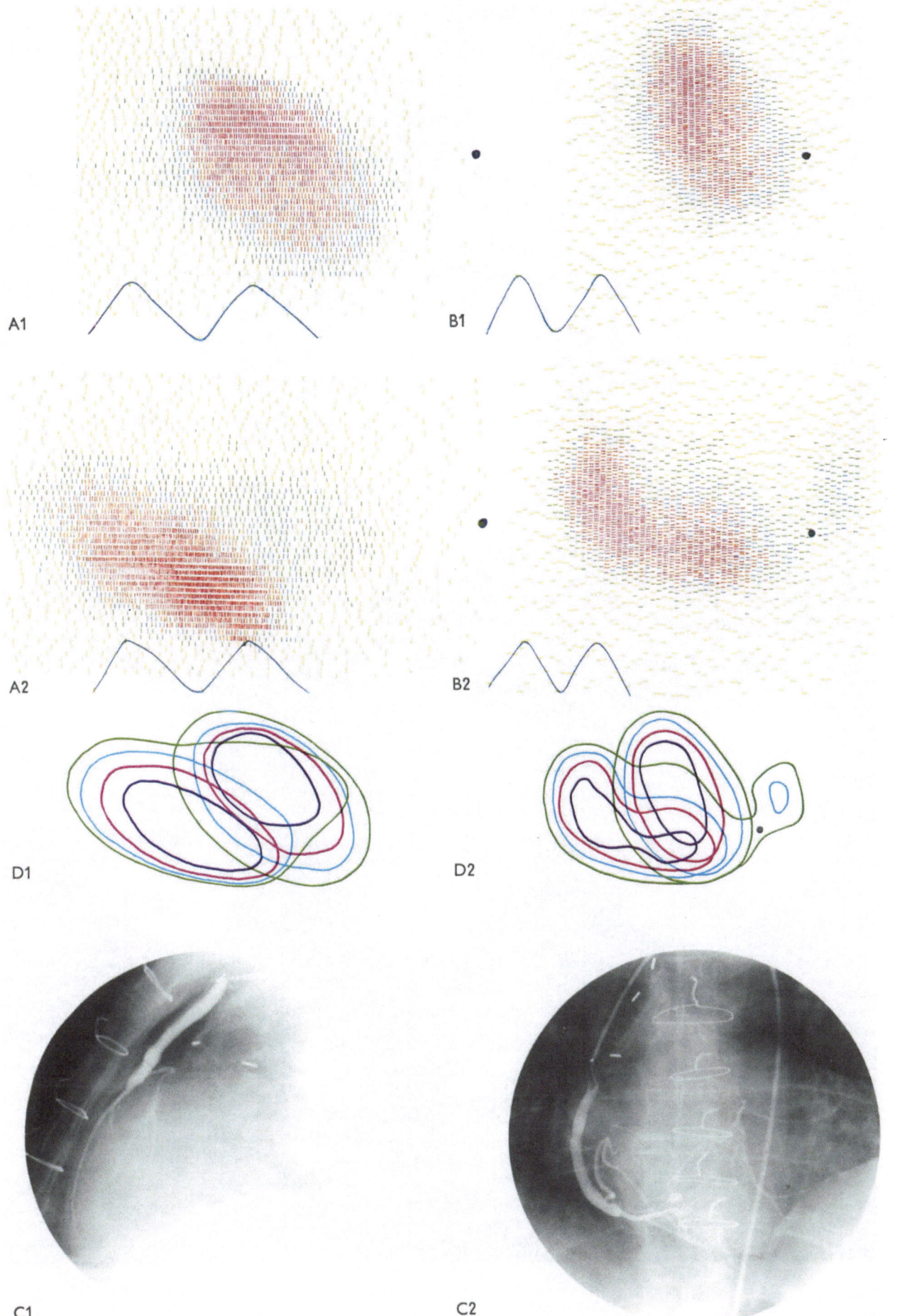

A1

B1

A2

B2

D1

D2

C1

C2

61

Infarctus antéro-septal   Anteroseptal infarct

OAD 30° 30° RAO   FA Ant. view   OAG 45° 45° LAO   PG left lat.

FA Ant. view   OAG 45° 45° LAO   PG left lat.

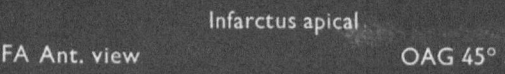

Infarctus apical   Apical infarct

FA Ant. view   OAG 45° 45° LAO   PG left lat.

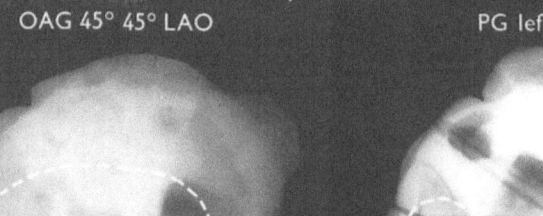

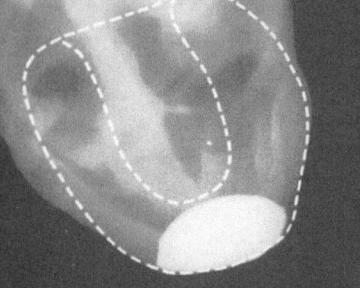

Infarctus antéro-septo-apical   Anteroseptal apical infarct

OAD 30° 30° RAO   FA Ant. view   OAG 45° 45° LAO   PG left lat.

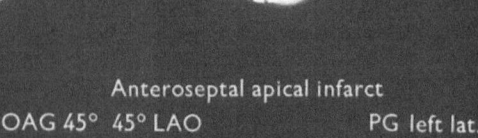

Infarctus antéro-septal
FA Ant. view

Anteroseptal infarct
OAG 45° 45° LAO

PG left lat.

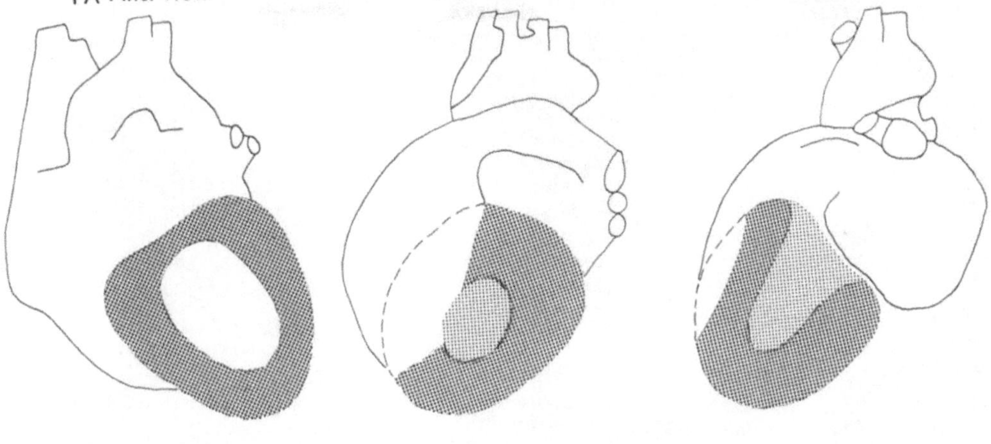

Infarctus apical
FA Ant. view

Apical infarct
OAG 45° 45° LAO

PG left lat.

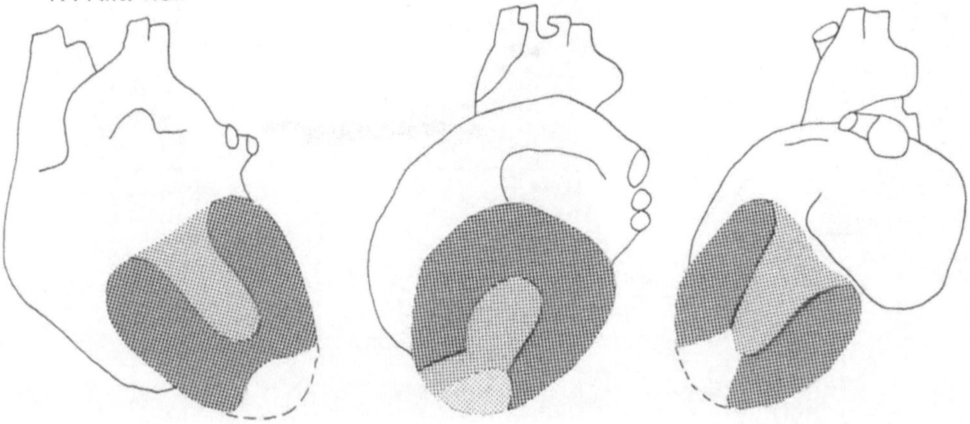

Infarctus antéro-septo-apical
OAD 30° 30° RAO   FA Ant. view

Anteroseptal apical infarct
OAG 45° 45° LAO   PG left lat.

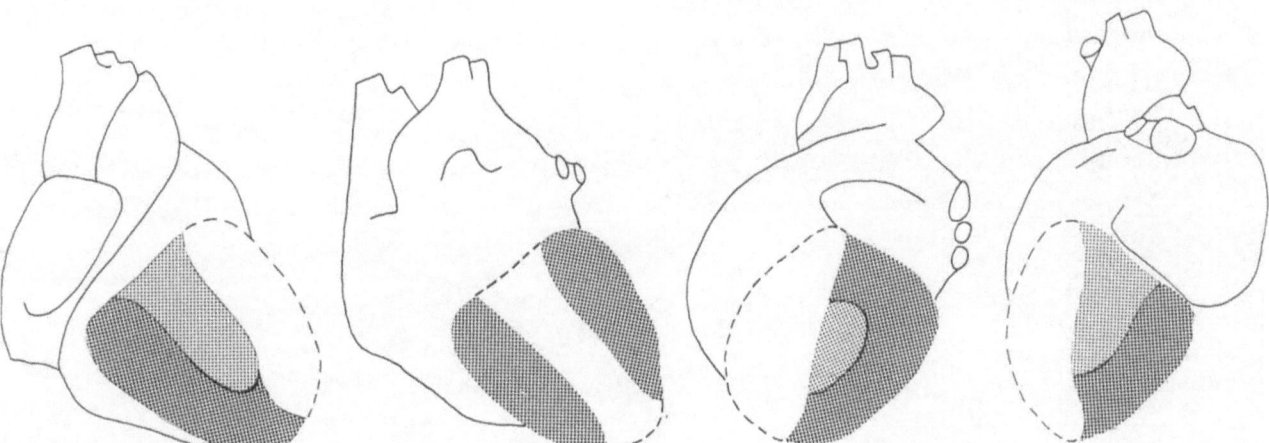

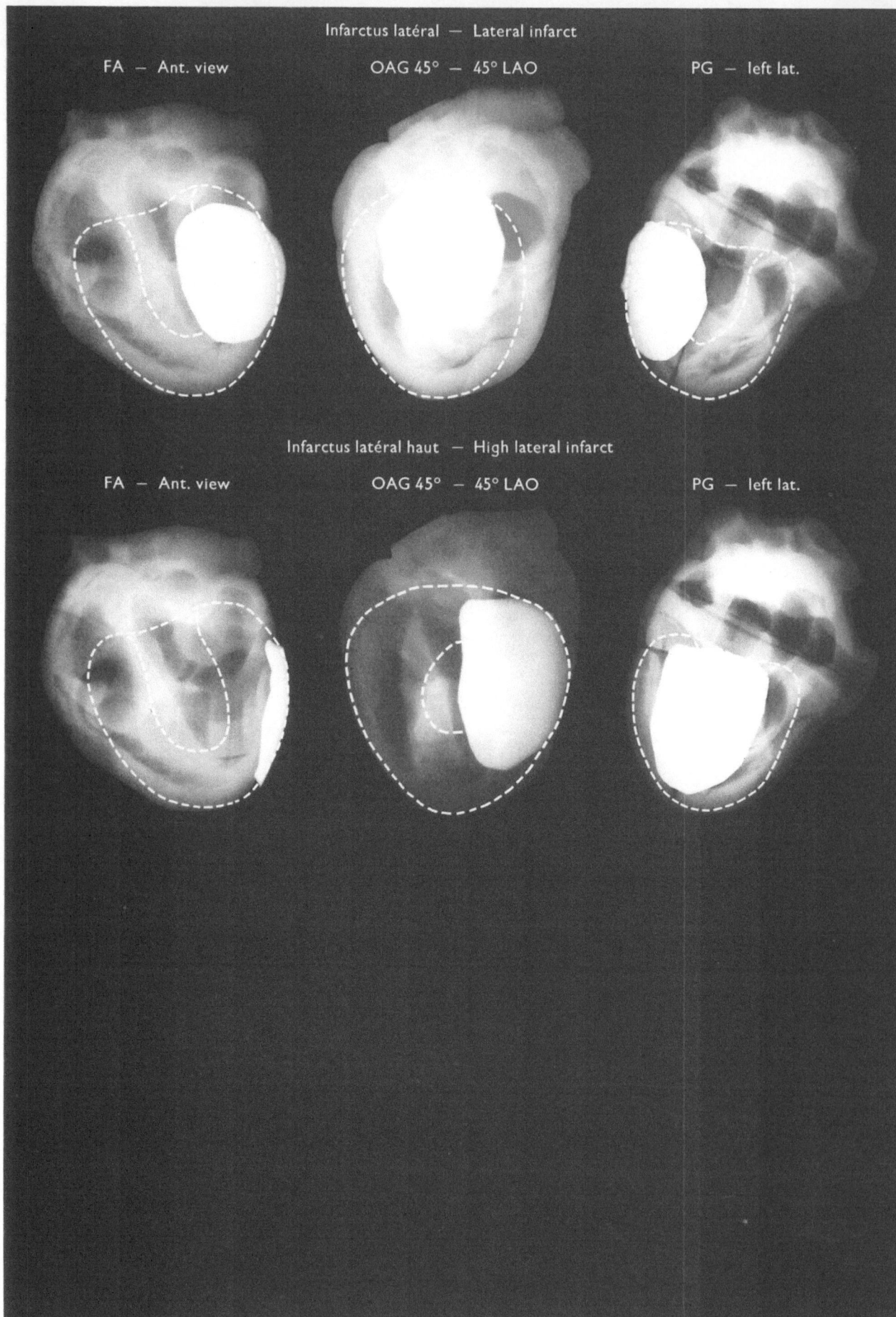

Infarctus latéral — Lateral infarct

FA — Ant. view   OAG 45° — 45° LAO   PG — left lat.

Infarctus latéral haut — High lateral infarct

FA — Ant. view   OAG 45° — 45° LAO   PG — left lat.

63

Infarctus latéral — Lateral infarct

FA — Ant. view   OAG 45° — 45° LAO   PG — left lat.

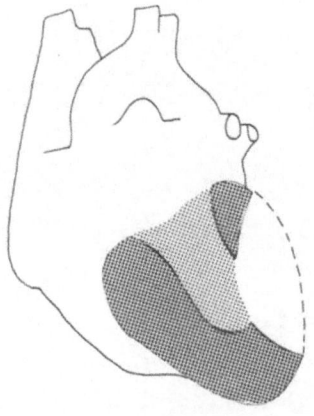 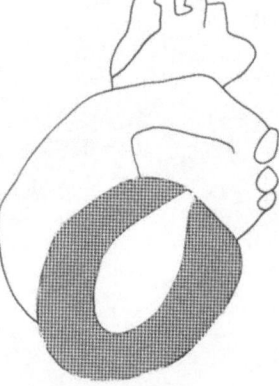 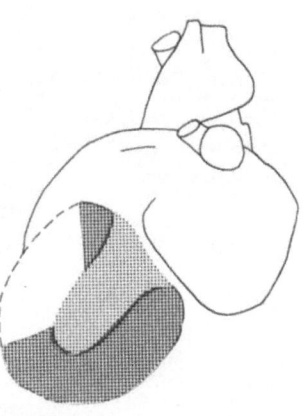

Infarctus latéral haut — High lateral infarct

FA — Ant. view   OAG 45° — 45° LAO   PG — left lat.

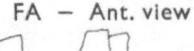 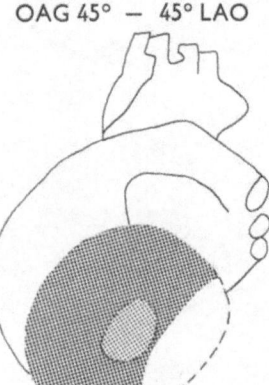 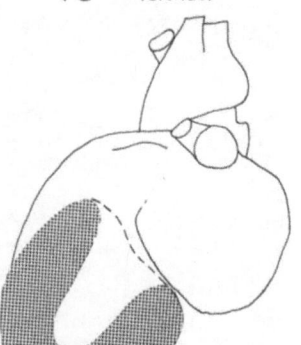

Infarctus antéro-latéral — Anterolateral infarct

FA — Ant. view   OAG 45° — 45° LAO   PG — left lat.

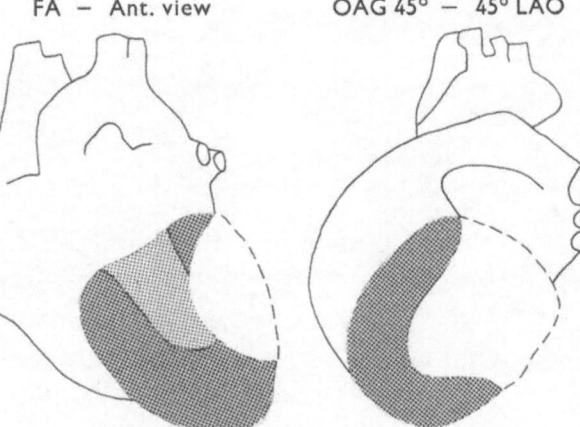 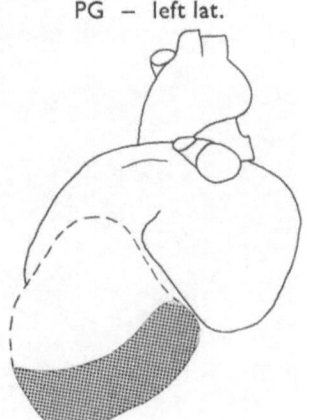

65

Infarctus postéro-inférieur — Inferior infarct

OAD 30° — 30° RAO   FA — Ant. view   OAG 45° — 45° LAO   PG — left lat.

Infarctus basal — True posterior infarct

OAD 30° — 30° RAO   FA — Ant. view   OAG 45°   45° LAO   PG — left lat.

Infarctus postéro-inférieur — Inferior infarct

OAD 30° — 30° RAO   FA — Ant. view   OAG 45° — 45° LAO   PG — left lat.

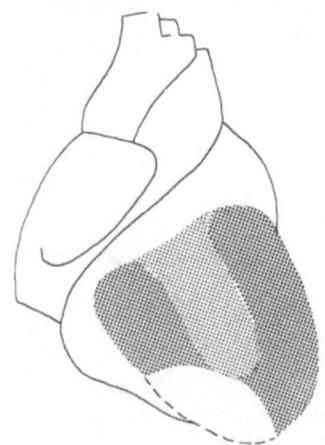 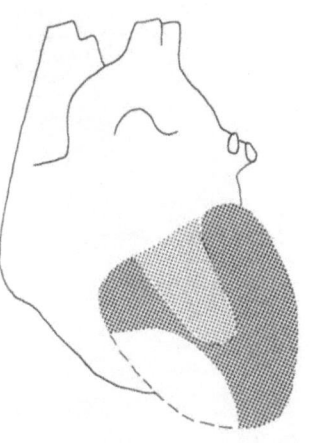 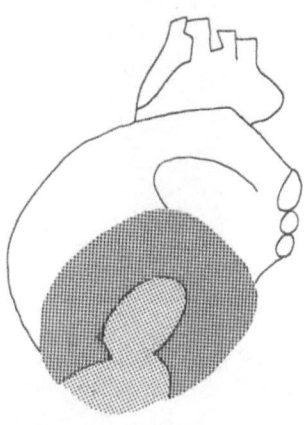 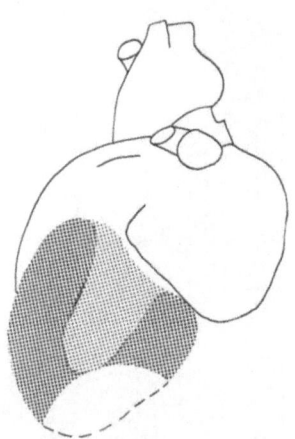

Infarctus basal — True posterior infarct

OAD 30° — 30° RAO   FA — Ant. view   PG — left lat.

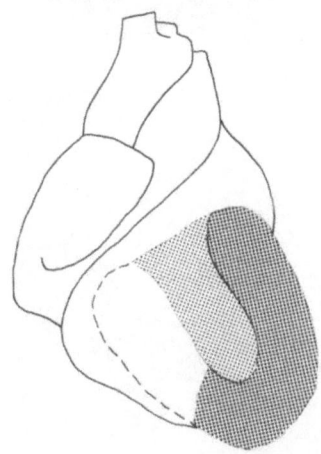 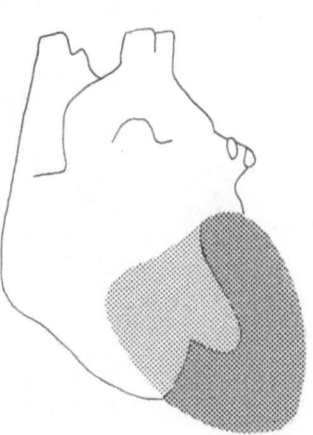 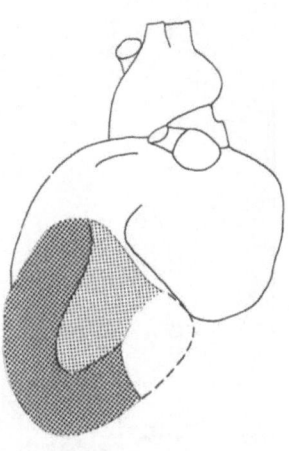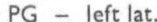

Infarctus postéro-basal — Posterobasal infarct

OAD 30° — 30° RAO   FA — Ant. view   PG — left lat.

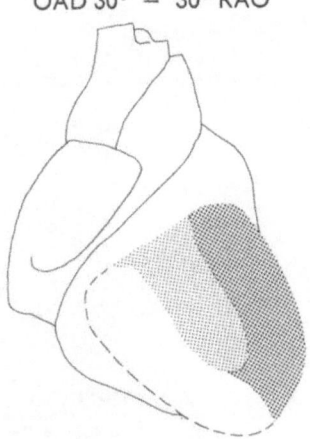 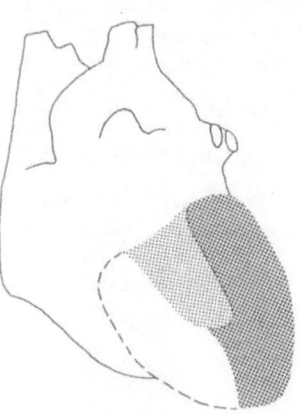 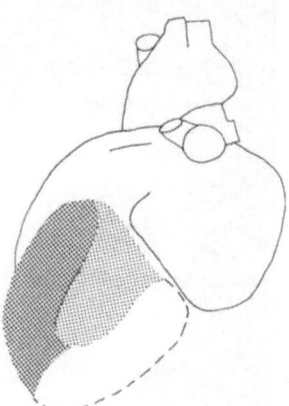

Infarctus antérieur étendu   Widespread anterior infarct

FA   Ant. view   OAG 45°   45° LAO   PG   left lat.

Infarctus septal profond   Inferior and anteroseptal infarct

FA   Ant. view   OAG 45°   45° LAO   PG   left lat.

Infarctus postéro-latéro-basal   Postero   latero   basal infarct

OAD 30°   30° RAO   OAG 45°   45° LAO   PG   left lat.

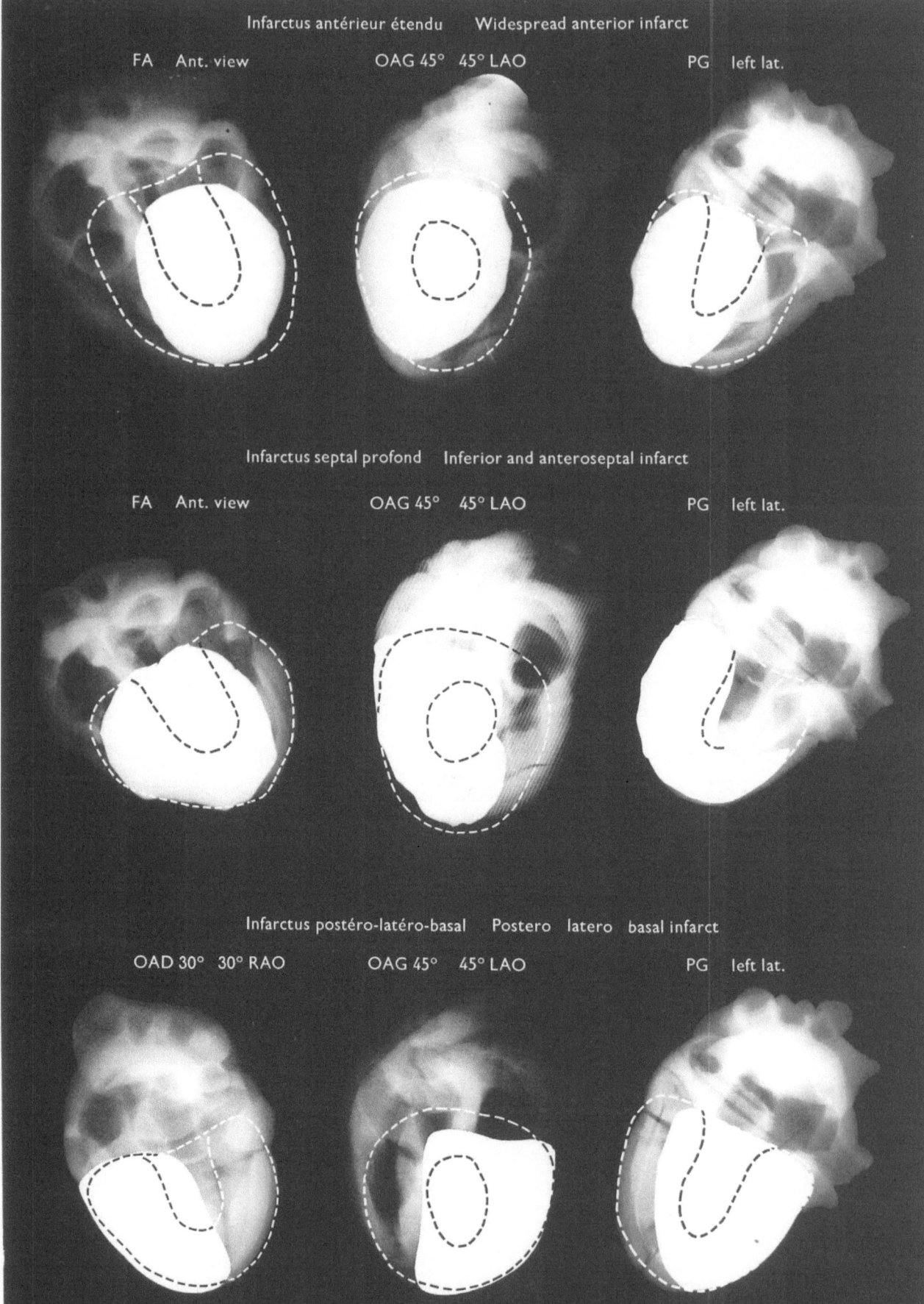

Infarctus antérieur étendu   Widespread anterior infarct

FA   Ant. view   OAG 45° 45° LAO   PG   left lat.

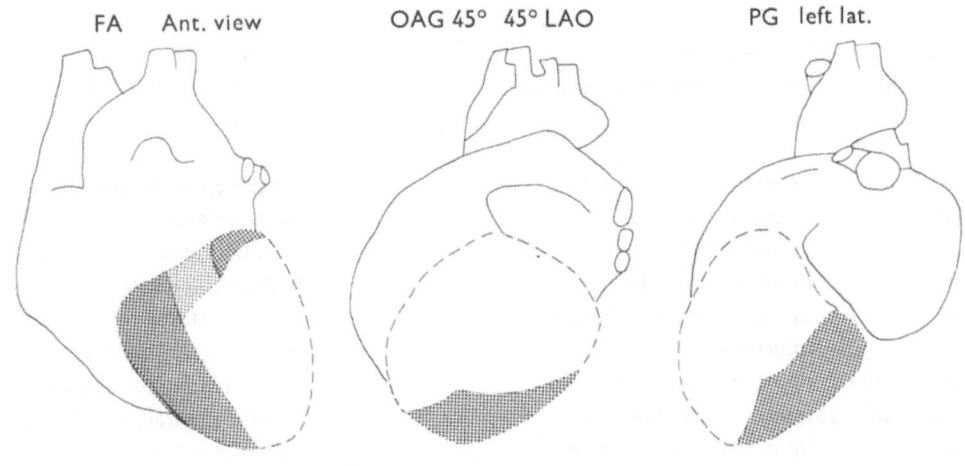

Infarctus septal profond   Inferior and anteroseptal infarct

FA   Ant. view   OAG 45° 45° LAO   PG   left lat.

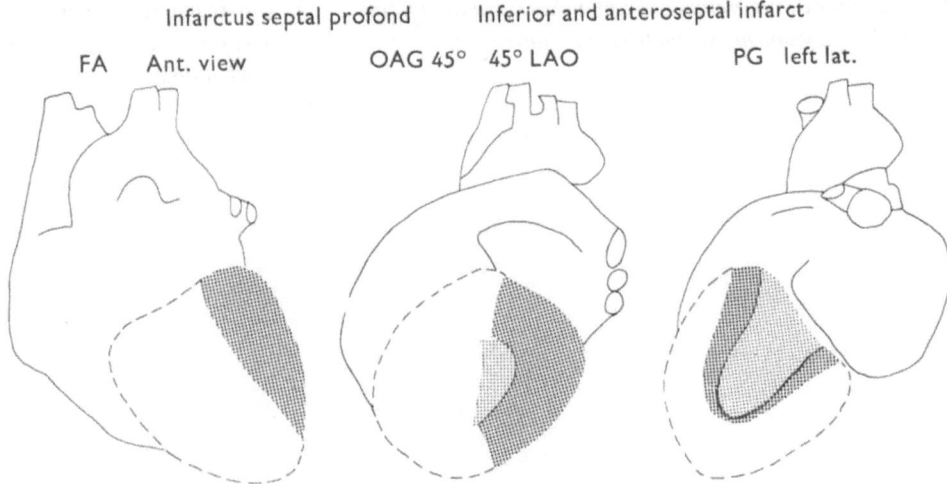

Infarctus postéro-latéro-basal   Postero latero basal infarct

OAD 30° 30° RAO   FA   Ant. view   OAG 45° 45° LAO   PG   left lat.

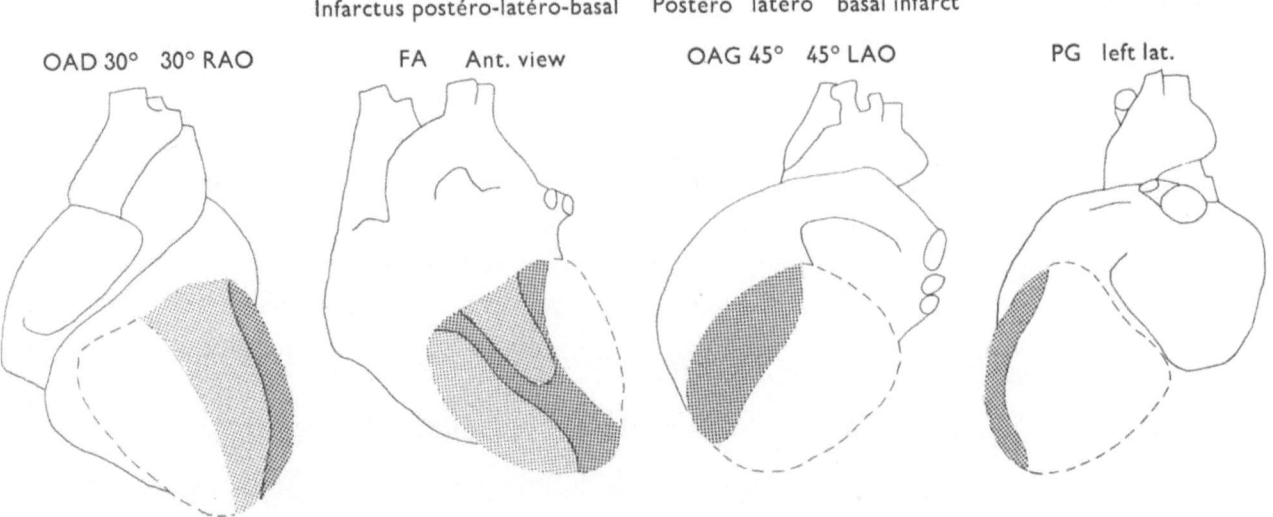

Planche 69

FA:	face antérieure
OAG 45°:	oblique antérieure gauche 45°
PG:	profil gauche

AS:	infarctus antéro-septal
AP:	infarctus apical
L:	infarctus latéral
LH:	infarctus latéral haut
PI:	infarctus postéro-inférieur
B:	infarctus basal
Ant. étendu:	infarctus antérieur étendu
Sept. profond:	infarctus septal profond
PL:	infarctus postéro-latéral
PLB:	infarctus postéro-latéro-basal

Pour faciliter l'interprétation des planches suivantes un tiré à part de ce document est ajouté en fin d'ouvrage.

Plate 69

anterior view
45° left anterior oblique view
left lateral view

anteroseptal infarct
apical infarct
lateral infarct
high lateral infarct
inferior infarct
true posterior infarct
widespread anterior infarct
combined inferior and anteroseptal infarct
inferolateral infarct
posterolaterobasal infarct

A loose leaf reproduction of this plate has been added at the end of the volume for easier interpretation of the plates which follow.

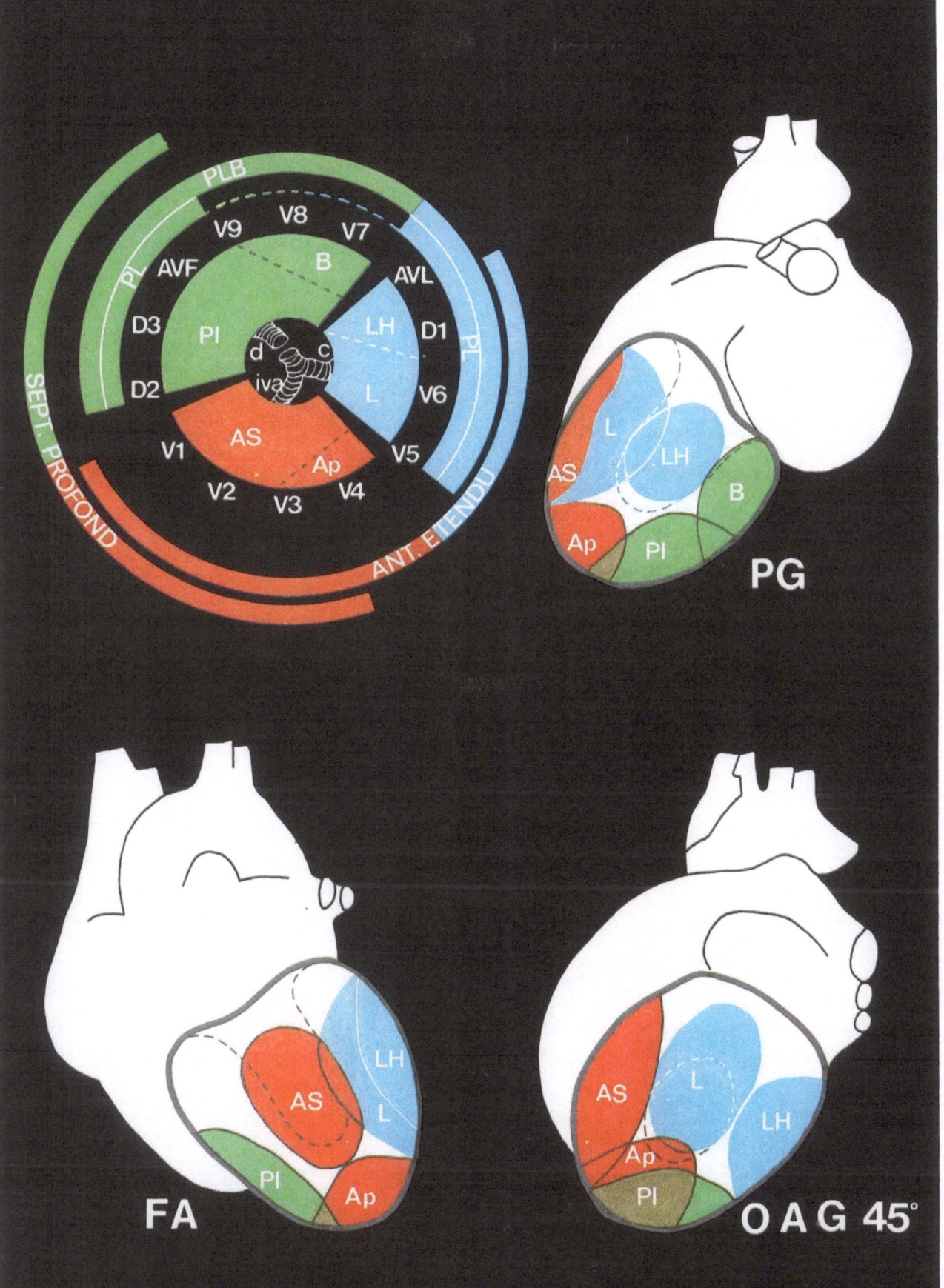

Infarctus antéro-septal.

A : incidence face antérieure : la lacune se projette sur la zone cavitaire. On note une légère hypofixation dans la région apicale.
B : l'incidence OAG 45° objective la localisation antéro-septale.

Plate 70

Anteroseptal infarct.

A : in the anterior view, the cold area projects over the left ventricular cavity. An area of reduced uptake can be seen close to the apex.
B : the 45° LAO view confirms the lesion is anteroseptal.

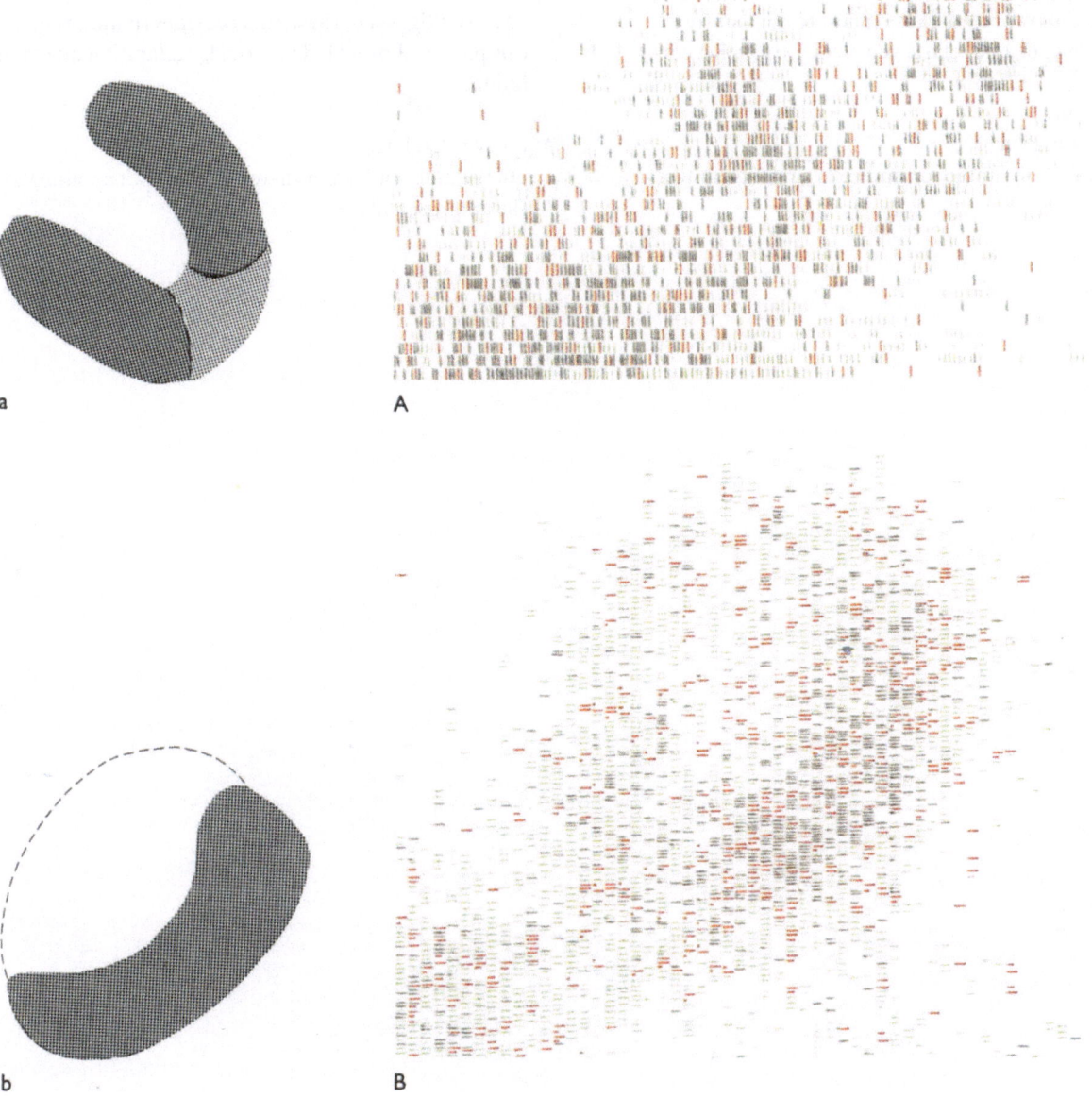

a

A

b

B

Scintigraphie myocardique d'un malade porteur d'un infarctus antéro-septal.

A : incidence FA

A1 : lacune centrale se projetant dans la zone centrale cavitaire normalement hypoactive.

A2 : la scintigraphie cavitaire (planche 47) montre chez ce malade une ectasie ventriculaire gauche, correspondant à la lésion.

B1 et B2 : profil gauche

Lacune du bord antérieur limitée à la portion antéro-septale.

Plate 71

Myocardial scintigram in a patient with an anteroseptal infarct.

A : anterior view

A1 : there is a central cold spot overlying the normal area of reduced uptake due to the cardiac cavity.

A2 : a scintigram of the cardiac cavities (plate 47) in this patient showed left ventricular dilatation due to the lesion.

B1 and B2 : left lateral

On the anterior border there is a cold spot confined to the anteroseptal area.

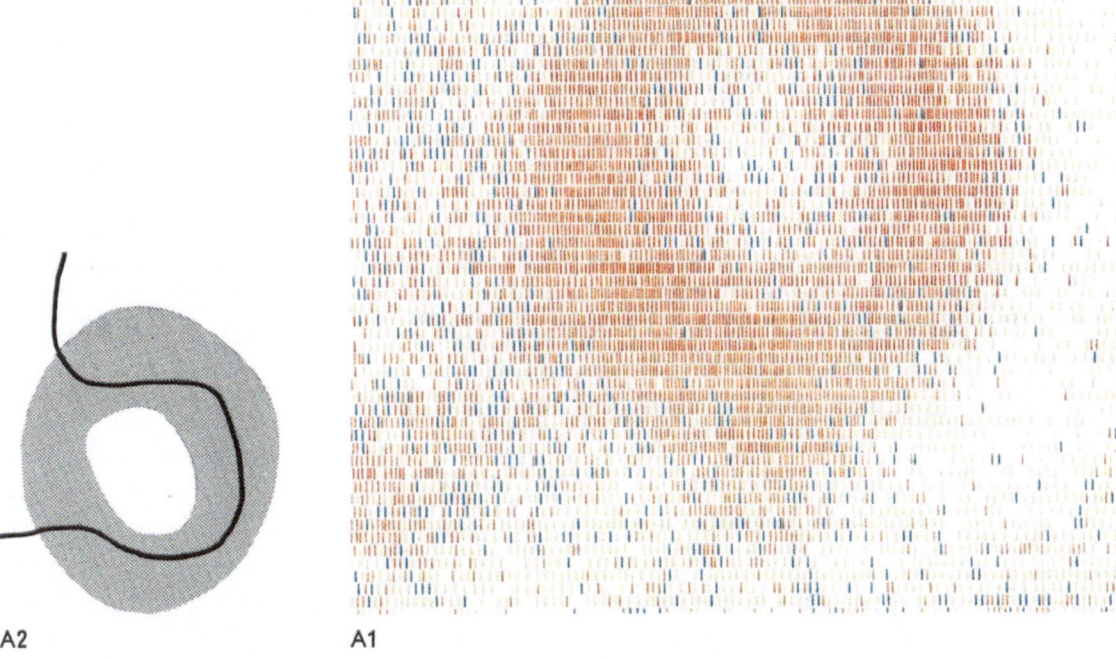

A1

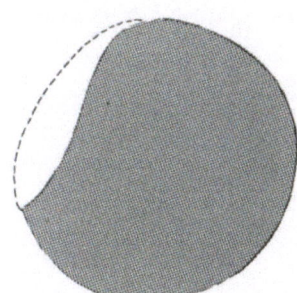

A2

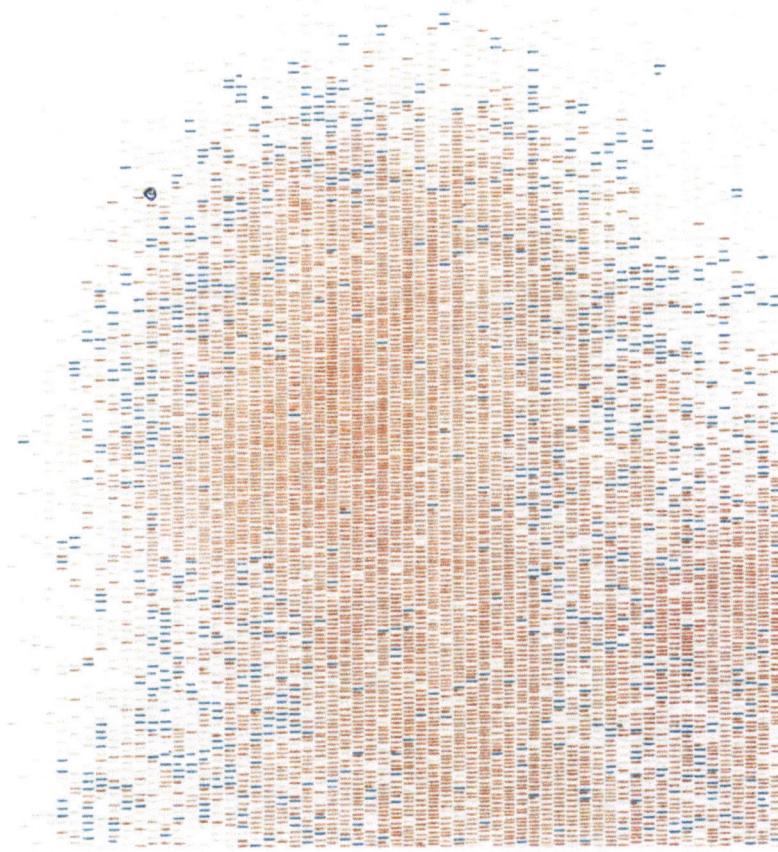

B1

B2

Infarctus antéro-septal : scintigraphie numérique.

A : la face antérieure est subnormale car la lésion se projette sur la cavité.
B : l'incidence OAG 45° fournit le diagnòstic topogra-
phique.

Plate 72

Anteroseptal infarct : digitised scintigram.

A : there is reduced activity in the anterior view as the
lesion is superimposed on the cavity.
B : the 45° LAO view provides diagnostic localisation.

Infarctus antéro-septal : scintigraphie numérique.

A : la face antérieure est subnormale car la lésion se projette sur la cavité.

B : l'incidence OAG 45° fournit le diagnòstic topogra-
phique.

Plate 72

Anteroseptal infarct : digitised scintigram.

A : there is reduced activity in the anterior view as the
lesion is superimposed on the cavity.
B : the 45° LAO view provides diagnostic localisation.

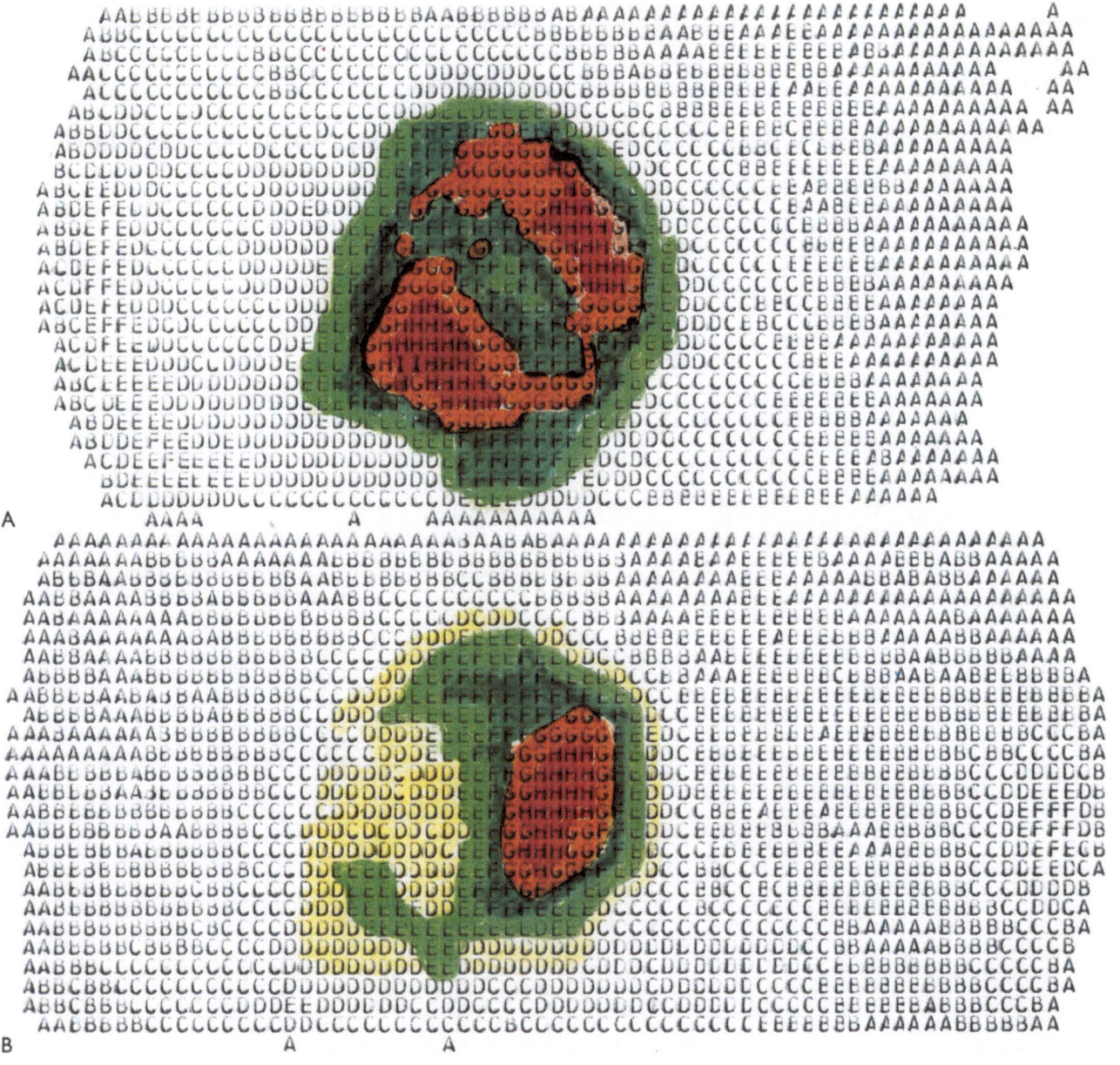

Infarctus apical.

Les incidences face antérieure (A) et OAG 45° (B) individualisent une lacune apicale isolée.

Plate 73

Apical infarct.

The anterior (A) and 45° LAO (B) views clearly demonstrate an isolated cold area at the apex.

Infarctus apical.

Les incidences face antérieure (A) et OAG 45° (B) individualisent une lacune apicale isolée.

Plate 73

Apical infarct.

The anterior (A) and 45° LAO (B) views clearly demonstrate an isolated cold area at the apex.

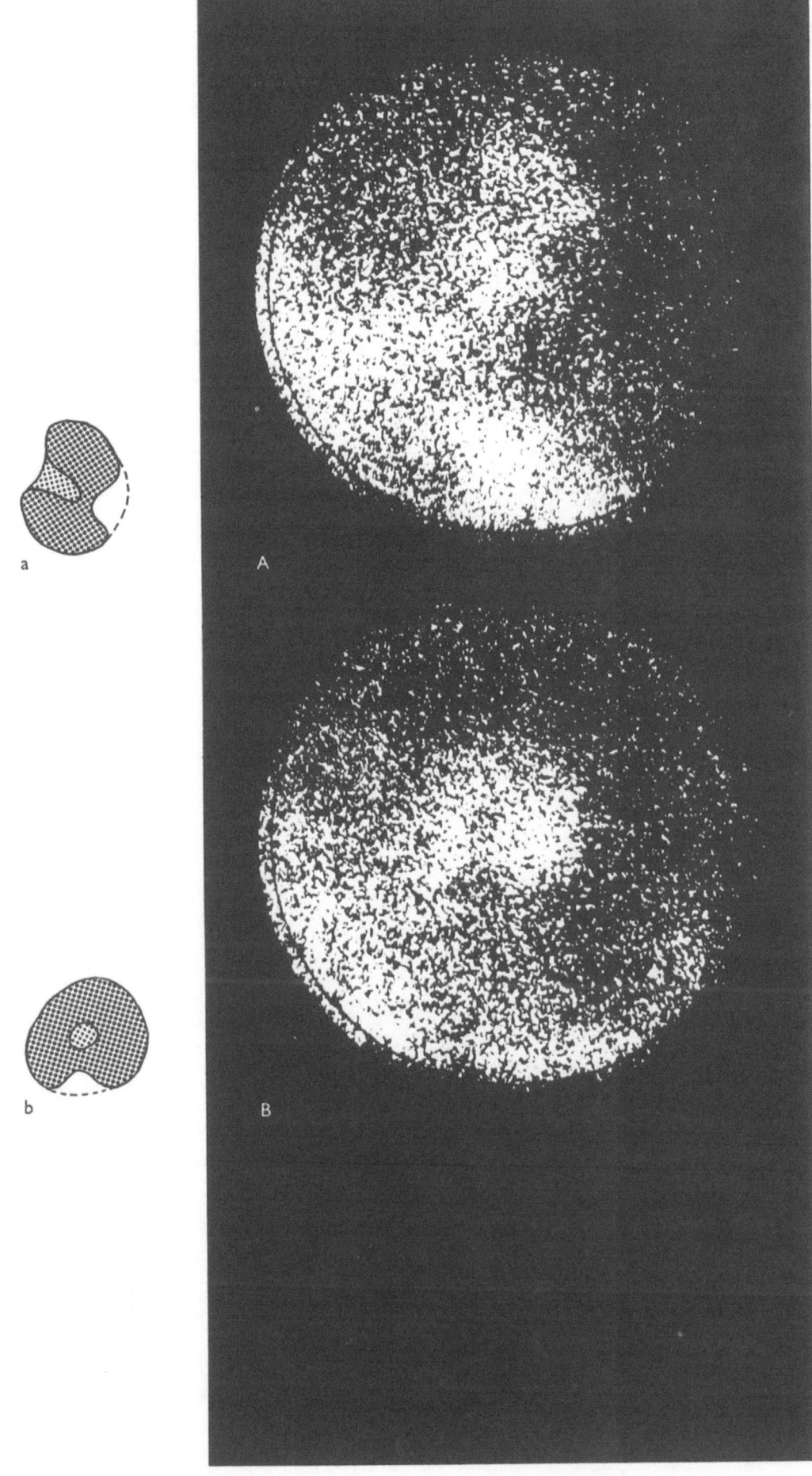

a

A

b

B

Infarctus apical. Incidence face antérieure. Le traitement de l'information facilite la lecture et précise la localisation.

Apical infarct. Anterior view. Computer processing of the information aids the reader and improves localisation of the lesion.

Infarctus apical. Incidence face antérieure. Le traitement de l'information facilite la lecture et précise la localisation.

Apical infarct. Anterior view. Computer processing of the information aids the reader and improves localisation of the lesion.

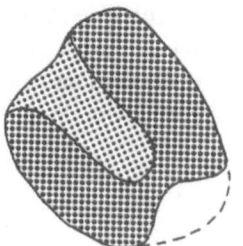

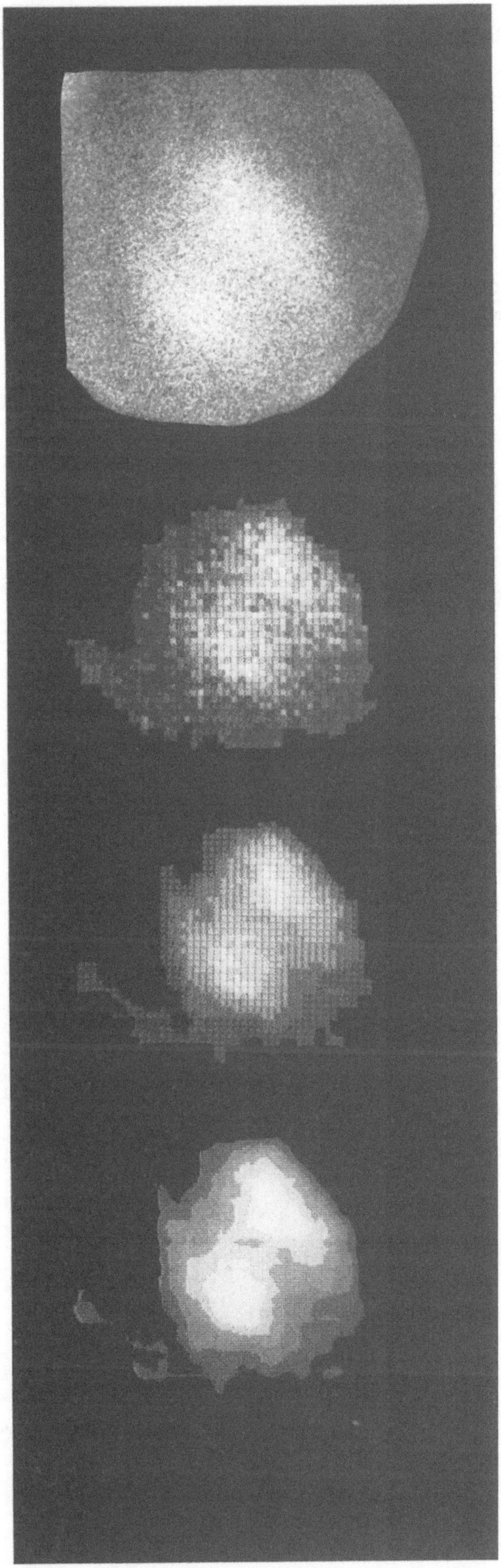

Infarctus antéro-septo-apical limité.

A : incidence face antérieure
B : incidence OAG 45°
C : même malade examiné à la caméra à scintillation, incidence face antérieure. Image après traitement de l'information.

Ces images mettent en évidence une lacune au niveau de l'apex et de la partie antérieure du septum.

Plate 75

Incomplete anteroseptal apical infarct.

A : anterior view
B : 45° LAO view
C : scintillation camera study of the same patient, anterior view, obtained by computer processing of the information.

These illustrations demonstrate a cold area in the region of the apex and of the anterior part of the septum.

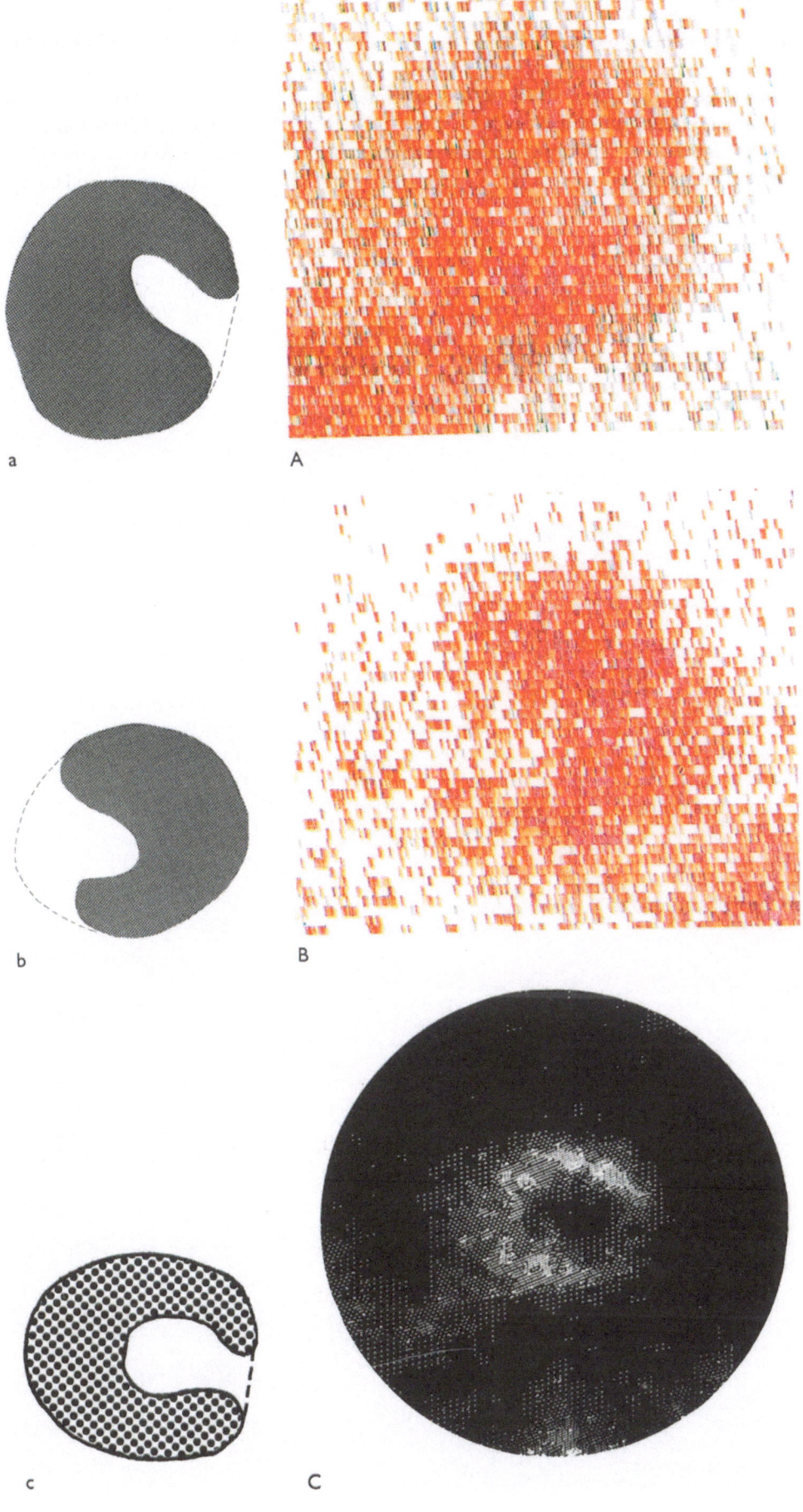

a

A

b

B

c

C

Infarctus antéro-septo-apical.

A : incidence face antérieure : la lacune en bande intéresse la pointe et se projette sur la cavité.
B : incidence OAG 45° : la lacune intéresse la partie antérieure du septum et la pointe.

Plate 76

Anteroseptal apical infarct.

A : anterior view : a cold band can be seen involving the apex and extending over the cavity.
B : 45° LAO view : the cold area involves the anterior part of the septum and the apex.

Plate 76

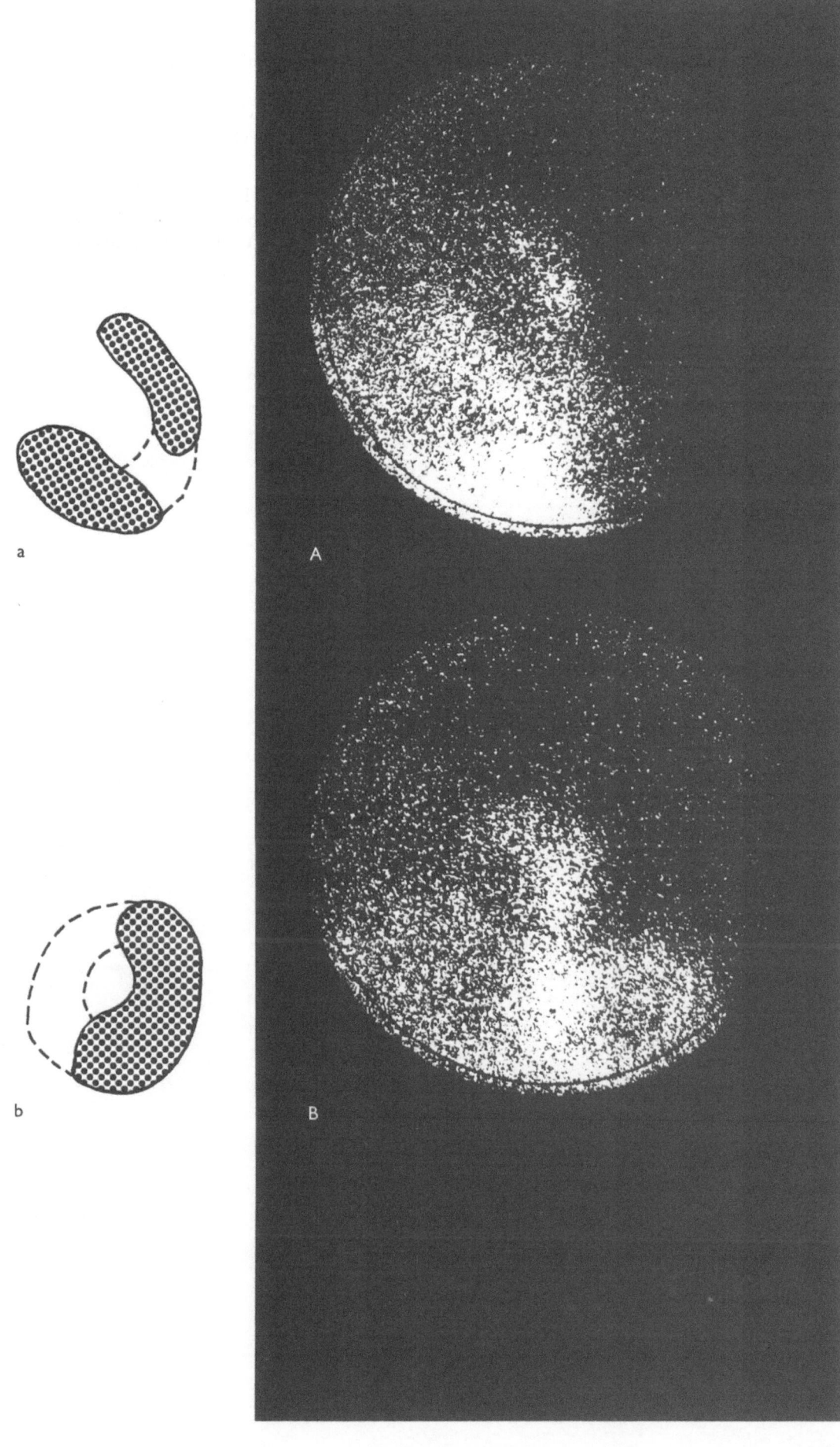

Infarctus antéro-septo-apical.

A: incidence FA
B: OAG 45°

Images identiques à celles de la planche 76 et présentant en outre sur l'incidence face antérieure une fixation aberrante et transitoire du ^{201}Tl au niveau du parenchyme pulmonaire : celle-ci a pratiquement disparu lors de l'incidence OAG 45°.

Plate 77

Anteroseptal apical infarct.

A: anterior view
B: 45° LAO view

Identical to plate 76 but also showing in the anterior view a transistory and aberrant uptake of ^{201}Tl by the lungs. This has virtually disappeared in the 45° LAO view.

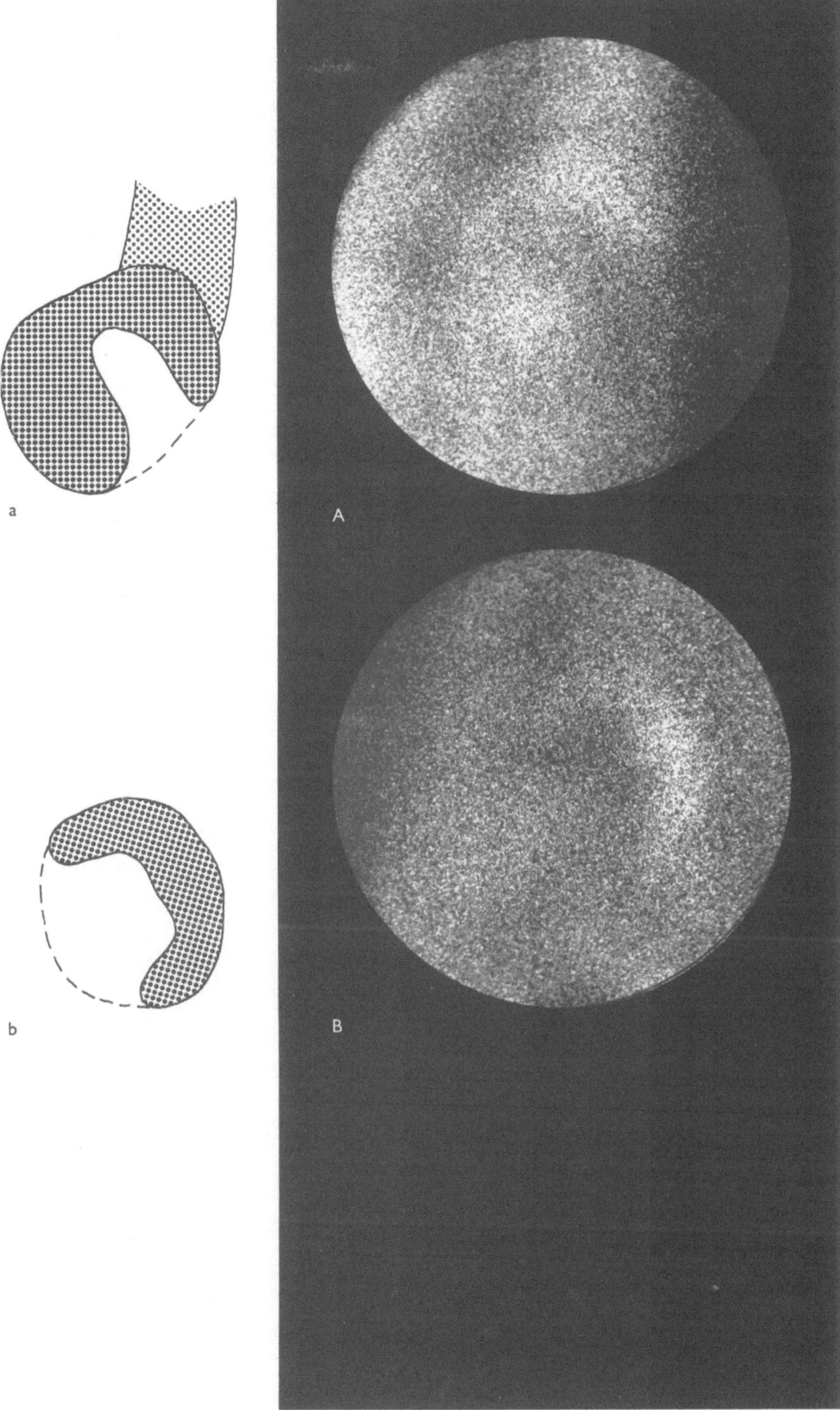

Plate 78

Infarctus antéro-septo-apical.

A : incidence face antérieure : le traitement de l'image met
   en évidence la lacune en bande se projetant sur la cavité
   et intéressant la pointe.
B : incidence OAG 45° confirme la localisation.

Anteroseptal apical infarct.

A : anterior view : processing of the image demonstrates a
   cold strip projecting over the cavity and involving the
   apex.
B : the 45° LAO view confirms the localization.

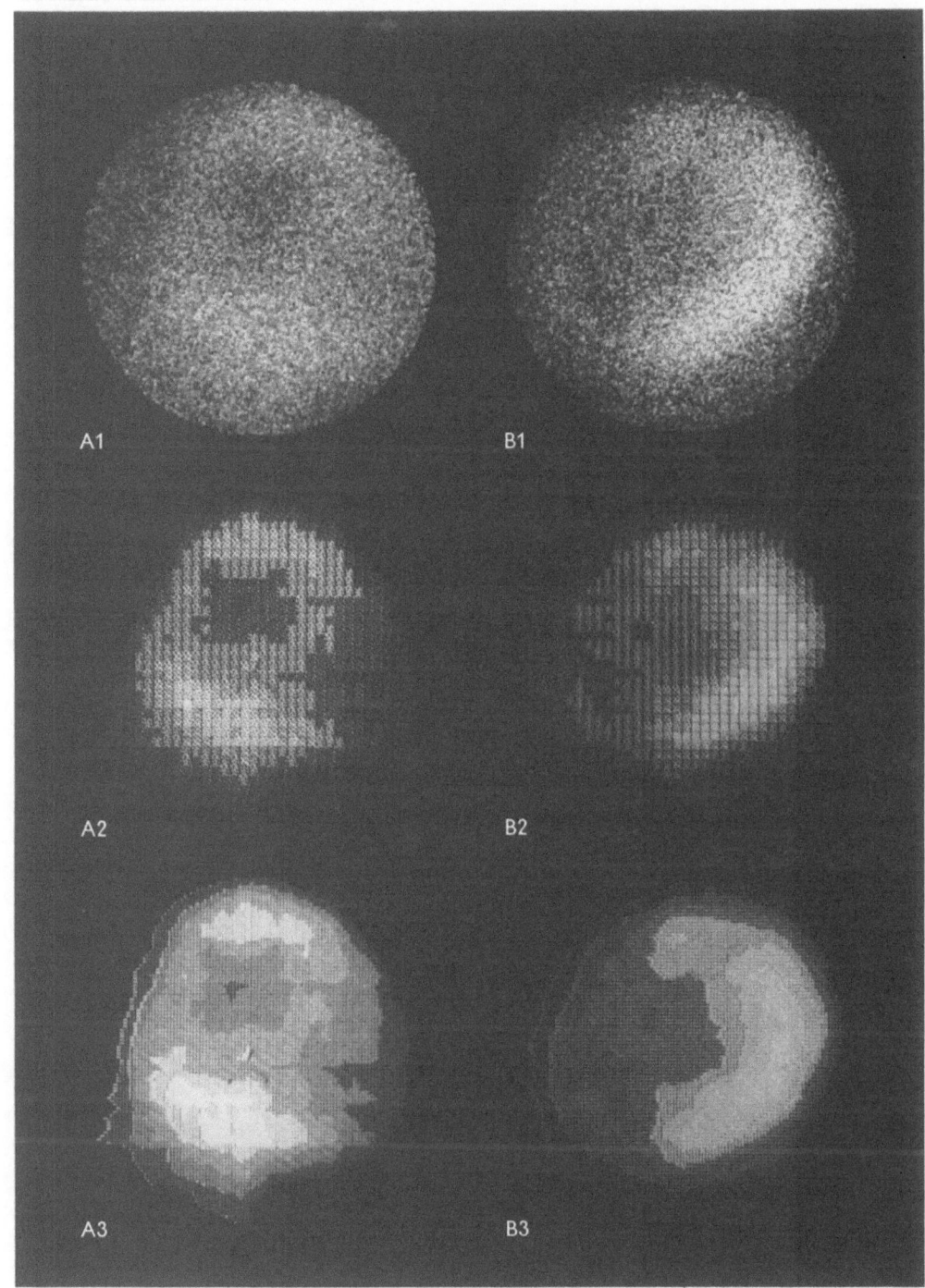

Planche 79

Infarctus latéral.

A : incidence face antérieure : la lacune intéresse la paroi
   externe du myocarde.
B : incidence OAG 45° : la lacune se projette en partie sur la
   cavité.

Plate 79

Lateral infarct.

A : anterior view : the cold area involves the outer border
   of the myocardium.
B : 45° LAO view : the cold area partially projects over the
   cavity.

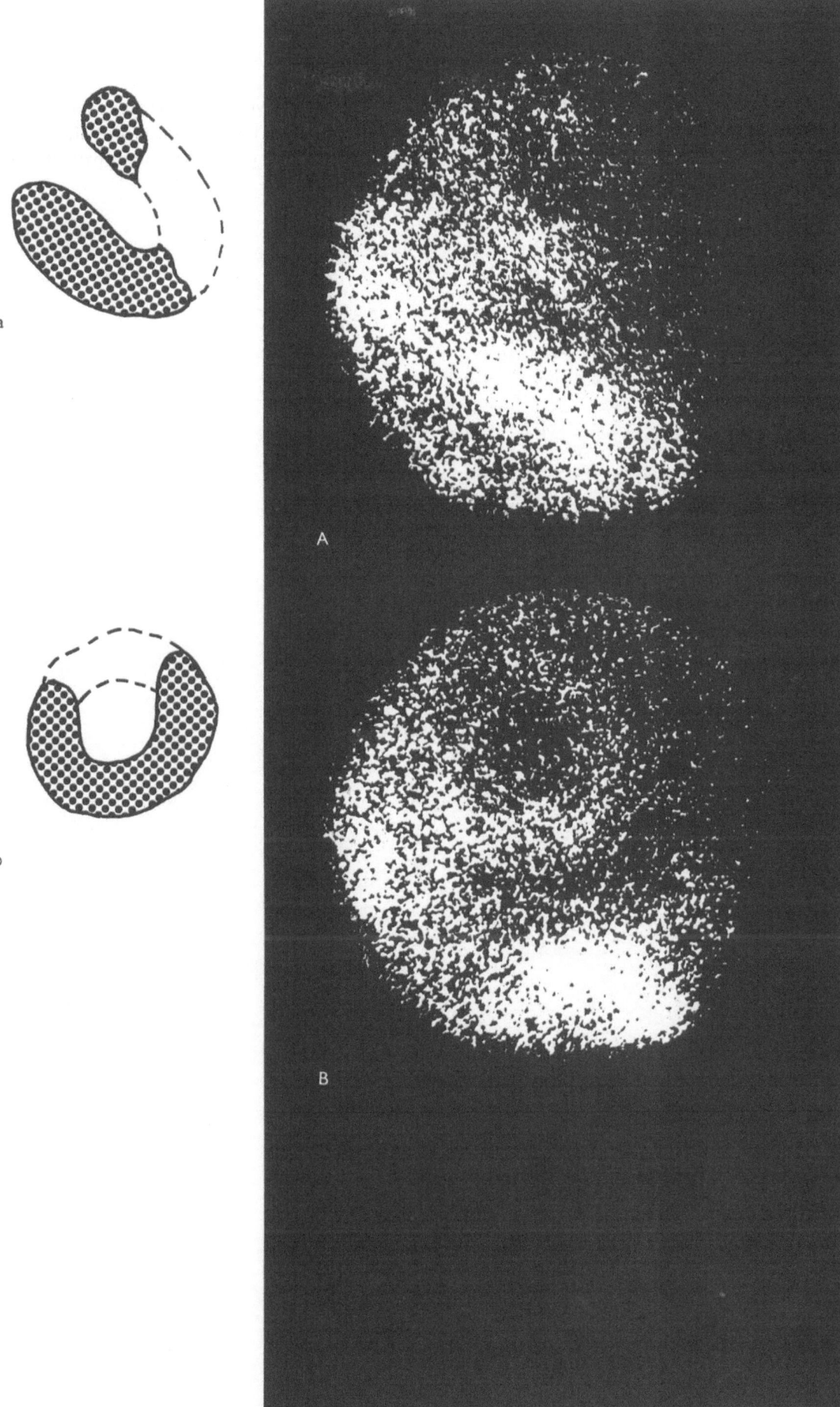

Infarctus antéro-latéral.

A : incidence face antérieure : lacune caractéristique d'une lésion de la paroi externe du myocarde.
B : incidence OAG 45° : la lacune se projette en partie sur la cavité.

Plate 80

Anterolateral infarct.

A : anterior view : characteristic cold area from a lesion of the outer border of the myocardium.
B : 45° LAO view : the cold area partially projects over the cavity.

Infarctus antéro-latéral.

A : incidence face antérieure : lacune caractéristique d'une lésion de la paroi externe du myocarde.
B : incidence OAG 45° : la lacune se projette en partie sur la cavité.

Plate 80

Anterolateral infarct.

A : anterior view : characteristic cold area from a lesion of the outer border of the myocardium.
B : 45° LAO view : the cold area partially projects over the cavity.

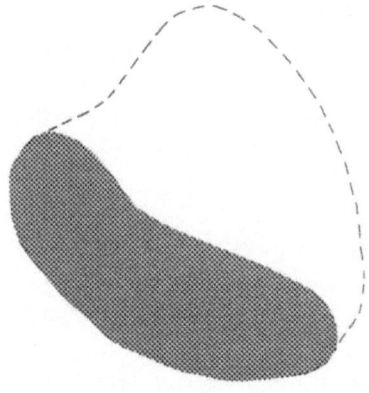

a

A

b

B

Scintigraphie myocardique d'un malade présentant un infarctus antéro-latéral.

A: incidence FA: lacune importante dans la partie externe de l'image.
B: profil gauche: lacune intéressant le bord antérieur du myocarde et montrant la prédominance latérale de la zone lésionnelle.

Plate 81

Myocardial scintigram of a patient presenting with an anterolateral myocardial infarction.

A: anterior: large cold area in the outer part of the image.
B: left lateral: the cold area involves the anterior border of the myocardium and shows the lesion is predominantly lateral.

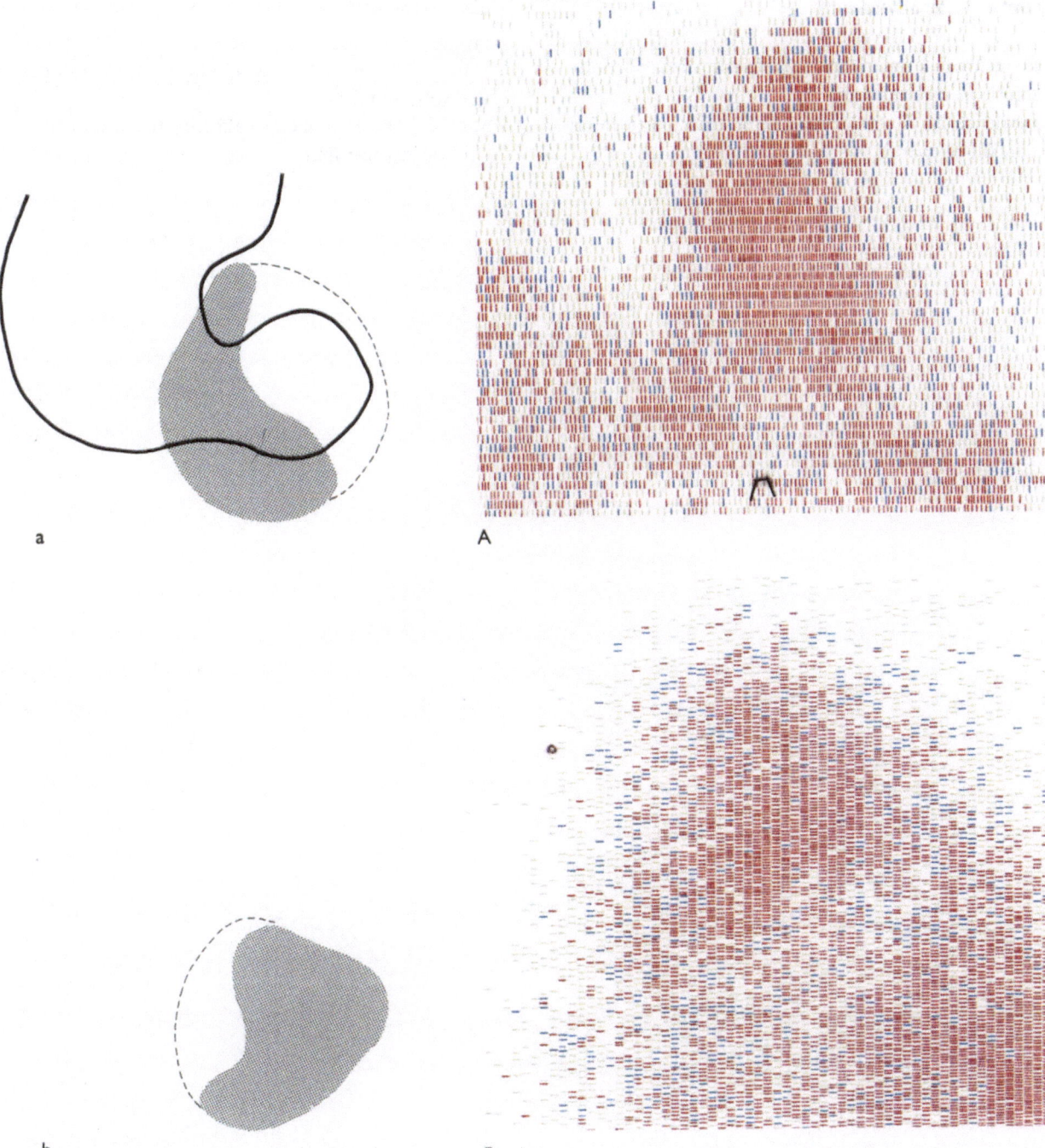

a

A

b

B

Infarctus postéro-inférieur.

A : incidence face antérieure : hypofixation de la portion inférieure du myocarde.
B : incidence OAG 45° : lacune intéressant la partie inférieure du myocarde.

Plate 82

Inferior infarct.

A : anterior view : decreased uptake by the inferior part of the myocardium.
B : 45° LAO view : cold area affecting the lower part of the myocardium.

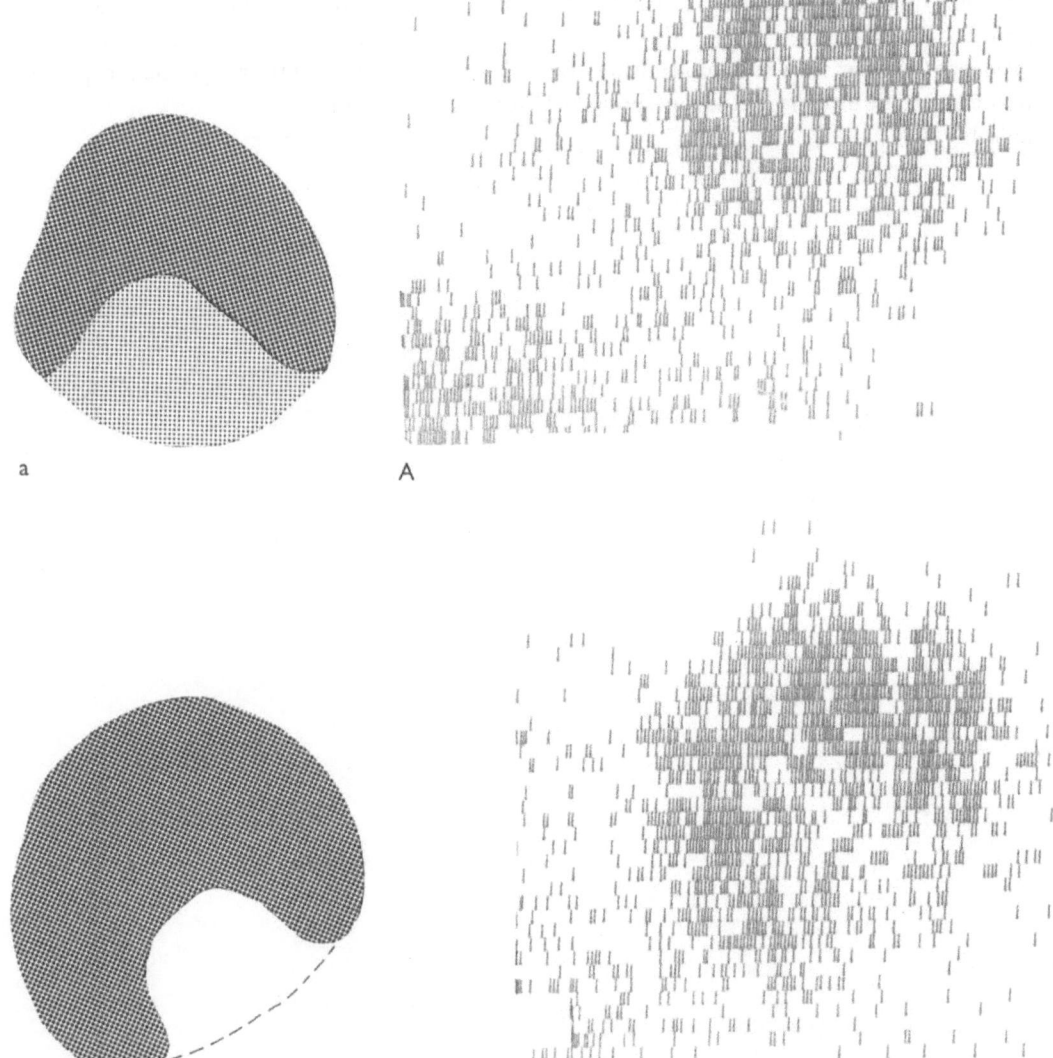

a

A

b

B

Infarctus postéro-inférieur.

A : incidence face antérieure : la lésion intéresse la portion inférieure du myocarde donnant une image d'hypofixation.

B : incidence OAG 45° : lacune se projetant au niveau de la partie inférieure de l'image et se superposant à la zone apicale.

Plate 83

Inferior infarct.

A : anterior view : the lesion involves the lower part of the myocardium, producing an area of reduced uptake.

B : 45° LAO view : the cold area projects over the inferior part of the image and is superimposed on the apical zone.

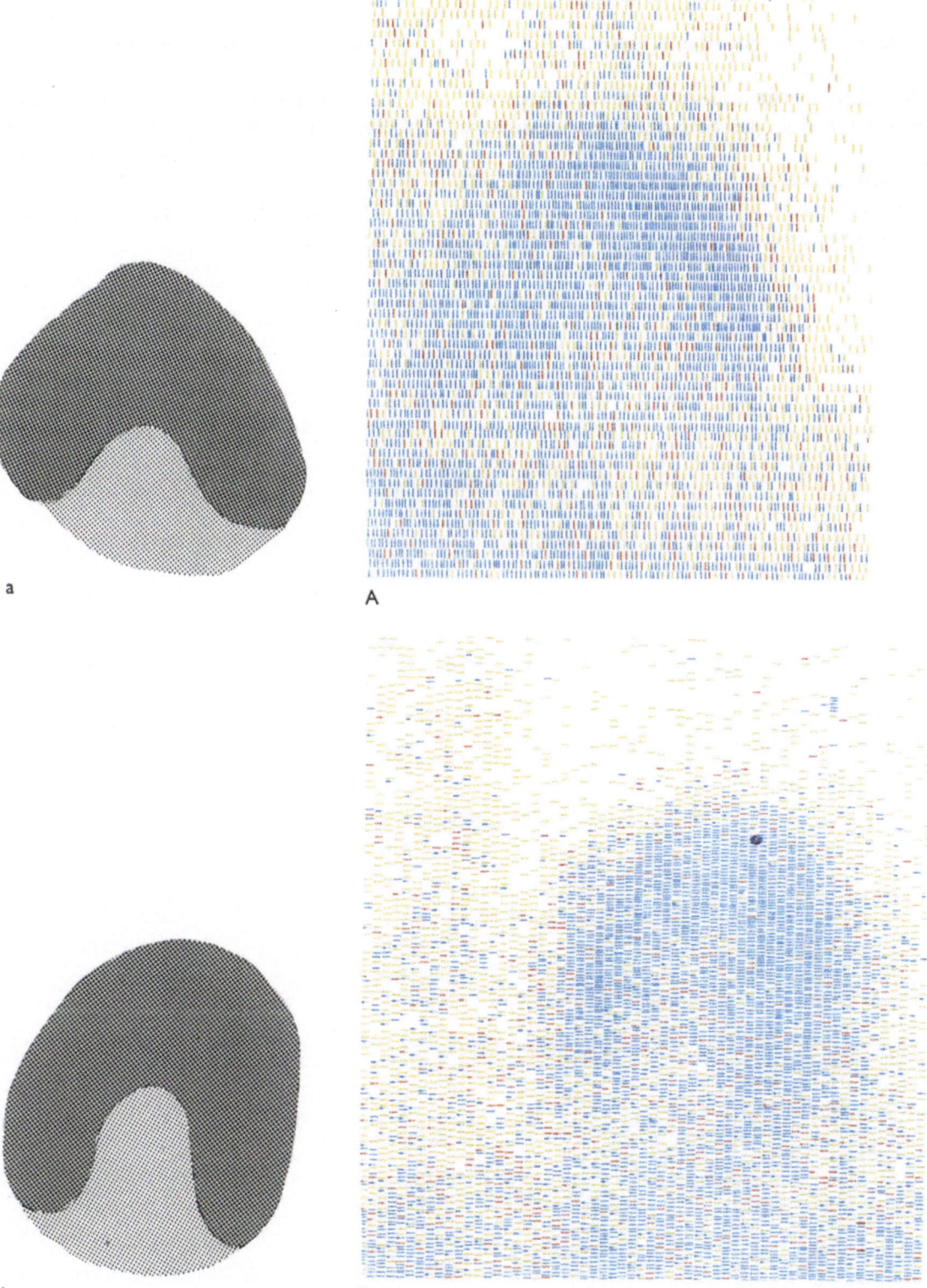

a

A

b

B

Infarctus postéro-inférieur étendu à la pointe.

AI : incidence face antérieure : hypofixation de la partie inférieure de l'image, particulièrement nette au niveau de la pointe.
BI : incidence OAG 45° : hypofixation dans la moitié inférieure de l'image.
Les images traitées (A2 et B2) objectivent la lésion de façon plus précise.

Plate 84

Inferior infarct extending to the apex.

AI : anterior view : decreased uptake in the lower part of the image, particularly seen in the region of the apex.
BI : 45° LAO view : decreased uptake in the inferior part of the image.
The processed images (A2 and B2) show the lesion more accurately.

Plate 84

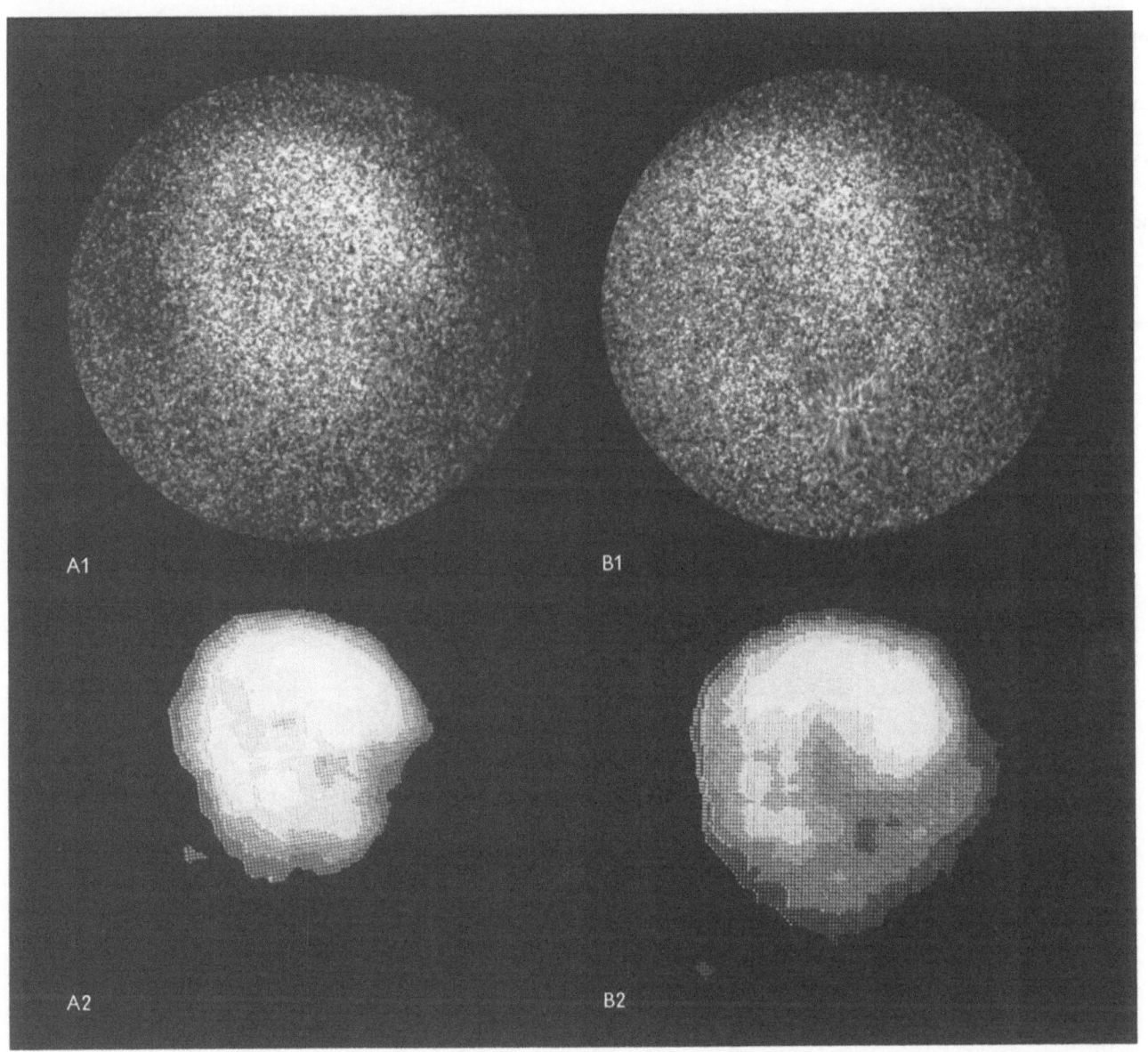

Infarctus postéro-basal.

A : face antérieure : encoche intéressant la partie inférieure de l'image.
B : incidence OAG 45° : hypofixation limitée à la pointe du myocarde.
C : incidence OAD 30° : seule cette incidence met en évidence l'étendue de la lésion à la partie postérieure du septum et à la paroi postérieure.

Plate 85

Posterobasal infarct.

A : anterior view : a small cold area affecting the inferior part of the image.
B : 45° LAO view : decreased uptake, restricted to the apex of the myocardium.
C : 30° RAO view : this view demonstrates the extent of the lesion on the posterior part of the septum and the posterior wall.

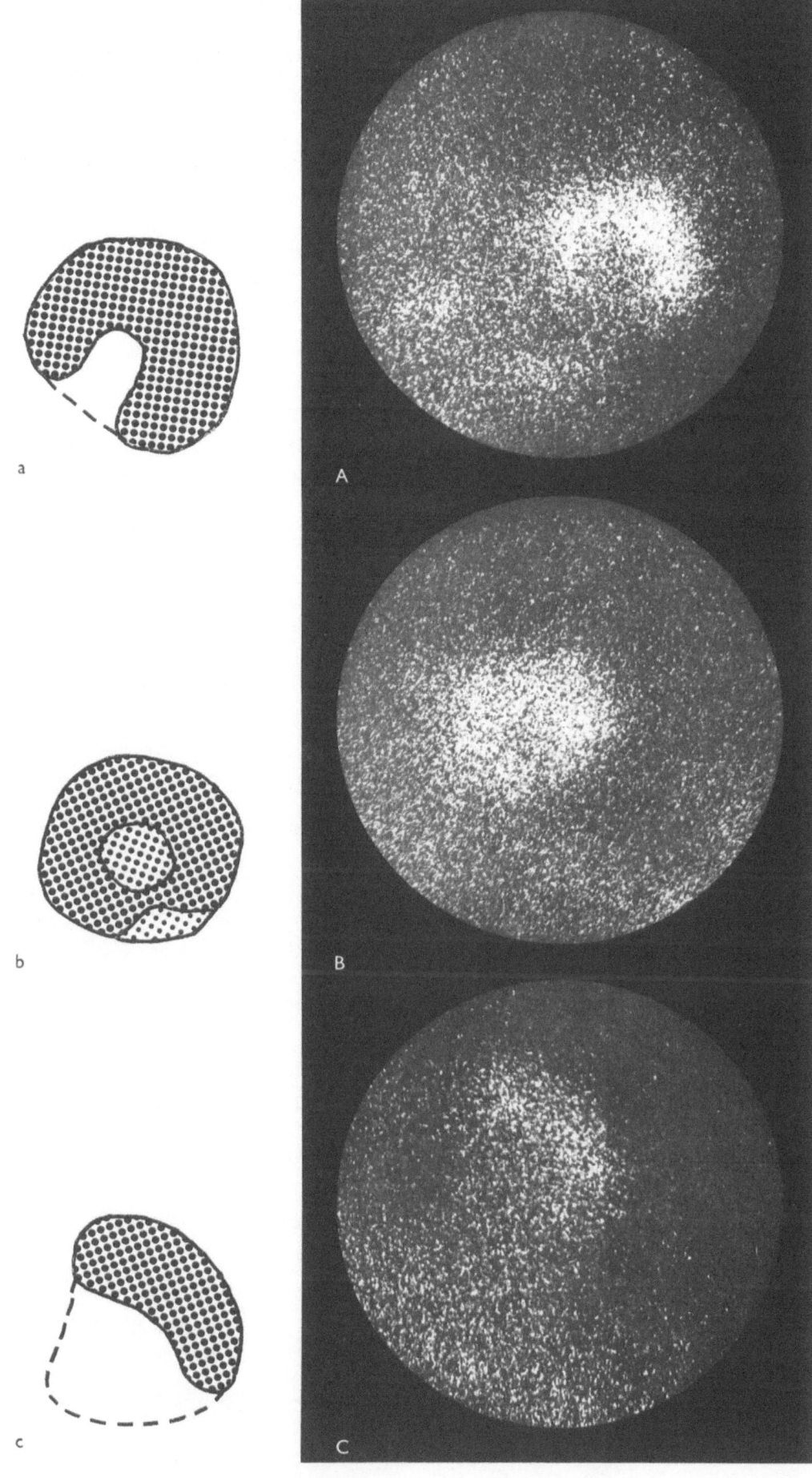

Scintigraphie myocardique d'un malade porteur d'un infarctus postéro-basal.

A: incidence FA: zone d'hypoactivité inférieure
B: OAG 45°: lacune du bord inférieur.

Plate 86

Myocardial scintigram of a patient with posterobasal infarct.

A: anterior view: area of inferiorly reduced activity
B: 45° LAO: cold area on the lower border.

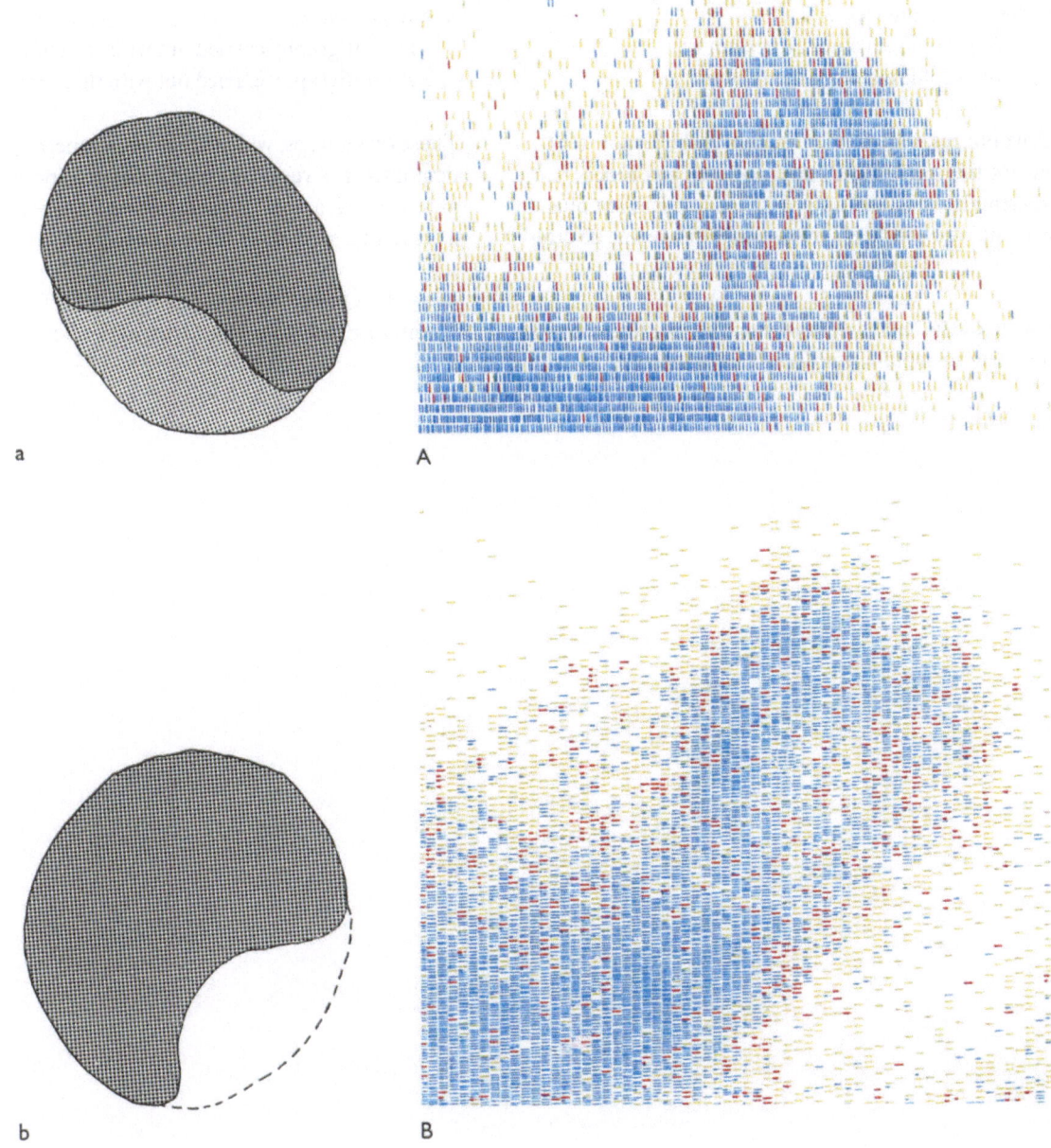

a

A

b

B

Infarctus antérieur étendu.

A : incidence face antérieure
   A1 : scintigraphie effectuée au cesium 131
   A2 : scintigraphie effectuée au thallium 201

Ces deux images, parfaitement superposables, montrent une lacune très importante correspondant aux zones antéro-septale, apicale et antéro-latérale ne laissant plus subsister qu'une zone saine du myocarde en forme de croissant.

B : incidence OAG 45° : volumineuse lacune intéressant les zones antéro-septale, apicale et antéro-latérale.

Plate 87

Extensive anterior infarct.

A : anterior view
   A1 : scintigraphy carried out with cesium 131
   A2 : scintigraphy carried out with thallium 201

These two images, which are exactly superimposable, demonstrate a very large cold area corresponding to the anteroseptal, apical and anterolateral zones leaving only a crescentic area of healthy myocardium.

B : 45° LAO view : widespread cold area affecting the anteroseptal, apical and anterolateral zones.

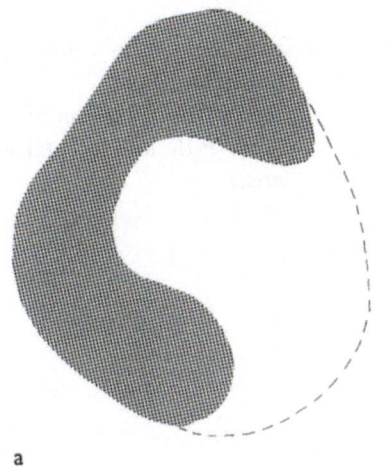

a

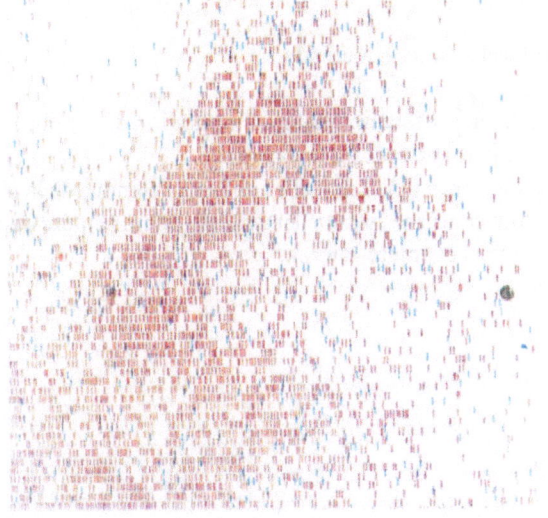

A1

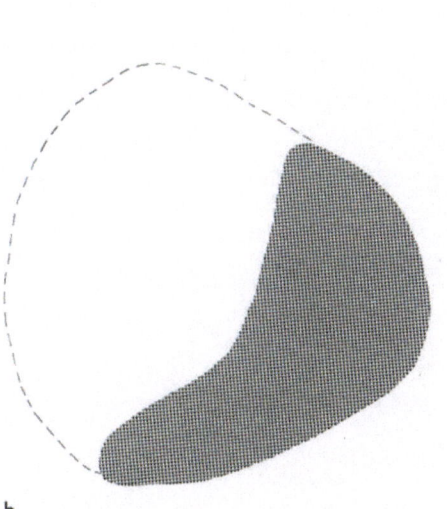

b

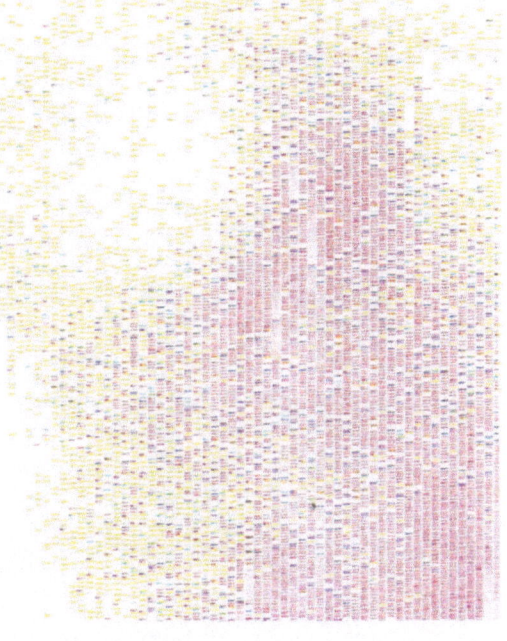

A2

B

Infarctus antérieur étendu.

A : incidence face antérieure : amputation de la pointe et de la paroi externe du myocarde.
B : incidence OAG 45° : elle confirme l'étendue de la lésion qui concerne essentiellement les secteurs antéro-septal, apical et antéro-latéral.

Plate 88

Extensive anterior infarct.

A : anterior view : loss of the apex and the outer border of the myocardium.
B : the 45° LAO view confirms the extent of the lesion which involves the anteroseptal, apical and anterolateral areas.

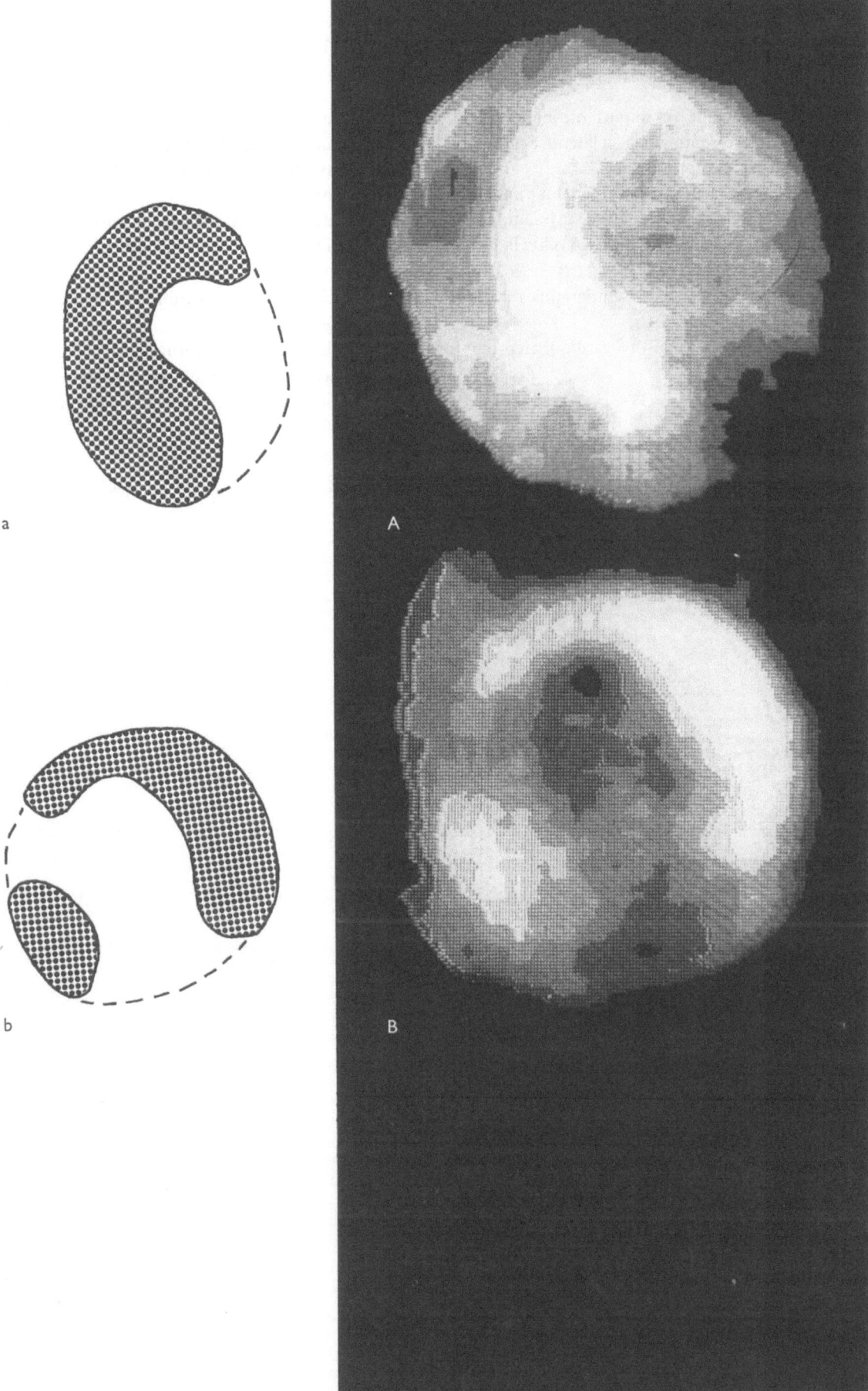

Scintigraphie myocardique d'une malade atteinte d'un infarctus antérieur étendu.

AI : incidence FA : lacune très importante intéressant le myocarde antéro-septo-apical et latéral. Seul le territoire postérieur est normofixant.
BI : profil gauche : la lacune intéresse la moitié antérieure du myocarde et traduit l'étendue de la lésion.
C : scintigraphie cavitaire (incidence FA) chez la même malade.
A2 : schéma de superposition des scintigraphies cavitaire et myocardique en FA.
B2 : schéma de la scintigraphie myocardique en profil gauche.

Plate 89

Myocardial scintigram of a patient with an extensive anterior infarct.

AI : anterior view : there is a very large cold area involving both the lateral and the antero-septo-apical myocardium. Only the inferior myocardium shows normal uptake.
BI : left lateral : the cold area involves the anterior portion of the myocardium and indicates the extent of the lesion.
C : scintigram of the cardiac cavities (ant.) in the same patient.
A2 : diagram of the superimposition of the myocardial and cavitary scans in the anterior view.
B2 : diagram of the left lateral myocardial scan.

Plate 89

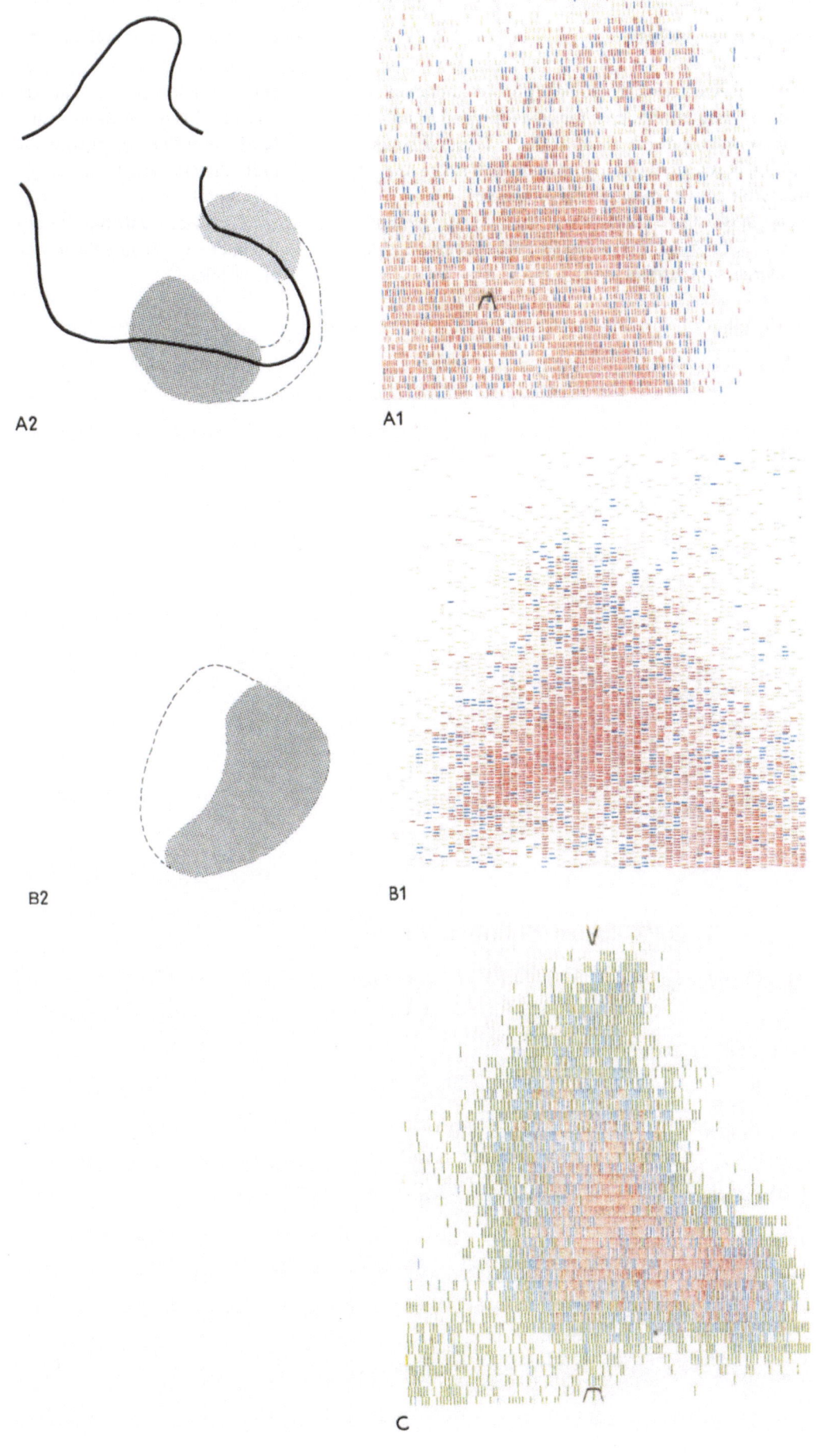

A2

A1

B2

B1

C

Infarctus septal profond.

A : incidence face antérieure : seule la portion inférieure de l'image est interprétable en raison d'une fixation pulmonaire aberrante et transitoire du ^{201}Tl, qui se superpose au bord externe du myocarde sain. Il existe une très faible activité de cette zone inférieure.

B : incidence OAG 45° : seule la zone latérale reste fixante.

C : incidence profil gauche : seules les zones postéro-basale et latérale sont visibles.

Plate 90

Inferior and antero-septal infarct.

A : anterior view : because of aberrant and transitory uptake of ^{201}Tl by the lungs, which merges with the outer border of the healthy myocardium, only the inferior part of the myocardium can be studied. There is very poor uptake by this inferior zone.

B : 45° LAO view : only the lateral zone is still visible.

C : left lateral view : only the posterobasal and lateral zones are visible.

Plate 90

A : anterior view : because of aberrant and transitory up-

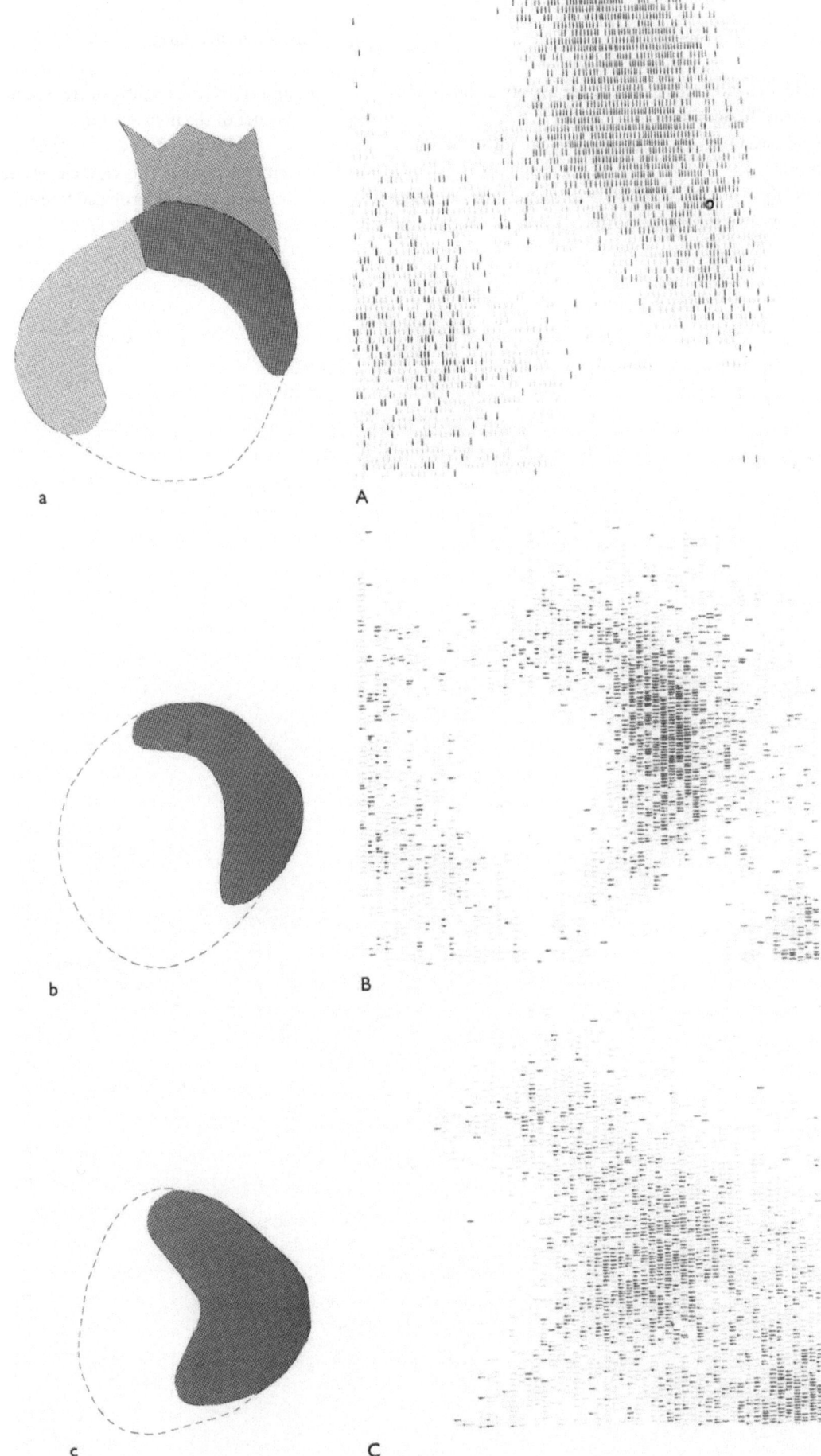

a

A

b

B

c

C

Infarctus postéro-latéral.

A : incidence face antérieure : légère hypofixation du bord externe du myocarde.
B : incidence OAG 45° : lacune au niveau du territoire latéral.
C : incidence profil gauche : cette incidence précise en outre l'existence d'une lésion postéro-basale.

Plate 91

Inferolateral infarct.

A : anterior view : slightly decreased uptake over the outer border of the myocardium.
B : 45° LAO view : cold area in the lateral region.
C : left lateral view : this view clearly demonstrates the presence of a posterobasal lesion.

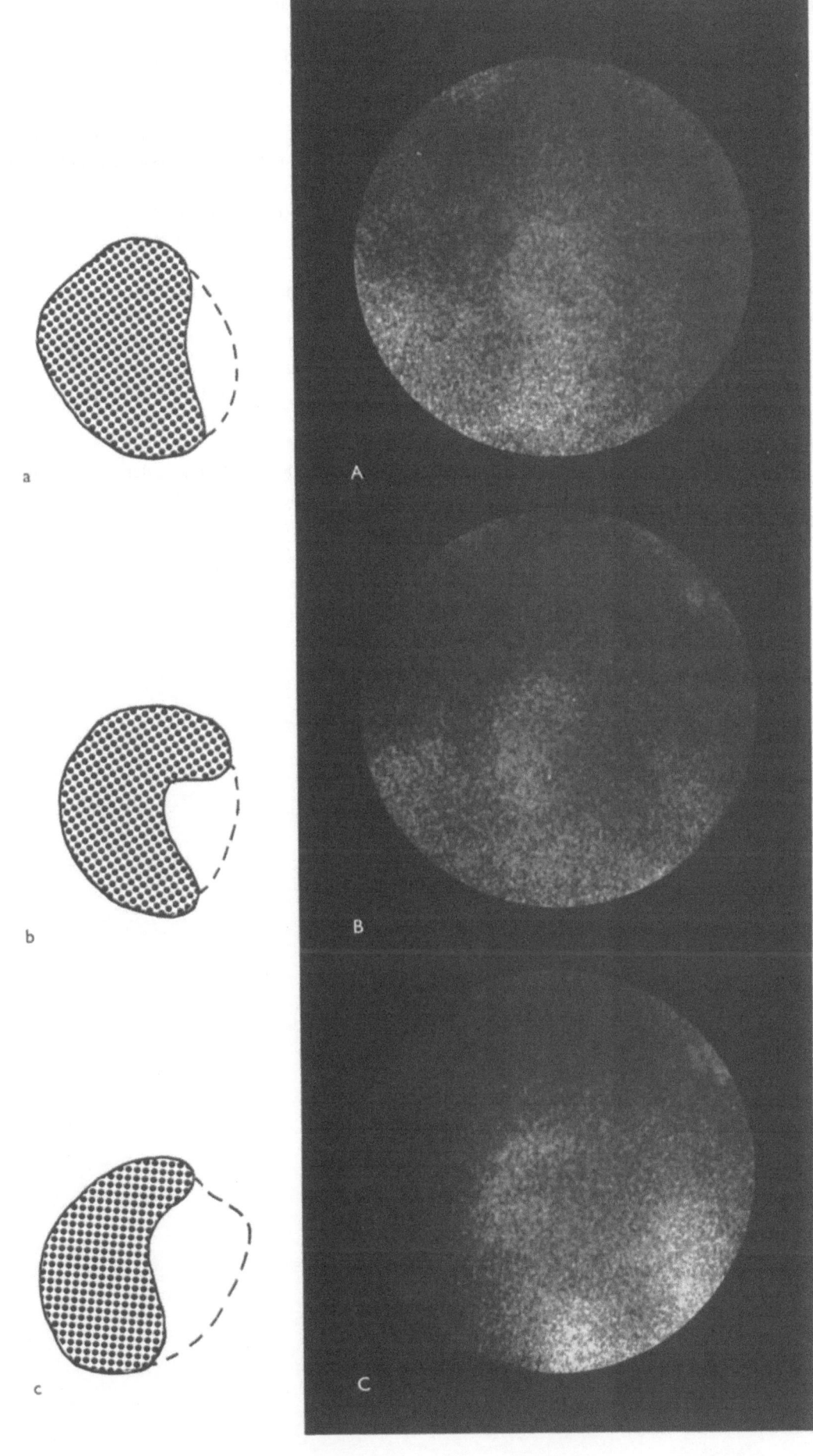

Infarctus postéro-latéral.

A (a): incidence face antérieure: hypofixation correspondant aux zones postéro-inférieure et basale.

B (b): incidence OAG 45°: lacune intéressant la zone latérale.

C (c): incidence profil gauche: lacune intéressant les zones basale et postéro-inférieure.

Cinéscintigraphie myocardique du même malade en incidence OAG 45°.

D1 (d1): en systole

D2 (d2): en diastole

d3: superposition des schémas des images systolique et diastolique (OAG 45°)

L'image systolique met en évidence le mouvement paradoxal au niveau de la zone lacunaire.

Plate 92

Inferolateral infarct.

A(a): anterior view: decreased uptake in the areas corresponding to the inferior and basal zones.

B (b): 45° LAO view: a cold area affecting the lateral zone.

C (c): left lateral: a cold area involving the basal and inferior zones.

Gated myocardial images in 45° LAO view (same patient).

D1 (d1): systolic image

D2 (d2): diastolic image

d3: diagrammatic superimposition of D1 and D2 (45° LAO)

The systolic image demonstrates the paradoxical movement in the cold area.

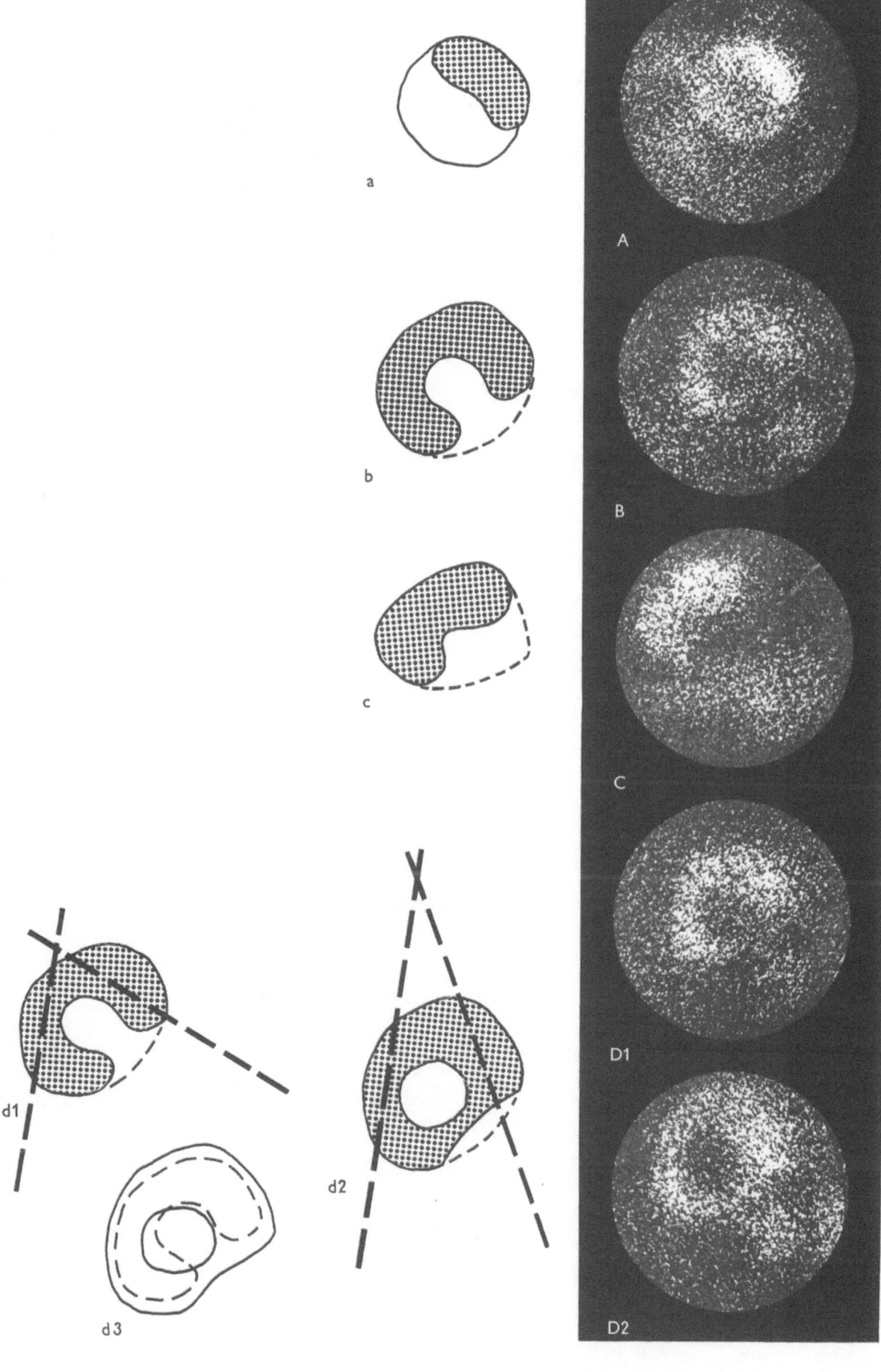

Infarctus multiple.

A : incidence face antérieure : lacune en bande amputant la pointe, témoin d'un infarctus antéro-septo-apical cliniquement ancien.
B : incidence OAG 45° : lacune résultant d'une né crose postéro-latérale récente.

Plate 93

Multiple infarcts.

A : anterior view : a cold band causes loss of the apex, the result of a clinically old anteroseptal apical infarct.
B : 45° LAO view : cold area resulting from a recent inferolateral infarct.

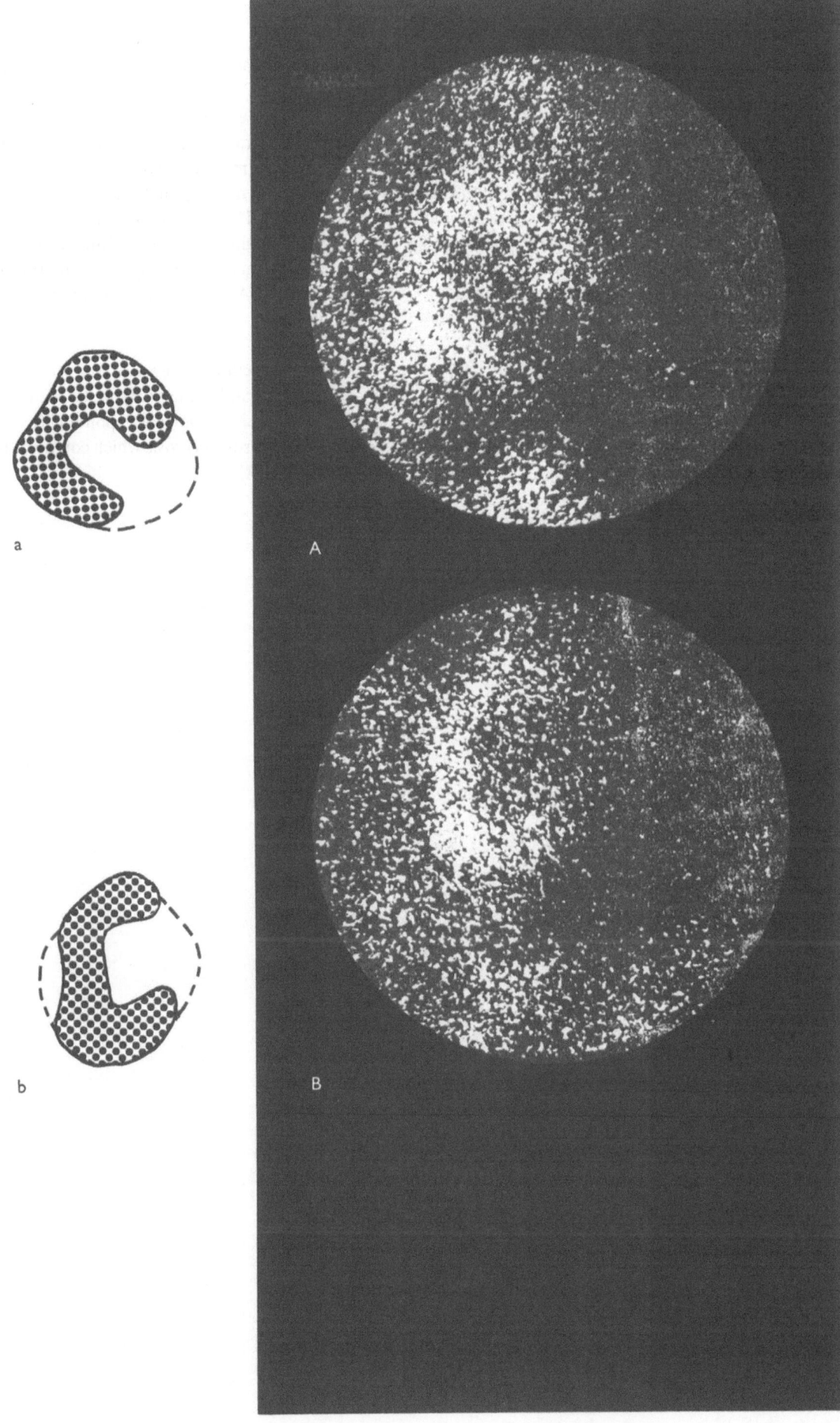

a

b

A

B

Infarctus multiple avec ectasie ventriculaire gauche.

A : avant résection

AI : incidence face antérieure : importante lacune intéressant l'ensemble de l'image myocardique très déformée du fait d'un volumineux anévrisme ventriculaire gauche (planches 48 et 49). La superposition des images cavitaire et myocardique met en évidence un cul-de-sac anévrismal partiellement thrombosé.

A2 : incidence OAG 45° : cette incidence confirme l'étendue de la lésion.

B : après résection anévrismale

On constate une image myocardique réduite avec persistance d'une lésion centro-apicale correspondant à une zone myocardique nécrosée résiduelle impossible à réséquer.

Plate 94

Multiple infarct with left ventricular aneurysm.

A : before resection

AI : anterior view : widespread cold area involving a complete myocardial image which is very deformed as the result of a large left ventricular aneurysm (plates 48 and 49). The superimposition of images of the cardiac cavities and of the myocardium demonstrates an aneurysmal sac partially filled with thrombus.

A2 : 45° LAO view : this view confirms the extent of the lesion.

B : after resection of the aneurysm

The myocardial image is smaller with a persistent centro-apical lesion corresponding to a remaining area of myocardial necrosis which could not be resected.

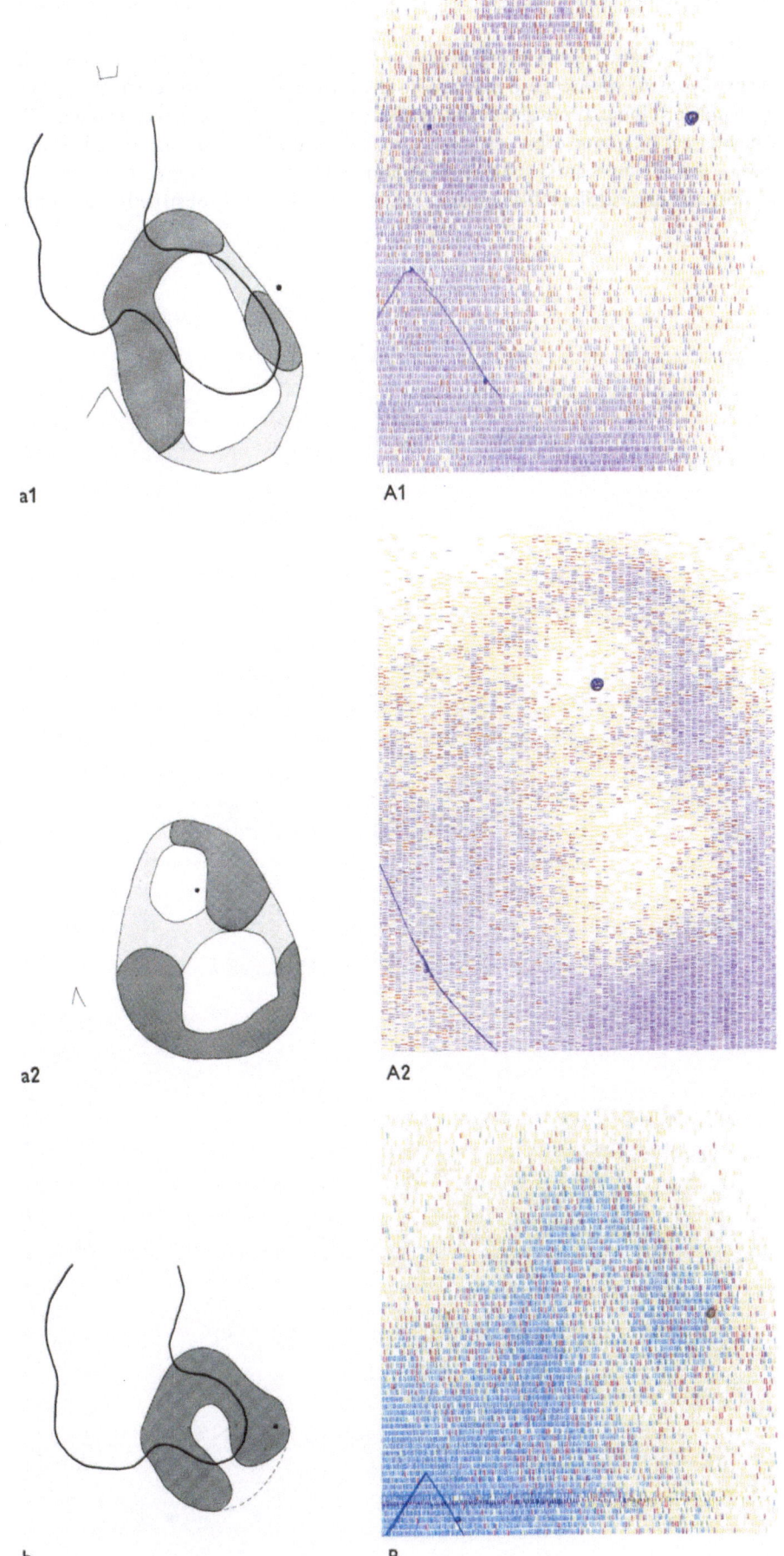

a1

A1

a2

A2

b

B

Myocardiopathie non obstructive.

L'incidence face antérieure montre une hypofixation globale du myocarde ventriculaire gauche considérablement
augmenté de volume. Les examens isotopiques complémentaires révèlent un débit coronaire normal, avec un
index de fixation myocardique diminué confirmant le
diagnostic de myocardiopathie non obstructive.

Plate 95

Non obstructive cardiomyopathy.

The anterior views show diffusely reduced uptake by a
left ventricular myocardium which is considerably increased in volume. Complementary isotope studies
demonstrated normal coronary flow with a reduced index
of myocardial uptake, confirming the diagnosis of non
obstructive cardiomyopathy.

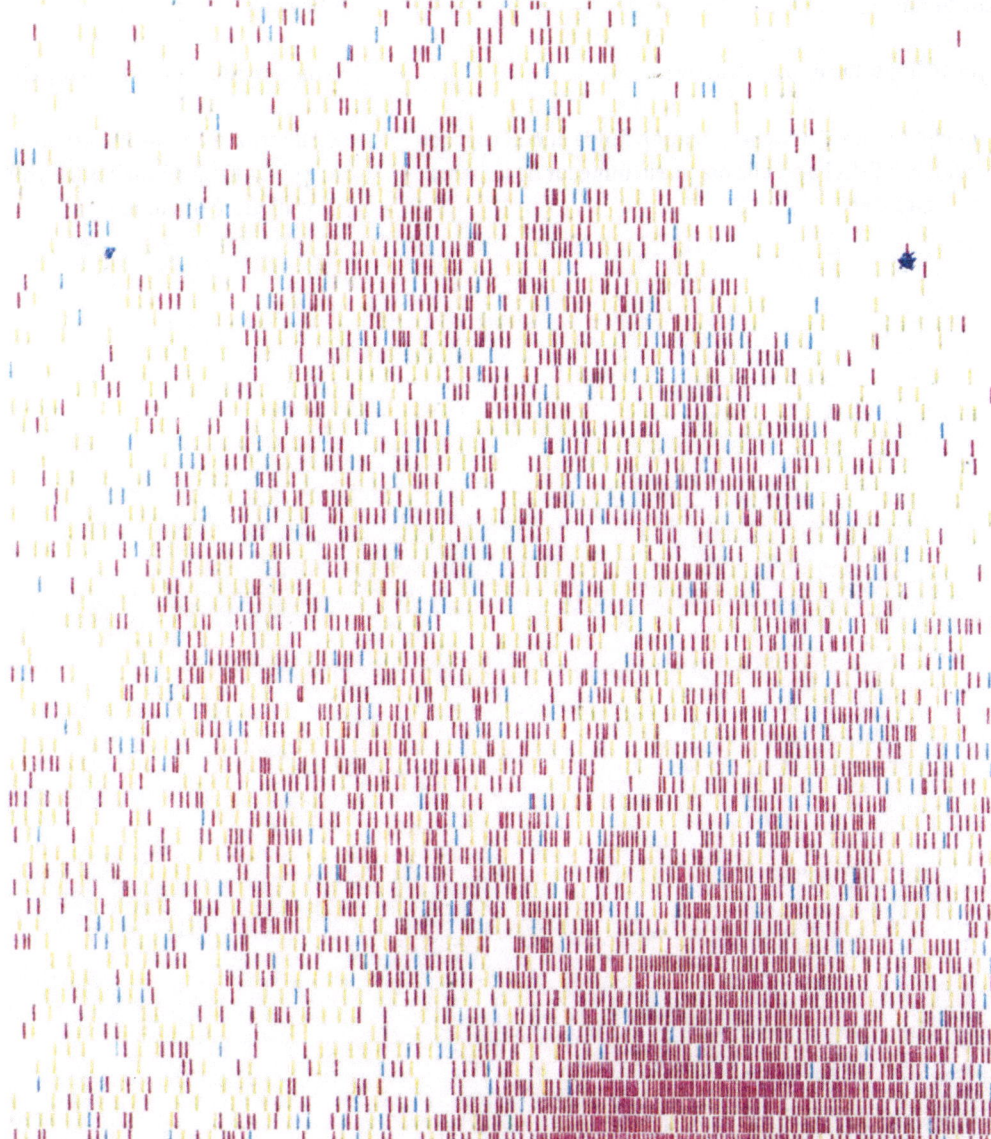

Myocardiopathie non obstructive.

A : incidence face antérieure : fixation faible et hétérogène.
B : incidence OAG 45° : elle précise la minceur de la paroi
myocardique.

Plate 96

Non obstructive cardiomyopathy.

A : anterior view : heterogeneous and poor uptake.
B : 45° LAO view : makes the thinness of the myocardial
wall more obvious.

Plate 96

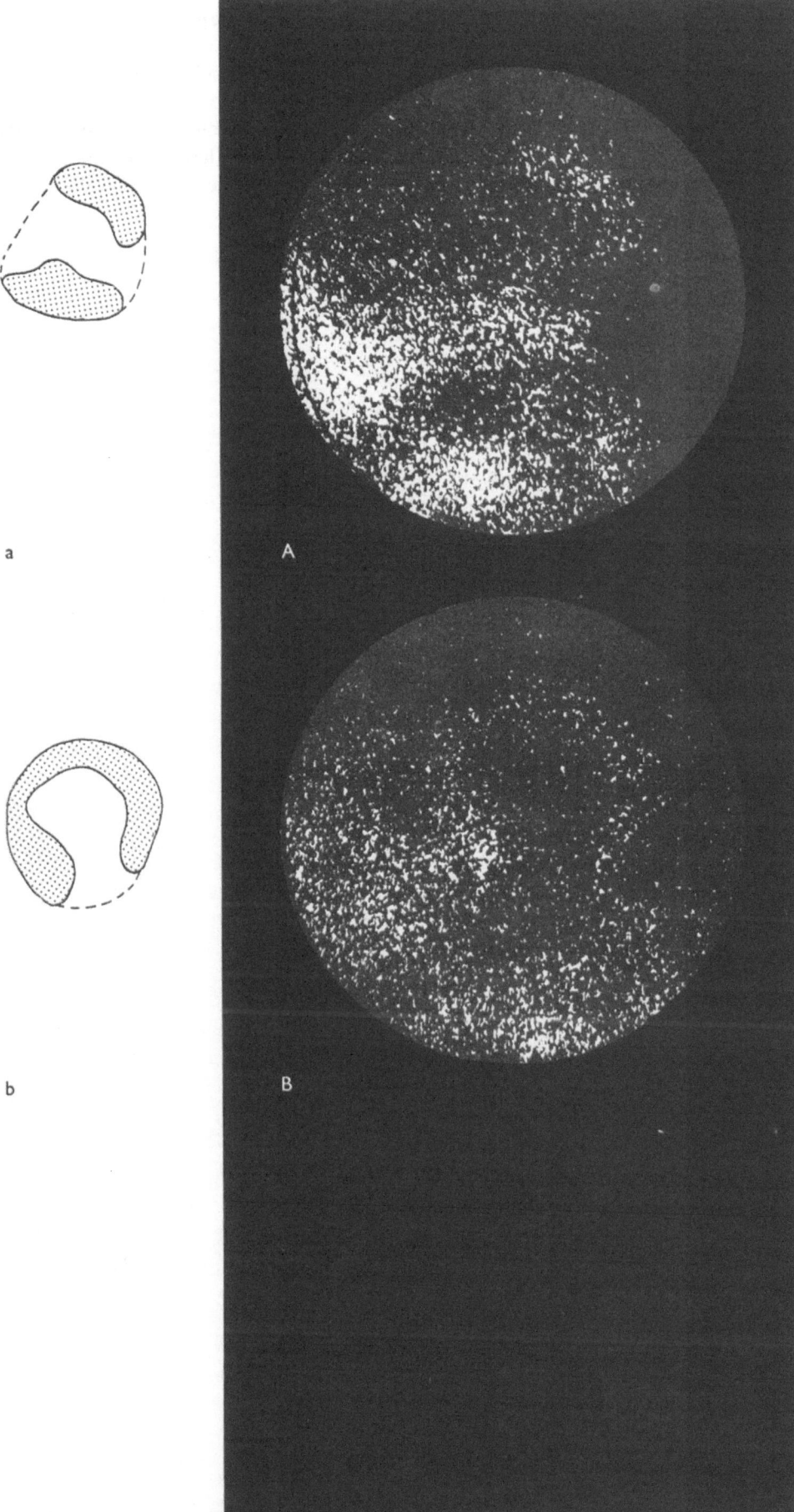

Myocardiopathie non obstructive.

Les incidences face antérieure (A) et OAG (B) objectivent les dimensions très importantes de l'image myocardique et l'hypofixation diffuse de l'ensemble du myocarde.

Plate 97

Non obstructive cardiomyopathy.

The anterior (A) and 45° LAO (B) views demonstrate the very large dimensions of the cardiac image and diffusely reduced uptake by the whole myocardium.

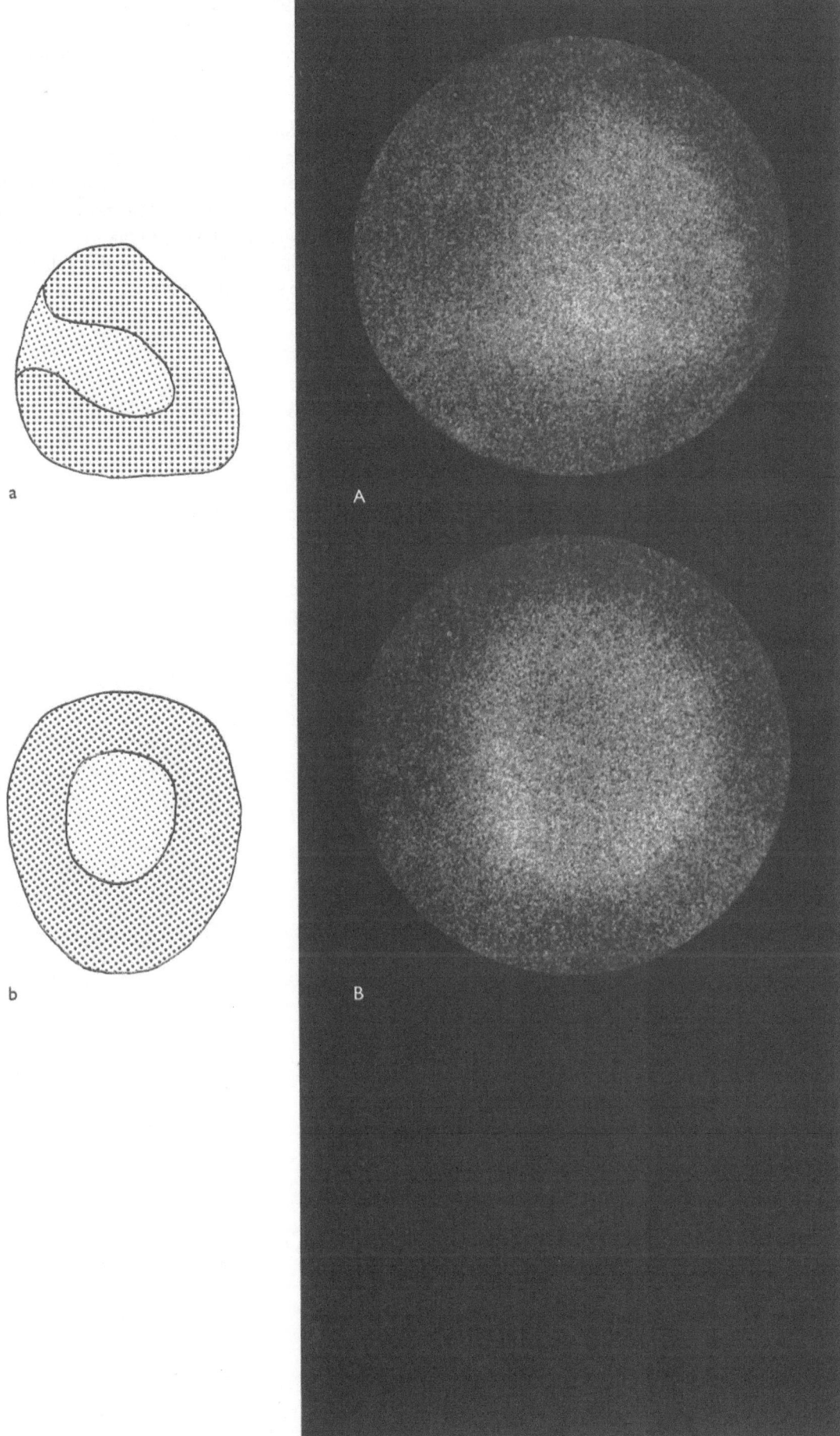

a

b

A

B

Myocardiopathie obstructive en incidence face antérieure (images digitalisées).

A: image myocardique

B: image des cavités. Cette image met en évidence l'importance du septum interventriculaire.

C et D: la soustraction de l'image cavitaire gauche (B), de l'image myocardique (A), confirme l'hypertrophie considérable de la paroi ventriculaire gauche, ne laissant subsister qu'un espace cavitaire réduit.

Plate 98

Obstructive cardiomyopathy in the anterior view (smoothed images).

A: myocardial image

B: image of the cardiac cavities. This image demonstrates the thickness of the interventricular septum.

C and D: subtraction of the cavity image (B) from the myocardial image (A) confirms the considerable hypertrophy of the left ventricular wall, causing reduction in the size of the cavity.

Plate 98

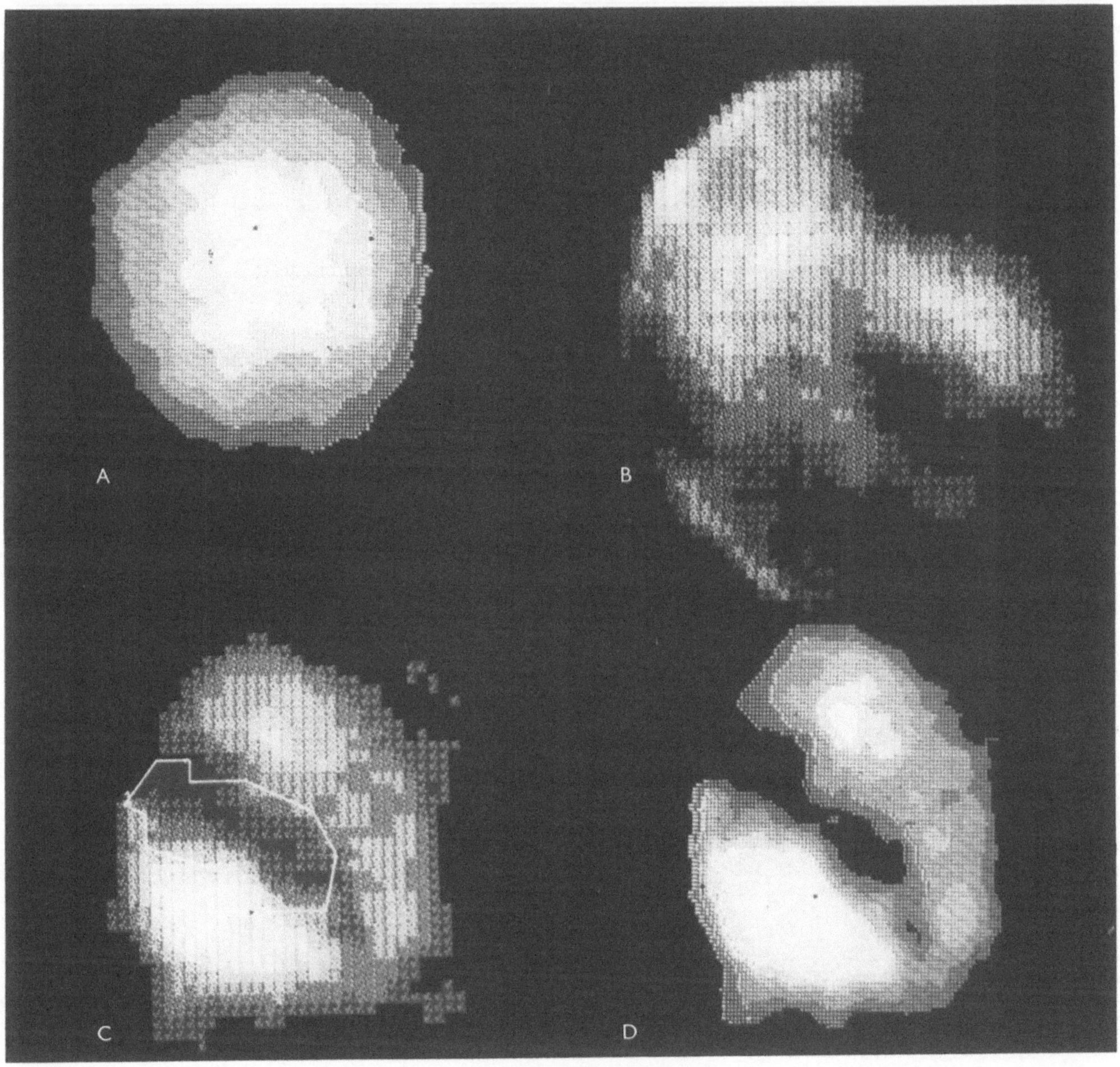

A: scintigraphie myocardique d'un malade en insuffisance coronarienne.
Scintigraphie normale au repos:
A1: incidence FA
A2: OAG 45°

Scintigraphie après épreuve d'effort:
A3: incidence FA
A4: OAG 45°
La scintigraphie après épreuve d'effort montre une hypofixation antéro-latérale.

B: scintigraphie myocardique d'un malade porteur d'une cardiomégalie avec hypertrophie ventriculaire droite.
OAG 45°: visualisation de la paroi ventriculaire droite.

Plate 99

A: myocardial scintigraphy in a patient with coronary insufficiency.
Normal scintigraphy at rest:
A1: anterior view
A2: 45° LAO

Scintigraphy after exercise test:
A3: anterior view
A4: 45° LAO
Scintigraphy after the exercise test shows decreased uptake anterolaterally.

B: myocardial scintigram in a patient with cardiomegaly and right ventricular hypertrophy.
45° LAO: the right ventricular wall is visualized.

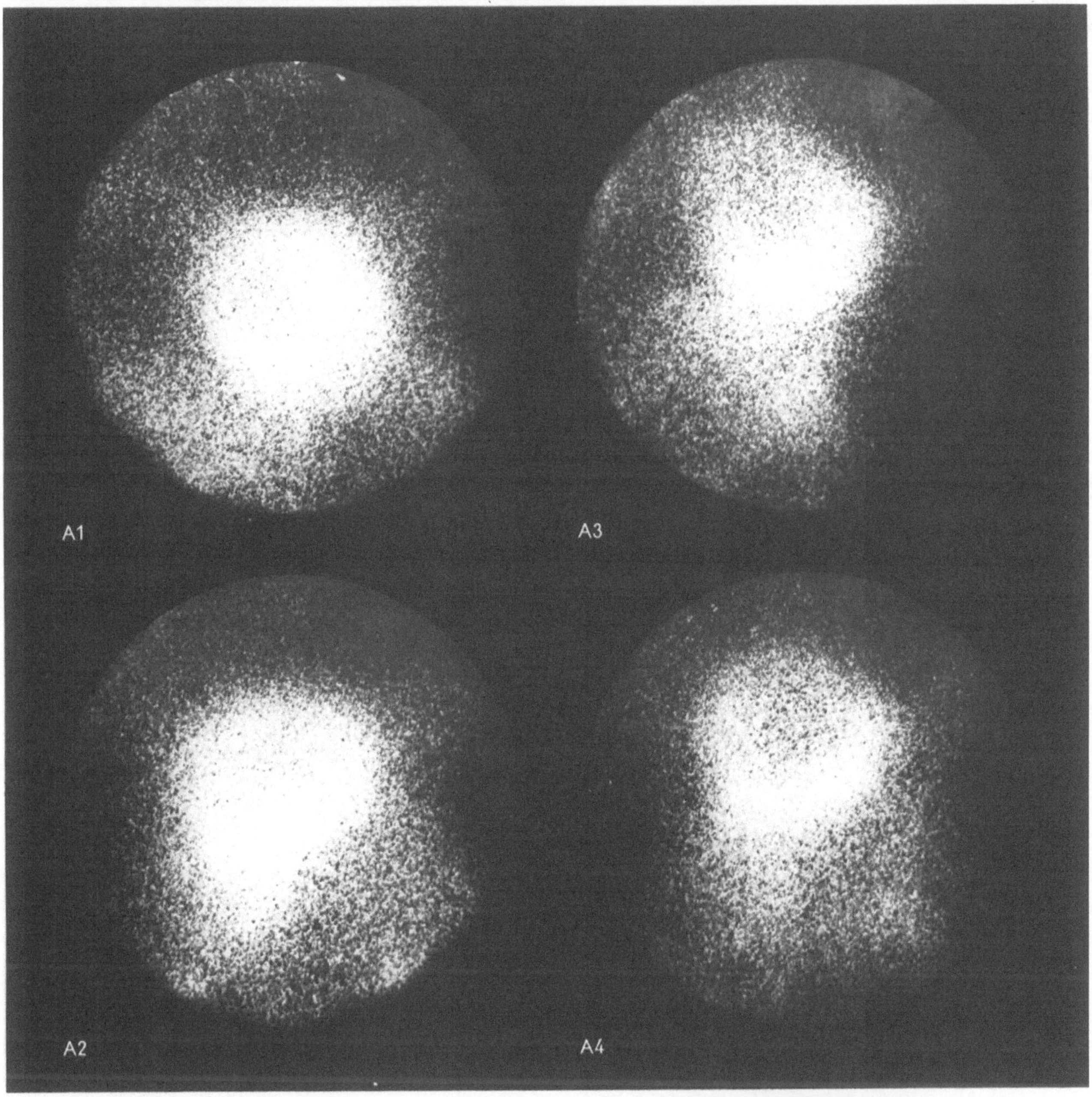

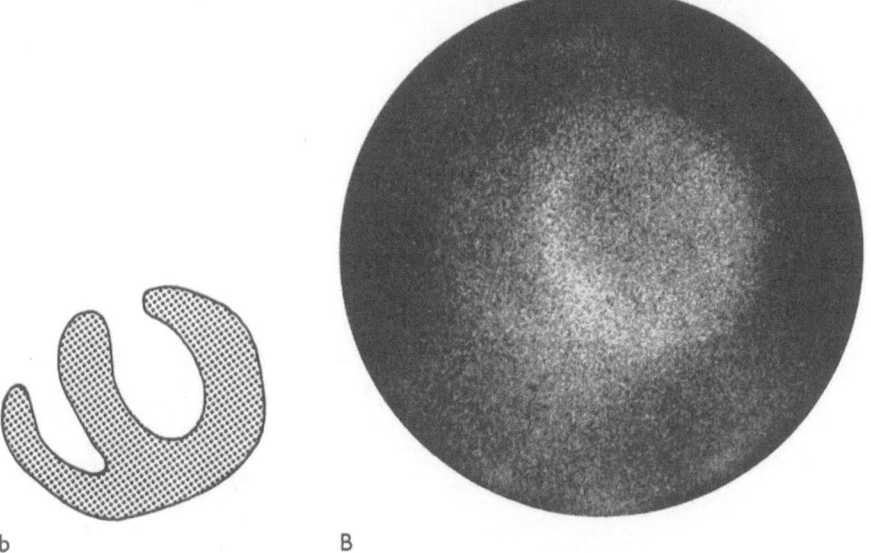

Schémas de superposition des scintigraphies cavitaire et myocardique. Incidence face antérieure.

A : sujet normal
B : début d'ectasie ventriculaire dans les suites d'infarctus antérieur.
C : anévrisme constitué.

Plate 100

Diagrams of the superimposition of scintigrams of the cardiac cavities and the myocardium. Anterior view.

A : normal subject
B : onset of ventricular irregularity due to an anterior infarct.
C : fully developed aneurysm.

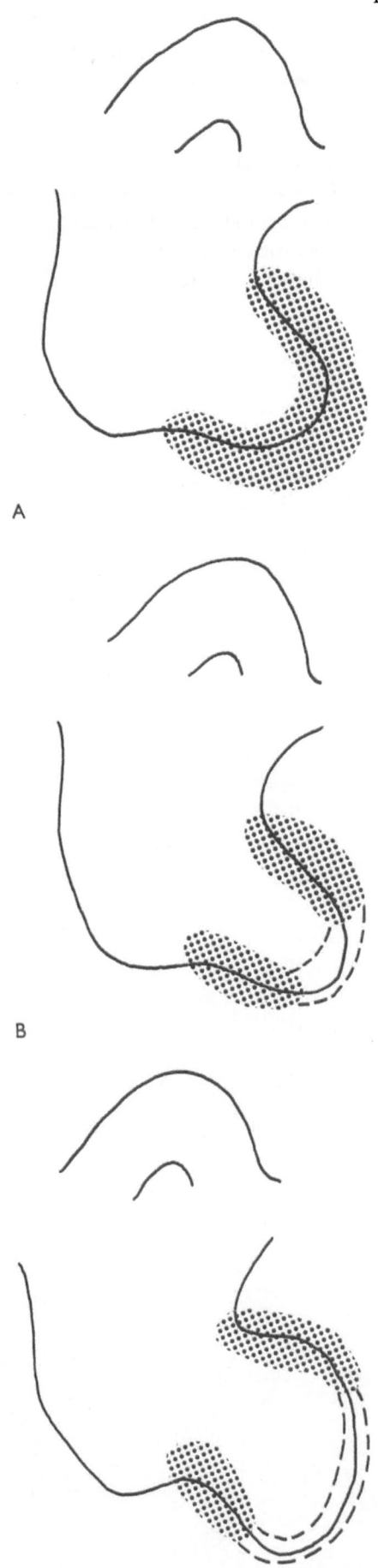

A

B

C

Superposition des scintigraphies de la loge cardiaque (par transmission), des cavités et du myocarde. Incidence face antérieure.

A: sujet normal
B: épanchement péricardique: espaces clairs cardio-pulmonaire et cardio-hépatique
C: hypertrophie pariétale
D: dilatation cavitaire.

Plate 101

Diagrams of the superimposition of transmission scintigrams of the pericardial space, and scintigrams of the cavities and the myocardium.

A: normal subject
B: pericardial effusion: clear spaces between the heart and the lungs and between the heart and the liver
C: muscular hypertrophy
D: dilatation of the chambers.

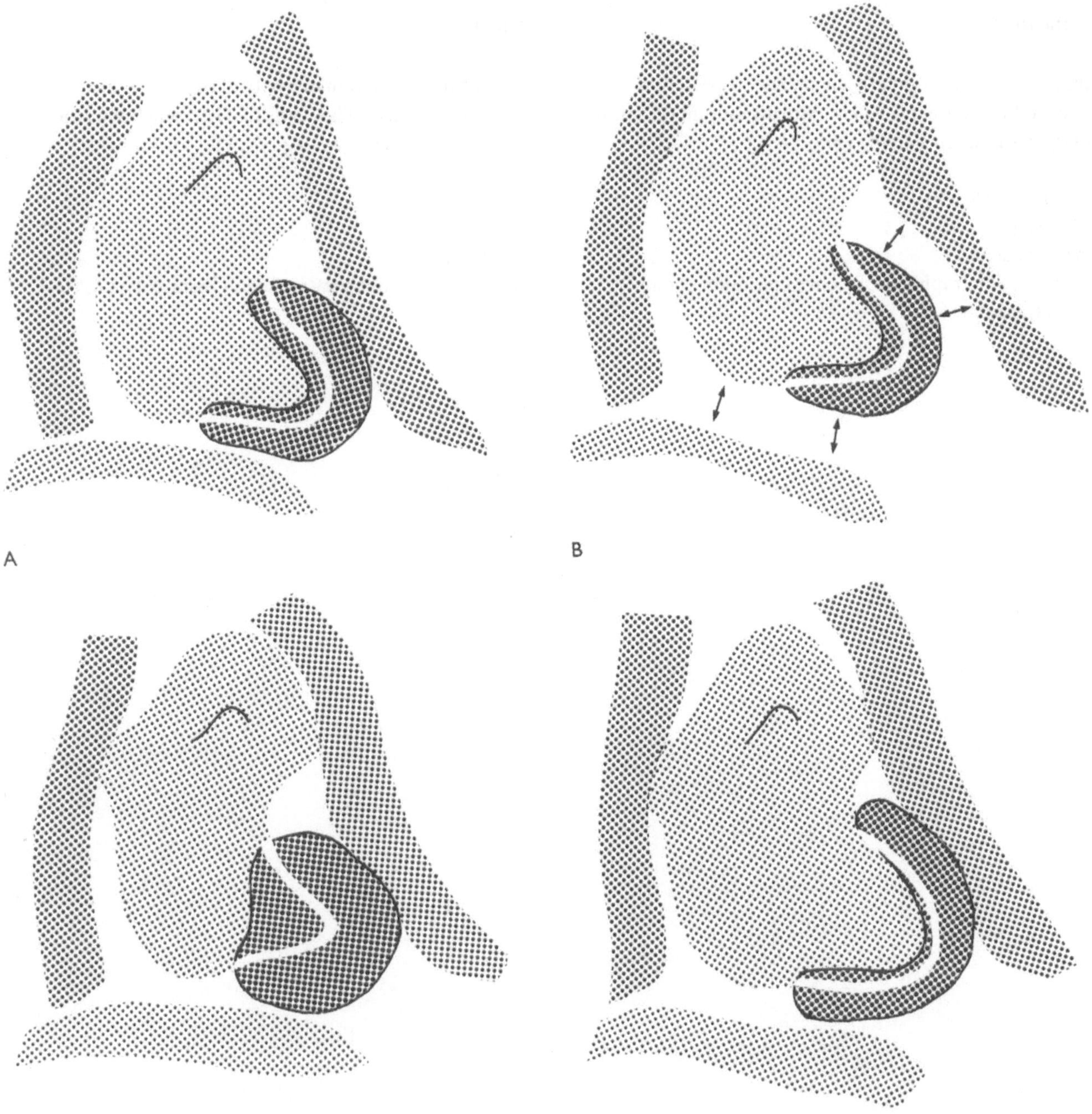

A

B

C

D

Scintigraphie myocardique d'un malade suspect d'infarctus rudimentaire. L'ECG montre un courant de lésion sous-épicardique en V4, V5, V6.

A: incidence FA
B: OAG 45°
C: profil gauche
L'examen scintigraphique objective une lésion antéro-latérale (planche 103).

Plate 102

Myocardial scintigram of a patient thought to have a non-transmural infarct. There was ECG evidence of a sub-epicardial lesion in leads V4, V5, V6.

A: anterior
B: 45° LAO
C: left lateral
The scan confirms an anterolateral lesion (plate 103).

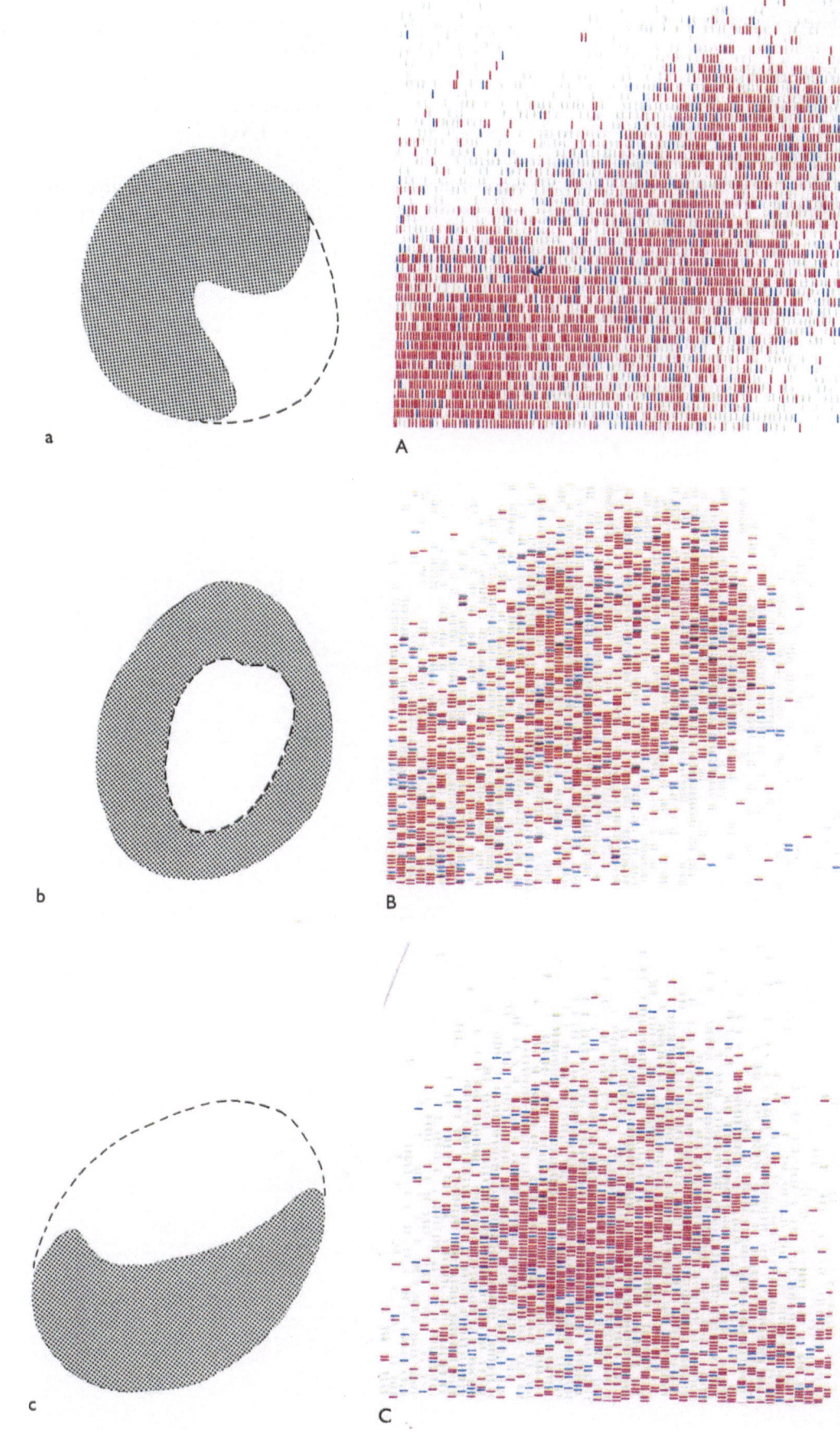

Planche 103

Scintigraphie cavitaire du même malade (planche 102).

A: incidence FA
B: OAG 45°

La superposition des scintigraphies cavitaire et myocardique (a et b) met en évidence un début d'ectasie ventriculaire gauche.

Plate 103

Scintigram of the cardiac cavities in the same patient (plate 102).

A: anterior
B: 45° LAO

Superimposition of the myocardial and cavity scintigrams (a and b) demonstrates that the left ventricle has begun to become irregular.

Planche 103

Scintigraphie cavitaire du même malade (planche 102).

A: incidence FA
B: OAG 45°

Plate 103

Scintigram of the cardiac cavities in the same patient (plate 102).

A: anterior
B: 45° LAO

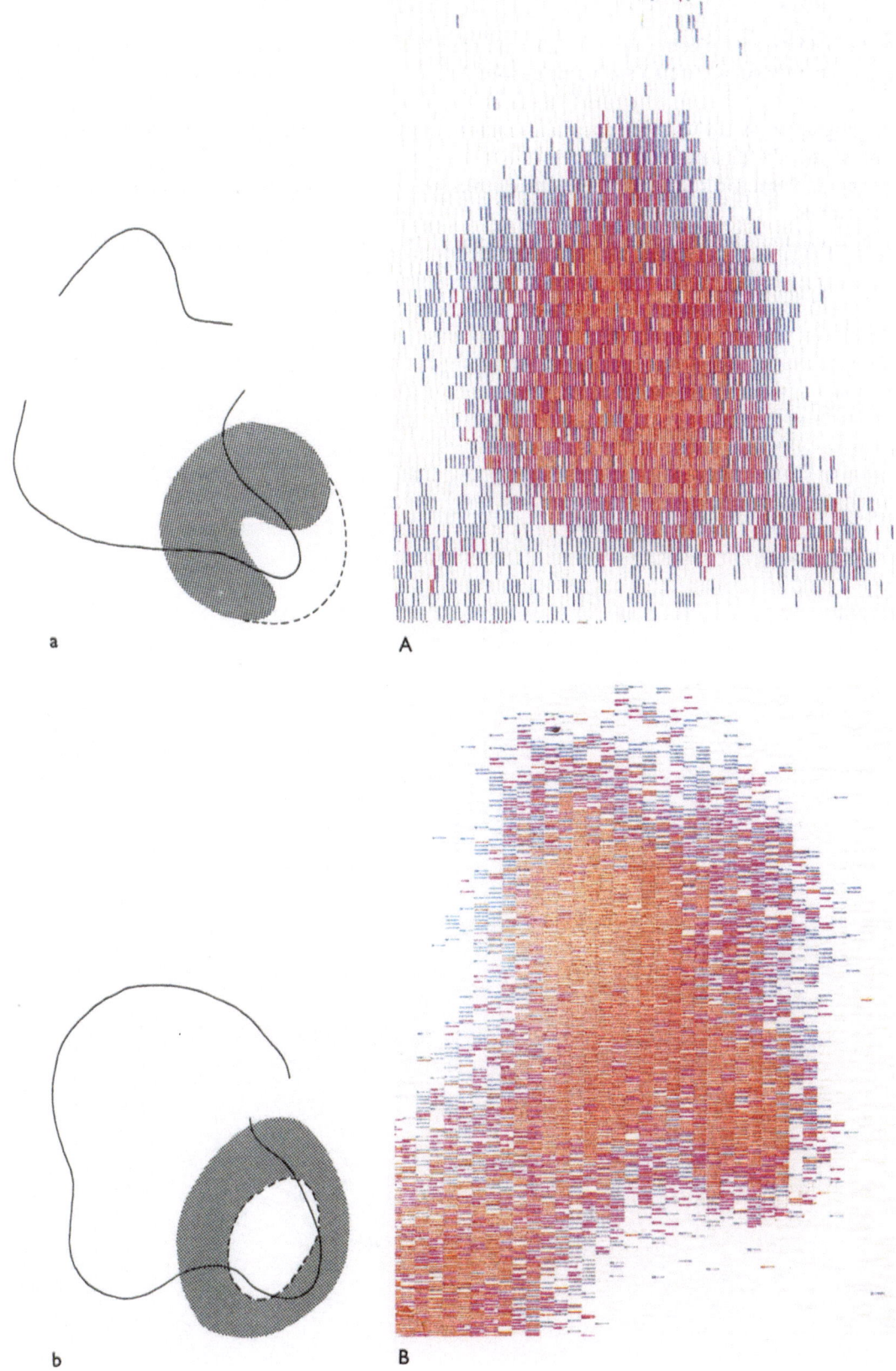

a

A

b

B

Scintigraphies cavitaire et myocardique d'un malade présentant un infarctus antérieur étendu. Incidence FA.

A: scintigraphie des cavités cardiaques: important anévrisme ventriculaire gauche.
B: scintigraphie myocardique: lacune étendue antérieure et latérale.
C: superposition schématique des deux scintigraphies.

Plate 104

Scintigrams of the cardiac cavities and the myocardium of a patient with an extensive anterior infarct. Anterior view.

A: scintigram of the cardiac cavities: large left ventricular aneurysm.
B: myocardial scintigram: widespread anterior and lateral cold area.
C: superimposition of the scintigrams.

Plate 104

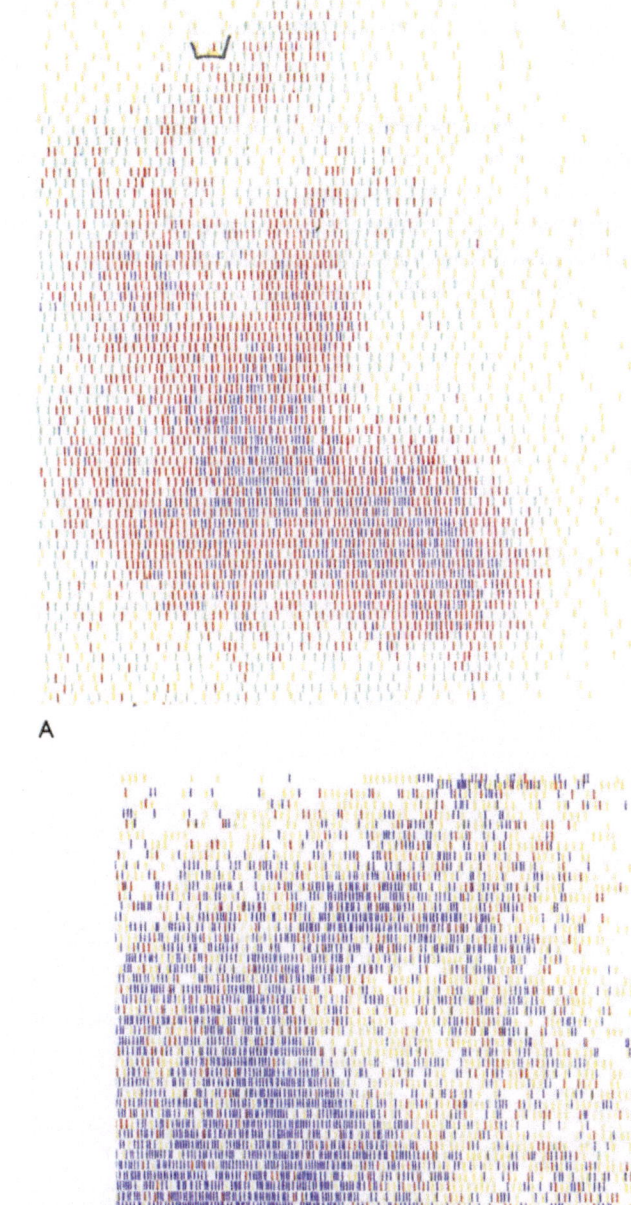

A

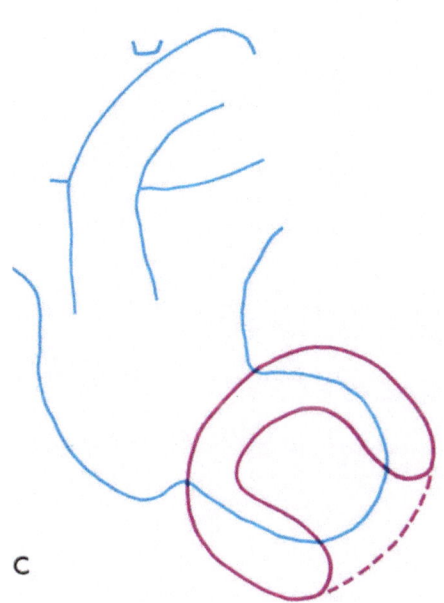

C

B

Scintigraphie multiple d'un malade présentant un 'gros coeur radiologique'.

A: scintigraphie par transmission de la loge cardiaque
B: scintigraphie myocardique
C: scintigraphie des cavités cardiaques
D: la superposition des 3 scintigraphies montre qu'il n'y a pas de solution de continuité entre les différents contours et permet de poser le diagnostic de cardiomégalie.

Plate 105

Multiple scintigraphic studies of a patient presenting with 'radiological cardiac enlargement'.

A: transmission scintigram of the pericardial space
B: myocardial scintigram
C: scintigram of the cardiac cavities
D: superimposition of the 3 scintigrams shows no loss of continuity between the various outlines and leads to the diagnosis of cardiomegaly.

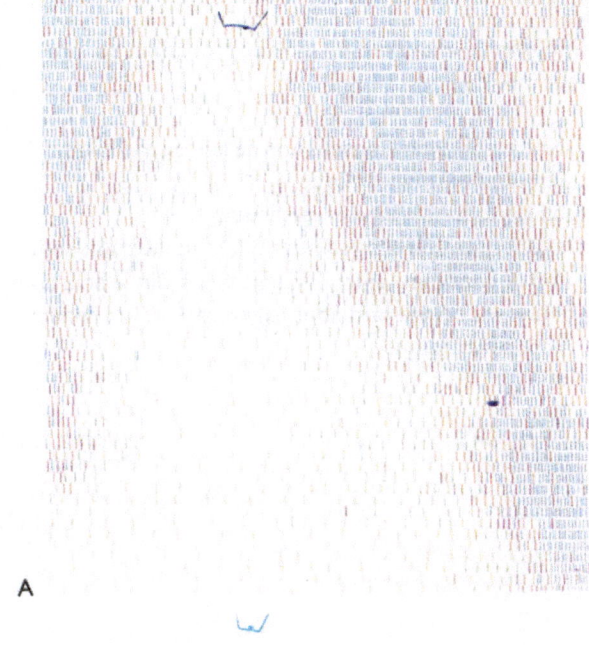

A

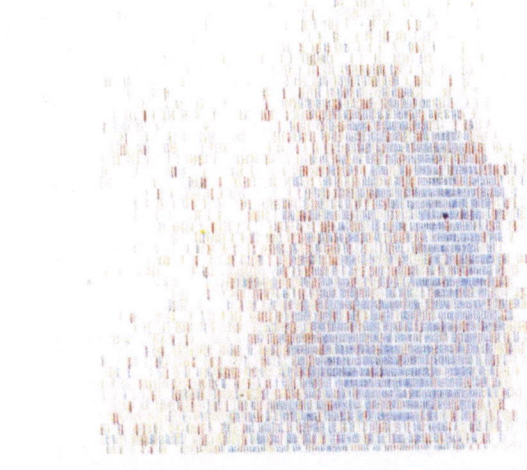

B

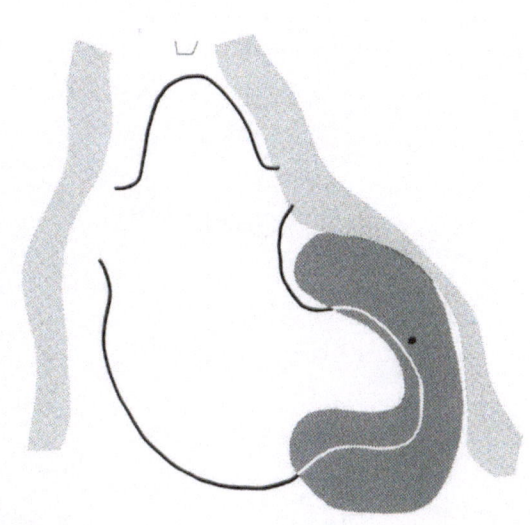

d

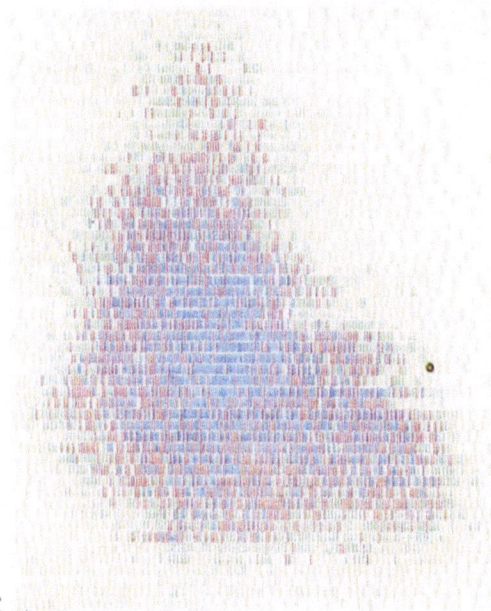

C

Planche 106

Scintigraphie multiple d'un malade présentant un 'gros coeur radiologique'.

A : scintigraphie par transmission de la loge cardiaque
B : scintigraphie myocardique
C : scintigraphie des cavités cardiaques
D : la superposition des 3 scintigraphies montre une solution de continuité entre l'image myocardique et le bord gauche de la loge cardiaque, significative d'un épanchement péricardique.

Plate 106

Multiple scintigraphic studies of a patient presenting with 'radiological cardiac enlargement'.

A : transmission scintigram
B : myocardial scintigram
C : scintigram of the cardiac cavities
D : superimposition of the three scintigrams shows that there is loss of continuity between the left border of the transmission image and the myocardial image, indicating a pericardial effusion.

A

B

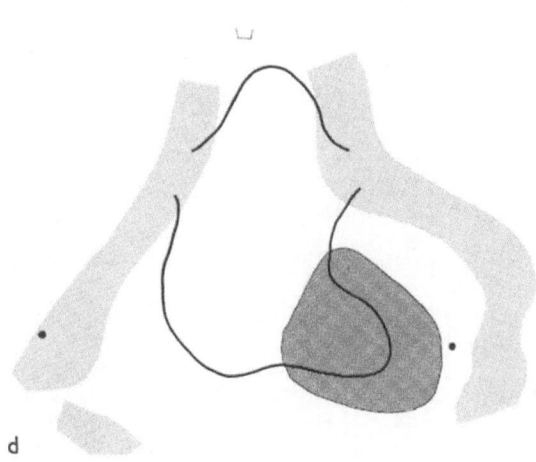

d

C

Epanchement péricardique.

A1 et A2: la scintigraphie des cavités en face antérieure
montre l'existence d'un halo inactif périphérique très
important.
B1 et B2: la scintigraphie du myocarde en incidence face
antérieure confirme l'existence d'un espace clair péricardique, notamment entre le coeur et le foie, en rela-
tion avec un épanchement péricardique volumineux.
C: superposition des deux schémas montrant l'importance
de l'épanchement.

Plate 107

Pericardial effusion.

A1 and A2: scintigraphy of the cavities in the anterior view
shows the presence of a very marked peripheral halo of
low activity.
B1 and B2: the myocardial scintigram in the anterior view
confirms the presence of a clear pericardial space,
especially between the heart and the liver, due to a large
pericardial effusion.
C: superimposition of diagrams of the two scintigrams
demonstrates the size of the effusion.

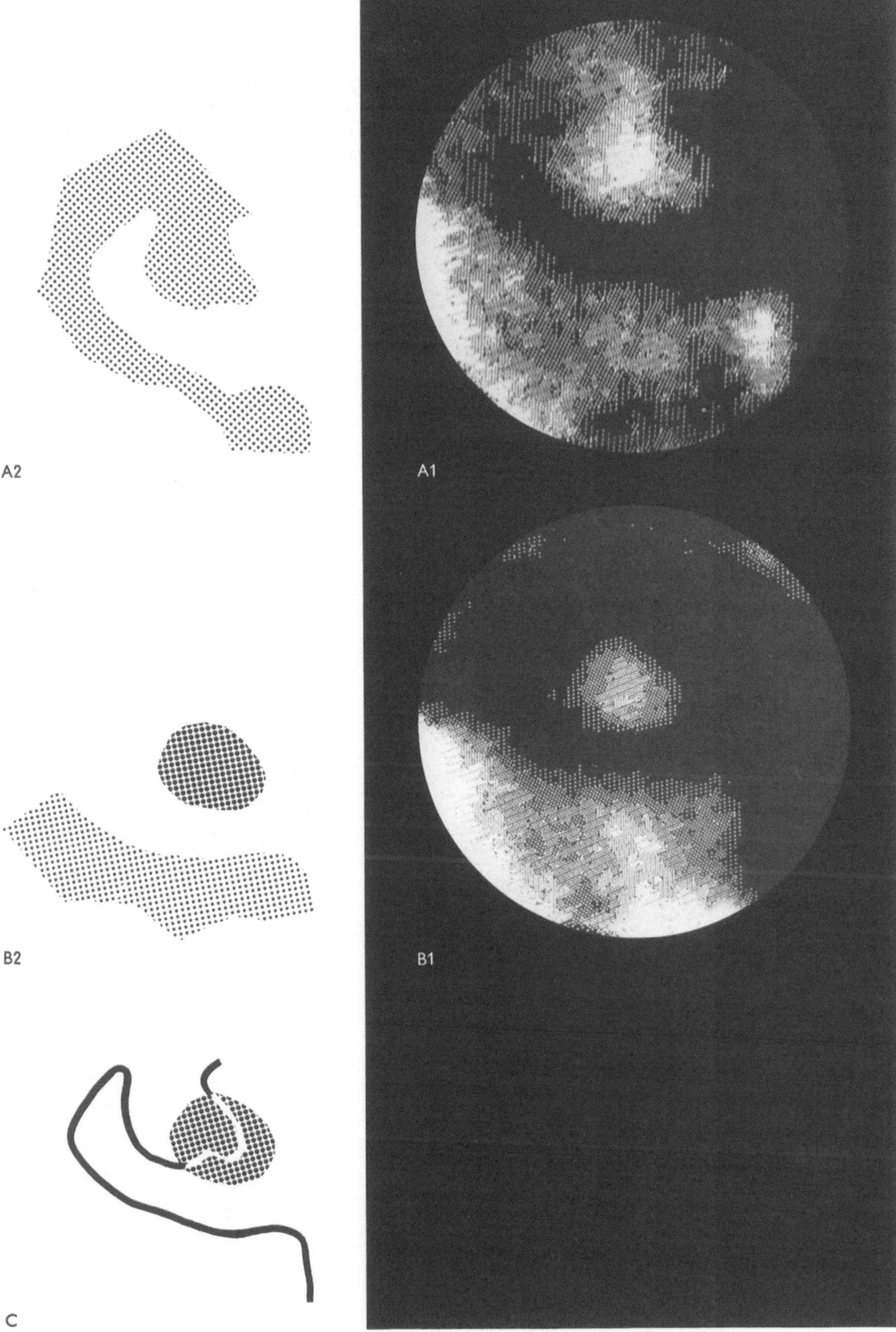

A2

A1

B2

B1

C

Epanchement péricardique.

La scintigraphie des cavités cardiaques en OAG 45°
montre l'existance d'un halo inactif qui sépare l'image de
ces cavités des images pulmonaire et hépatique, en rapport avec un épanchement liquidien très important.

Plate 108

Pericardial effusion.

Scintigraphy of the cardiac cavity in the 45° LAO view
shows an inactive halo separating the image of the cavities
from the pulmonary and hepatic images, the result of a
very large pericardial effusion.

Plate 108

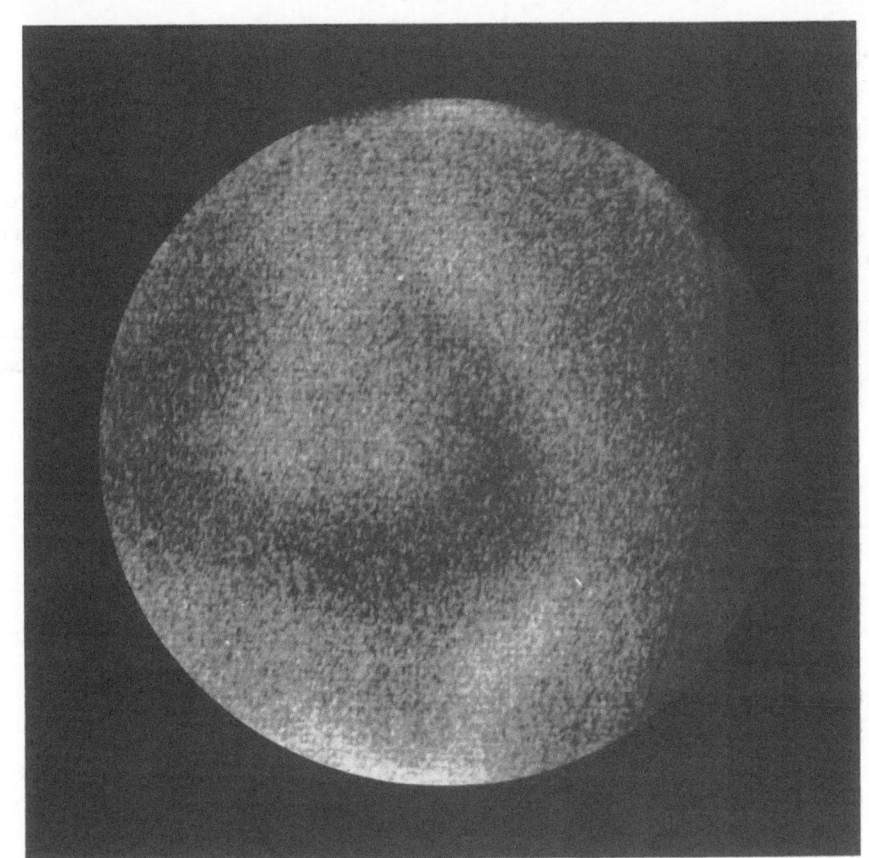

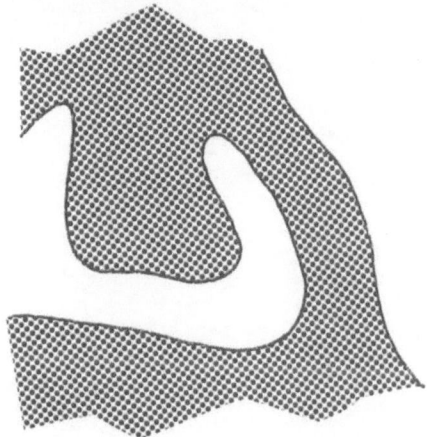

Epanchement péricardique.

A : cliché radiographique de la silhouette cardiaque : aspect rigide de l'arc moyen gauche.
B : scintigraphie des cavités cardiaques : espace clair inter-cardio-pulmonaire gauche.
C : superposition des images cavitaire et myocardique confirmant l'existence de l'épanchement péricardique.

Plate 109

Pericardial effusion.

A : X-ray of the cardiac silhouette : the middle part of the left border has a rigid appearance.
B : scintigram of the cardiac cavities : a clear space on the left between the heart and the lungs.
C : superimposition of the cavitary and myocardial images confirms the presence of a pericardial effusion.

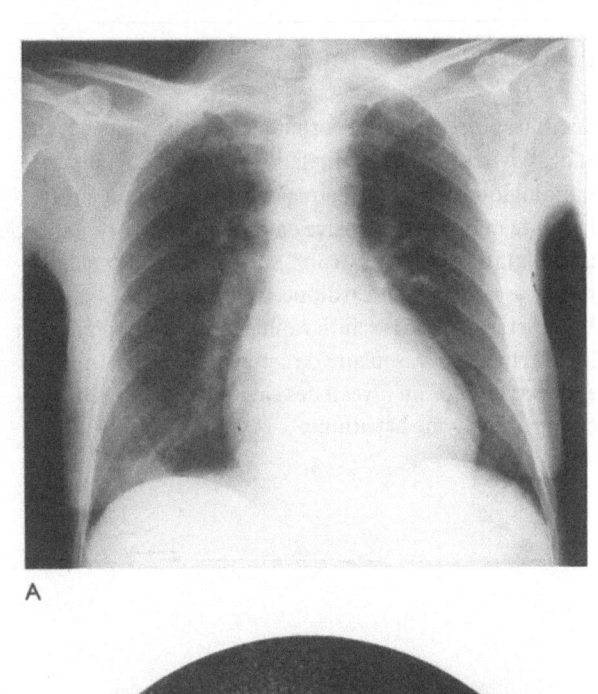

A

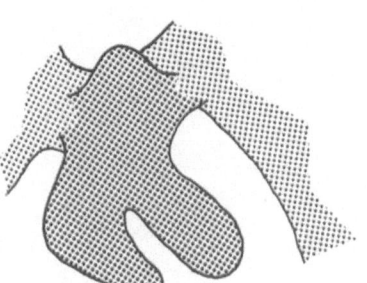

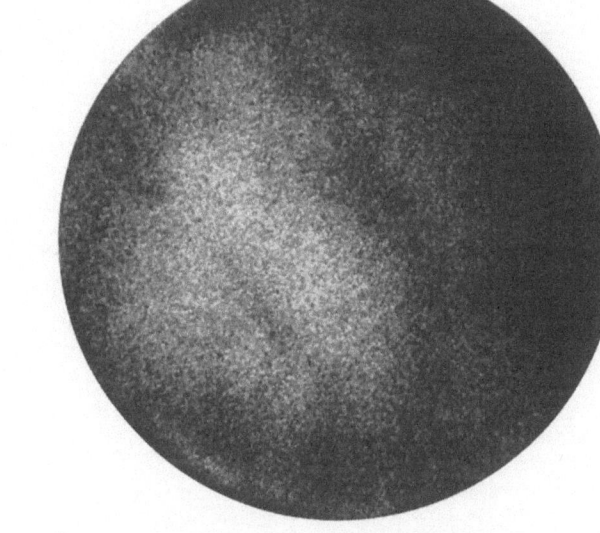

B

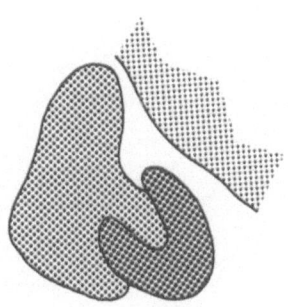

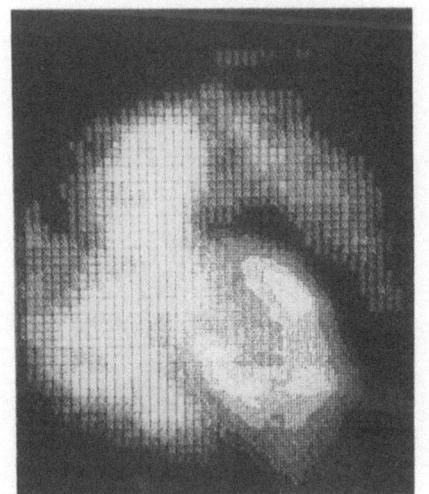

C

Scintigraphies de la loge cardiaque (A), du myocarde (B)
et des cavités (C) chez un malade présentant une image
radiologique dense, cardiaque ou paracardiaque droite,
battante mais non expansive en radioscopie, évoquant soit
une dilatation cavitaire droite, soit une tumeur médiasti-
nale (kyste pleuropéricardique, dysembryome...).
La superposition des scintigraphies (D) permet d'affirmer
le caractère non vasculaire de cette image et la compres-
sion extrinsèque au niveau des cavités cardiaques droites
et du parenchyme hépatique.

Plate 110

Scintigrams of the pericardial space (A), of the myocardium (B) and of the cardiac cavities (C) in a patient presenting with a dense lesion on chest X-ray.
The lesion is situated on the right border of the heart or of
the pericardium and moves, but does not expand, on
fluoroscopy, suggesting either dilatation of the right heart
or a mediastinal tumour (e.g. pleuropericardial cyst,
embryonal cyst).
Superimposition of the scintigrams (D) demonstrates the
non-vascular nature of this lesion and the extrinsic com-
pression of the right heart chambers and the liver
parenchyma.

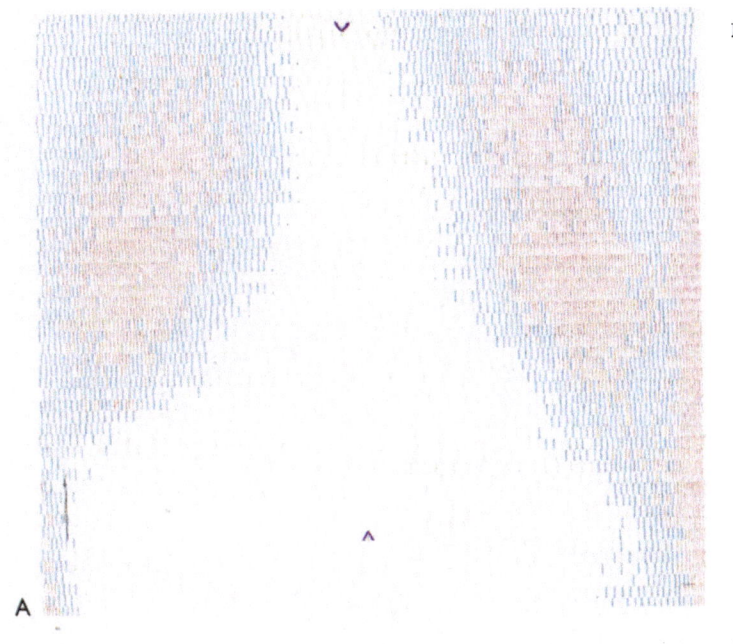

A

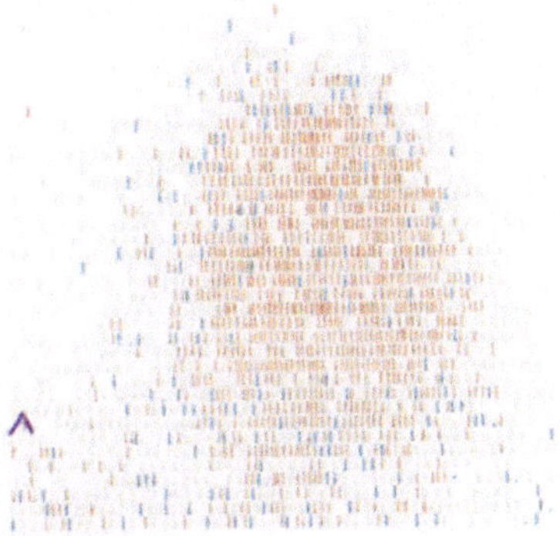

B

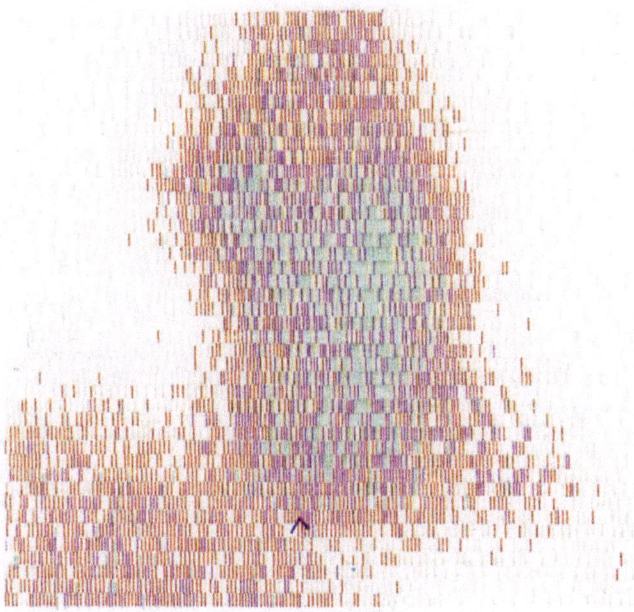

C

d